急性中毒
ハンドファイル

[編集] 森　博美　大垣市民病院薬剤部調剤科長
　　　　山口　均　大垣市民病院救命救急センター長

医学書院

| 謹告 | 著者,編集者並びに出版社として,本書に記載されている情報が最新かつ正確であるように最善の努力をしておりますが,薬剤の用法・用量・注意事項などは,基礎研究や臨床治験,市販後調査によるデータの蓄積により,時に変更されることがあります.したがって,特に新薬などの使い慣れない薬の使用に際しては,読者御自身で十分に注意を払われることを要望いたします. 医学書院 |

急性中毒ハンドファイル

発　　行　2011 年 8 月 1 日　第 1 版第 1 刷Ⓒ
編　　集　森　博美・山口　均
発行者　株式会社　医学書院
　　　　　　代表取締役　金原　優
　　　　　　〒113-8719　東京都文京区本郷 1-28-23
　　　　　　電話　03-3817-5600(社内案内)
印刷・製本　三美印刷

本書の複製権・翻訳権・上映権・譲渡権・公衆送信権(送信可能化権を含む)は(株)医学書院が保有します.

ISBN978-4-260-01426-7

本書を無断で複製する行為(複写,スキャン,デジタルデータ化など)は,「私的使用のための複製」など著作権法上の限られた例外を除き禁じられています.大学,病院,診療所,企業などにおいて,業務上使用する目的(診療,研究活動を含む)で上記の行為を行うことは,その使用範囲が内部的であっても,私的使用には該当せず,違法です.また私的使用に該当する場合であっても,代行業者等の第三者に依頼して上記の行為を行うことは違法となります.

JCOPY 〈(社)出版者著作権管理機構 委託出版物〉
本書の無断複写は著作権法上での例外を除き禁じられています.複写される場合は,そのつど事前に,(社)出版者著作権管理機構(電話 03-3513-6969,FAX 03-3513-6979,info@jcopy.or.jp)の許諾を得てください.

■ 編集

森　博美	大垣市民病院薬剤部 調剤科長
山口　均	大垣市民病院救命救急センター長

■ 執筆(執筆順)

山口　均	大垣市民病院救命救急センター長
森　博美	大垣市民病院薬剤部 調剤科長
藤芳直彦	千葉県救急医療センター集中治療科 主任医長
山本理絵	東海大学医学部救命救急医学講座 助教
中川儀英	東海大学医学部救命救急医学講座 准教授
宮内　洋	杏林大学医学部救急医学教室 助教
守田誠司	東海大学医学部救命救急医学講座 講師
加藤久晶	岐阜大学医学部附属病院高度救命救急センター 臨床講師
土井智章	岐阜大学医学部附属病院高度救命救急センター 助教
川地雄基	大垣市民病院薬剤部
竹田亜子	大垣市民病院薬剤部 調剤科長補佐
浅野裕紀	大垣市民病院薬剤部 主任
種田靖久	大垣市民病院薬剤部 主任
松村知洋	大垣市民病院薬剤部 主任

■ 推薦のことば

　未曾有の大災害をもたらした東日本大震災．被災された多くの方々のご冥福をお祈り申し上げますとともに一刻も早い復興を祈念いたします．伝え聞くところによると，今回はその圧倒的な自然の破壊力に加え，環境要因による二次災害が少なからずあったとされています．文明の発展とともに，知らず知らずに共存している危険物質は何も原子力のみではありません．津波肺は2004年のスマトラ沖大地震で注目されたようですが，日本ではあまり知られていませんでした．海水中の病原微生物や燃料タンクからもれた重油などの化学物質を飲み込んだり，あるいは瓦礫やヘドロに含まれた化学物質やカビが細かい粒になって浮遊し，それを吸い込むことによって発症するとされています．地下鉄サリン事件あるいはアメリカ同時多発テロ事件を契機に，NBC（核・生物剤・化学剤）テロ発生時における対応初動マニュアルが厚生労働省より配布されています．しかしながらそれは書棚の片隅でほこりをかぶっていました．まさに"災害は忘れたころにやってくる"であり，常日頃の備えが大切であることを改めて思い知らされました．

　医学の進歩は早い．最先端医療をめざす多くの若手医師にとって専門領域はますます細分化され，急性中毒を系統的に学ぶ機会はほとんどありません．一方，実際の救急現場を担う主戦力もまた彼らです．救急専門医が増えつつあるとはいえ，まだまだ広く十分に浸透しているわけではありません．おそらく，偶然当直をしていた彼らが担当するというのが現状ではないでしょうか．かような状況下，大垣市民病院では1986年に薬剤部のメンバーが『急性中毒情報ファイル』を刊行，以降3回の改訂を重ね現在にいたっています．

　このたび『急性中毒ハンドファイル』が上梓されました．コンセプトは必ずしも急性中毒診療の専門家とはいえない当直医あるいは薬剤師にとって臨床現場ですぐに役立つものであります．本書は森　博美氏をはじめとする当院薬剤部全員の長年の経験と当院の救命救急センター長である山口　均氏および共同執筆をいただいた他施設の救急専門医によるコラボレーションにより誕生しました．本書がいざという時の備えとして多くの医療従事者の座右の書となり，急性中毒診療に貢献されんことを願っています．

2011年7月

大垣市民病院　院長
曽根孝仁

■ 序

　急性中毒において，服用したものが不明な場合には，現れている臨床症状や検査値と，中毒原因物質の分析とにより診断がなされます．

　このため，本書の第Ⅰ章（総論）では，いくつかの特異的な症状や検査値を組み合わせたフローチャートを作成し，中毒原因物質に大まかにたどり着ける方法を試みました．また，それぞれの臨床症状や検査異常を呈する中毒原因物質の主なものをまとめた表や，簡易分析によるスクリーニング方法など，主にプライマリの段階で活用できる内容に絞って記述しました．

　第Ⅱ章（各論）は中毒原因物質の情報集です．日常遭遇する機会の多いもの，一方で，毒性の強いものという2つの観点から中毒原因物質を選択して，その情報をコンパクトに見やすくまとめました．

　第Ⅲ章では中毒処置薬一覧として，第Ⅱ章で取り上げた物質に対する処置薬の用法・用量，使用上の注意などを記載しました．

　近年，医薬品，特に精神神経用薬の中毒件数が増加する反面，農薬中毒は減少しています．発生率の高い物質の情報を利用する頻度が高くなりがちですが，実際の救急現場では，あまり経験しなくなったものこそ大切な情報であることに気づきます．猛毒で知られる有機リン系殺虫剤の中毒も例外ではありません．若い医師，薬剤師は経験例が少なく，直ちに対応できなくなってきているのが現状であります．

　われわれは，救急医療現場ですぐに役立つ，必要最小限の情報を手早くひける書籍をとの強い思いから，ハンディタイプの本書を企画しました．第一線で活躍する救急医療の専門医に診断・治療の部分を執筆願い，当院薬剤部に蓄積した中毒情報から精選した情報をファイル化して第Ⅱ章と第Ⅲ章としました．

　これら収載した情報に不備な点がありましたら，御教示を賜れば幸いに存じます．

　本書が医師，薬剤師，看護師，検査技師，救急救命士をはじめとした医療従事者の皆様の手引書として幅広く利用され，患者様の救命の一助となることを念願します．

　なお，本書の編集にあたっては大垣市民病院薬剤部が以前に編集・執筆をした『急性中毒情報ファイル　第4版』（廣川書店発行）および『医薬品急性中毒ガイド』（ヴァンメディカル発行）の2冊を参照しておりますが，新たに本書が加

わることで互いの書籍の内容を補完し合いたいというわれわれの申し出に御理解と御了承をいただいた，株式会社廣川書店および株式会社ヴァンメディカルに深く感謝申し上げます．

　本書の出版に際し，多大な御尽力をいただいた，株式会社医学書院編集部の藤本さおり様，制作部の永安徹也様に感謝いたします．

2011年7月

大垣市民病院
森　博美
山口　均

目次

I 総論 — 1

はじめに ———————————————————— 山口　均　2

1 診断法 — 3

A 症状・検査値からみた中毒原因物質の推定
———————————————————— 山口　均・森　博美　3

B 症状からみた中毒 ——————— 山口　均　9
1) 中枢神経系症状 ———————————— 9
2) 循環器系症状 ——————— 藤芳直彦 14
3) 呼吸器系症状 ———————————— 19
4) 消化器症状 ————— 山本理絵・中川儀英 24
5) 泌尿器系症状 ———————————— 32
6) その他の症状 ——————— 宮内　洋 35

C 検査値からみた中毒 ————— 守田誠司 44
1) 概要 ————————————————— 44
2) 一般血液検査 ———————————— 45
3) 動脈血液ガス分析 —————————— 48
4) 尿検査 ———————————————— 49
5) 画像診断 —————————————— 50
6) 12誘導心電図 ———————————— 52
7) 脳波 ————————————————— 53

D 分析結果からみた中毒 ———— 森　博美 55
1) 簡易分析法 ————————————— 55
2) 機器分析法 ————————————— 60

x　目次

　　　3）定量分析の必要性 ……………………………………………… 60
　　　4）検体の採取と保存 ……………………………………………… 61
　　　5）測定の依頼 ……………………………………………………… 61

2 処置法 ………………………………………………………………… 63

　A　未吸収薬毒物の除去 ─────────── 加藤久晶　63
　　　1）催吐 ……………………………………………………………… 63
　　　2）胃洗浄 …………………………………………………………… 64
　　　3）吸着薬・下剤の投与 …………………………………………… 66
　　　4）腸洗浄 …………………………………………………………… 67
　　　5）解毒薬，拮抗薬 ………………………………………………… 68

　B　既吸収毒物の除去 ──────────── 土井智章　69
　　　1）強制利尿 ………………………………………………………… 69
　　　2）尿の酸性化・アルカリ化 ……………………………………… 71
　　　3）血液浄化法 ……………………………………………………… 72

　C　対症療法 ………………………………………………………… 74

3 見逃せない注意点 ───────────── 山口　均　77

II 各論　　　　　　　　　　　　　　　　　　　　　　　　*81*

本章の凡例 ……………………………………………………………… 82

1 医薬品 ─────────────── 森　博美・川地雄基　83
　　1 ベンゾジアゼピン系催眠薬・抗不安薬 ────────── ★　83
　　2 抗うつ薬(三環系，四環系，SSRI，SNRI など) ──── ★★　91
　　3 抗精神病薬(フェノチアジン系，ブチロフェノン系，非定型) ── ★★　96
　　4 バルビツール酸系化合物 ─────────────── ★★★　101
　　5 炭酸リチウム ──────────────────── ★★　104

| 6 | ブロムワレリル尿素（ブロモバレリル尿素） ★★ 105
| 7 | バルプロ酸ナトリウム ★★ 106
| 8 | カルバマゼピン ★★★ 107
| 9 | フェニトイン ★★★ 108
| 10 | アセトアミノフェン（別名：パラセタモール） ★★★ 109
| 11 | アスピリン ★★ 111
| 12 | ロキソプロフェン，イブプロフェン ★★ 112
| 13 | テオフィリン，カフェイン ★★ 113
| 14 | 抗ヒスタミン薬（ジフェンヒドラミン塩酸塩など） ★★ 114
| 15 | ジスチグミン臭化物（コリンエステラーゼ阻害薬） ★★★ 115
| 16 | 抗コリン薬（硫酸アトロピン） ★★★ 116
| 17 | ジゴキシン，メチルジゴキシン ★★★ 119
| 18 | カルシウム拮抗薬（ジヒドロピリジン系） ★★ 120
| 19 | ACE阻害薬，ARB ★ 123
| 20 | 抗不整脈薬 ★★ 127
| 21 | カリウム薬 ★★★ 129
| 22 | オピオイド ★★★ 130
| 23 | ピル（低用量経口避妊薬） ★ 132
| 24 | 点鼻用血管収縮薬 ★★ 133
| 25 | マキロン® ★★ 134
| 26 | ヨードチンキ ★★★ 135
| 27 | クロルヘキシジングルコン酸塩 ★ 136
| 28 | クレゾール石鹸液 ★★ 137
| 29 | 甘草含有漢方薬エキス製剤 ★ 138
| 30 | 附子含有漢方薬エキス製剤 ★ 139
| 31 | 地黄，川芎，麻黄含有漢方薬エキス製剤 ★ 140
| 32 | 酸棗仁湯，抑肝散，抑肝散加陳皮半夏 ★ 141
| 33 | メタンフェタミン塩酸塩（覚醒剤） ★★★ 142

2 農薬　　竹田亜子　143

| 1 | 有機リン系殺虫剤（メタミドホス含む） ★★★ 143
| 2 | カーバメート系殺虫剤 ★★★ 151

    3 ピレスロイド系殺虫剤 ★★ *154*
    4 カルタップ剤 ★★★ *158*
    5 クロロニコチニル剤 ★★★ *159*
    6 クロルピクリン剤 ★★★ *160*
    7 石灰硫黄合剤 ★★ *161*
    8 パラコート剤 ★★★ *162*
    9 グリホサート剤 ★★ *164*
    10 グルホシネート剤 ★★ *165*
    11 DCPA・NAC 合剤 ★★ *166*

3 家庭用品 ─────────────────── 浅野裕紀 *167*

    1 合成洗剤(台所用，洗濯用) ★ *167*
    2 住居用洗剤(酸性) ★★ *168*
    3 住居用洗剤(アルカリ性) ★★ *169*
    4 塩素系漂白剤(次亜塩素酸ナトリウム) ★★ *170*
    5 パーマネント液(第1液) ★★ *171*
    6 パーマネント液(第2液) ★★★ *172*
    7 染毛剤(ヘアダイ，ヘアカラー) ★★ *173*
    8 香水，オーデコロン ★★ *174*
    9 マニキュア剤，マニキュア除光液 ★★ *175*
    10 芳香剤(部屋用，トイレ用，自動車用など) *176*
    11 シリカゲル *177*
    12 生石灰(酸化カルシウム) ★★★ *178*
    13 ホウ酸団子(ゴキブリ団子) ★★★ *179*
    14 ボタン型電池 ★★ *180*
    15 パラジクロルベンゼン ★★ *182*
    16 ワルファリン類(殺そ剤) ★★ *183*
    17 保冷剤，冷却剤 ★ *185*
    18 防水スプレー ★ *186*
    19 タバコ ★★ *187*

4 工業用薬品 — 200

- 1 強アルカリ（水酸化ナトリウム，水酸化カリウム） — 種田靖久 ★★★ 200
- 2 強酸（塩酸，硫酸，硝酸） ★★★ 201
- 3 フッ化水素(HF) ★★★ 202
- 4 灯油(石油)およびガソリン(無鉛) ★★ 203
- 5 シンナー ★★ 204
- 6 トリクロロエチレン ★★ 205
- 7 メタノール ★★★ 206
- 8 エチレングリコール，ジエチレングリコール ★★ 207
- 9 水銀化合物（水銀蒸気，無機水銀，有機水銀） ★★★ 208
- 10 銅化合物 ★★★ 209
- 11 クロム化合物 ★★★ 210
- 12 ヒ素化合物 ★★★ 211
- 13 鉛化合物 — 竹田亜子 ★★★ 212
- 14 一酸化炭素 — 種田靖久 ★★★ 213
- 15 硫化水素 ★★★ 214
- 16 シアン化合物（青酸化合物） ★★★ 215
- 17 ホルマリン ★★★ 216
- 18 アジ化ナトリウム ★★★ 217

5 自然毒 — 松村知洋 227

- 1 フグ中毒（テトロドトキシン） ★★★ 227
- 2 マムシ咬傷 ★★★ 228
- 3 ヤマカガシ咬傷 ★★★ 229
- 4 ハブ咬傷 ★★★ 230
- 5 ハチ刺傷 ★★ 231
- 6 セアカゴケグモ咬傷 ★★ 232
- 7 クラゲ刺傷 ★★ 233
- 8 トリカブト ★★★ 234
- 9 ツキヨタケ ★★ 235
- 10 ドクササコ ★★ 236
- 11 アマトキシン含有毒キノコ ★★★ 237

- 12 シュウ酸含有植物 ★★ 240
- 13 バイケイソウ，コバイケイソウ ★★ 241

6 その他 — 246

- 1 MDMA 竹田亜子 ★★ 246
- 2 大麻（マリファナ） ★★ 247
- 3 催涙剤（スプレー剤含む） ★ 248
- 4 酒類（エタノール） ★★ 249
- 5 醤油（食塩） ★★ 250
- 6 放射線（急性被曝） 種田靖久 ★★ 251

III 中毒処置薬一覧　　森　博美　253

中毒処置薬一覧の凡例 —— 254

索引　283

I 総論

1. 診断法
2. 処置法
3. 見逃せない注意点

はじめに

われわれの身のまわりには約6万種を超える中毒を惹起する化学物質があるといわれている．さらにその物質からなる商品は数十万種類を数える．

近年はインターネットの普及で誰でも中毒に関する様々な情報を得ることができる．有益な情報であればよいが違法ドラッグや簡単に中毒物質が生成できる方法など有害な情報が簡単に手に入るようになってきた．

財団法人日本中毒情報センターの統計[1]によると2009年に電話相談を受けた件数は37,059件である．10年前の1999年は36,515件であるので微増しているといえる．そのなかで全体としては一般市民からの問い合わせが増加しているのに対して医薬品に関しては医療機関からの問い合わせが増加しているのが特徴である．これは後発医薬品の増加に伴うものと考えられる．

このように，多種多様な中毒物質が世に蔓延するなか，様々な主訴や症状で来院する患者に対して中毒も常に頭に置いておかなければならない．患者が中毒物質に曝露したと自覚できればよいがそうでない場合もある．医薬品でも過量服用では中毒を起こす可能性もあるので十分な問診が必要である．症状については特異的な症状があればすぐに中毒物質を特定できるが多くはいくつかの症状が同時に出現してくる．そのため，複合的な症状と，それに関連する中毒物質が結びつかなければならない．本書は，これに重点を置き構成されている．

中毒物質の特定には一般的な検査の結果からわかるものやトライエージ®DOAのような簡易的なものからガスクロマトグラフィのような大規模な分析が必要なものまである．中毒の治療にとって最も重要なことは可及的速やかに中毒物質を体外に取り出してやることである．そのため，中毒物質の特定と並行して治療を開始しなければならない．治療法の詳細は一般社団法人日本中毒学会が標準治療[2]を発表しているため，本書もこれに準じて記載がされている．

中毒診療は時間との闘いであり，二次汚染を予防しつつ診療を行うことを常に留意しておかなければならない．

引用文献

1) 日本中毒情報センター：中毒情報センターから2009年受信報告．中毒研究 23：137-168，2010
2) 日本中毒学会（編）：急性中毒標準診療ガイド．じほう，2008

（山口　均）

1 診断法

A 症状・検査値からみた中毒原因物質の推定

以下に，症状と検査値からみた中毒原因物質の推定フローチャートを示す．

中毒原因物質を推定するために，日常，比較的よくみる症状や検査値を出発点として，大まかに，急性中毒の発生頻度が高い物質へたどり着けるようにフローチャート（図I-1〜14）を作成した．ただし，症状の強さ・弱さや検査値の高さ・低さを加味しておらず，完全なものとはいえないが，中毒原因物質の推定の参考になる．

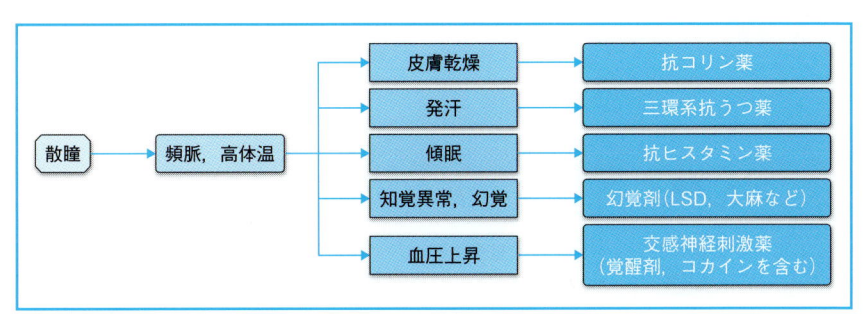

図I-1 散瞳

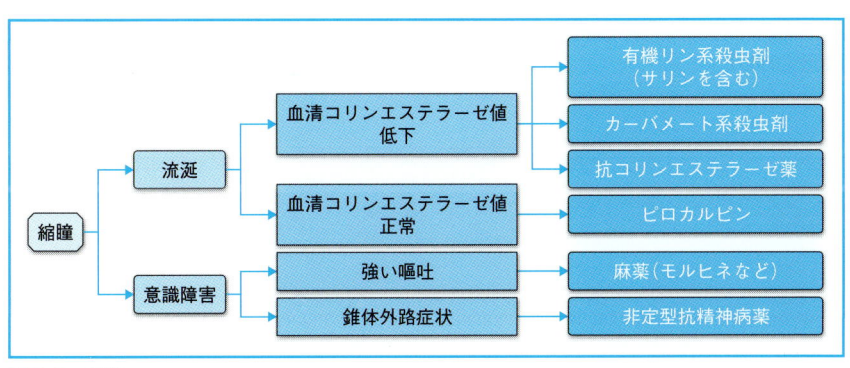

散瞳 → 頻脈，高体温
- 皮膚乾燥 → 抗コリン薬
- 発汗 → 三環系抗うつ薬
- 傾眠 → 抗ヒスタミン薬
- 知覚異常，幻覚 → 幻覚剤（LSD，大麻など）
- 血圧上昇 → 交感神経刺激薬（覚醒剤，コカインを含む）

図I-2 縮瞳

縮瞳
- 流涎
  - 血清コリンエステラーゼ値低下 → 有機リン系殺虫剤（サリンを含む）／カーバメート系殺虫剤／抗コリンエステラーゼ薬
  - 血清コリンエステラーゼ値正常 → ピロカルピン
- 意識障害
  - 強い嘔吐 → 麻薬（モルヒネなど）
  - 錐体外路症状 → 非定型抗精神病薬

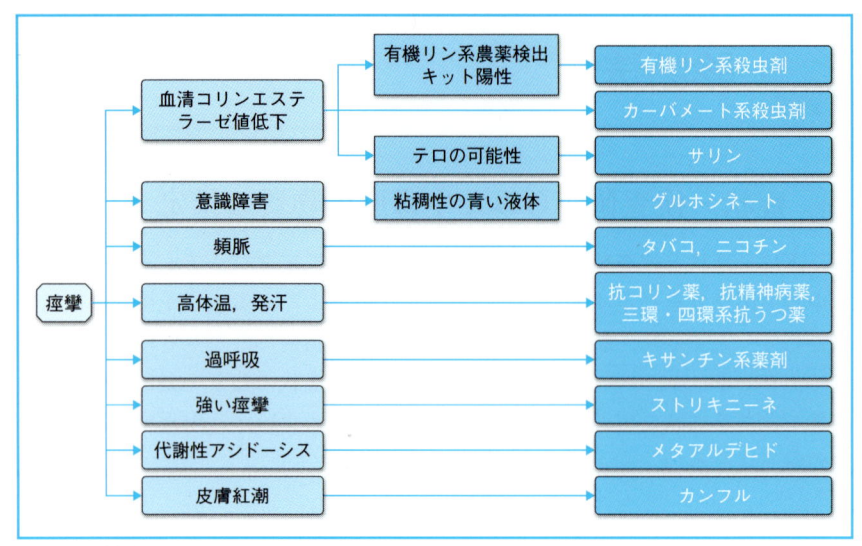

```
痙攣 ─┬─ 血清コリンエステラーゼ値低下 ─┬─ 有機リン系農薬検出キット陽性 ─┬─ 有機リン系殺虫剤
       │                                │                                └─ カーバメート系殺虫剤
       │                                └─ テロの可能性 ─ サリン
       ├─ 意識障害 ─ 粘稠性の青い液体 ─ グルホシネート
       ├─ 頻脈 ─ タバコ，ニコチン
       ├─ 高体温，発汗 ─ 抗コリン薬，抗精神病薬，三環・四環系抗うつ薬
       ├─ 過呼吸 ─ キサンチン系薬剤
       ├─ 強い痙攣 ─ ストリキニーネ
       ├─ 代謝性アシドーシス ─ メタアルデヒド
       └─ 皮膚紅潮 ─ カンフル
```

図 I-3　痙攣

```
発汗 ─┬─ 縮瞳 ─ 血清コリンエステラーゼ値低下 ─┬─ 有機リン系殺虫剤
       │                                      └─ カーバメート系殺虫剤
       ├─ 低血糖 ─┬─ 顔面紅潮 ─ 甲状腺ホルモン薬
       │          └─ 脱力感 ─ インスリン製剤
       └─ 散瞳 ─┬─ 熱感 ─ 麻黄（エフェドリン）
                └─ 高体温 ─ 覚醒剤
```

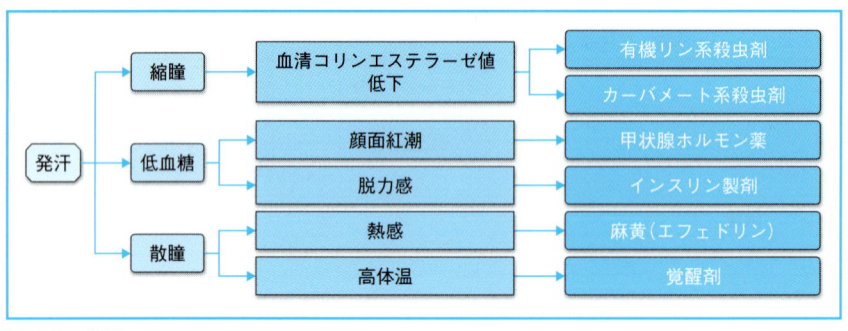

図 I-4　発汗

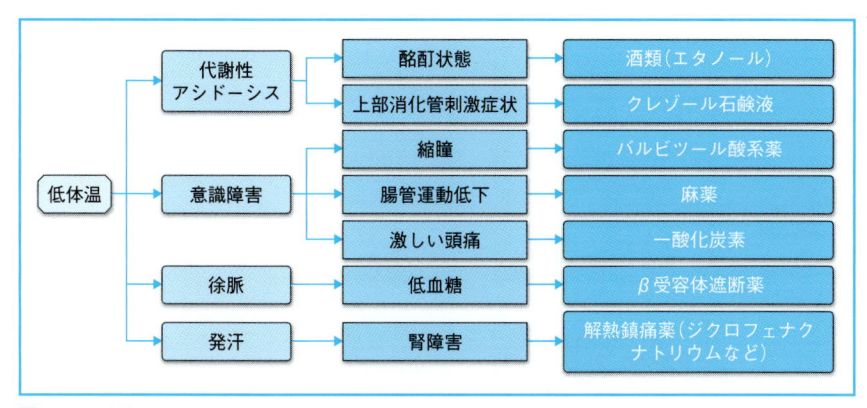

図 I-5 低体温

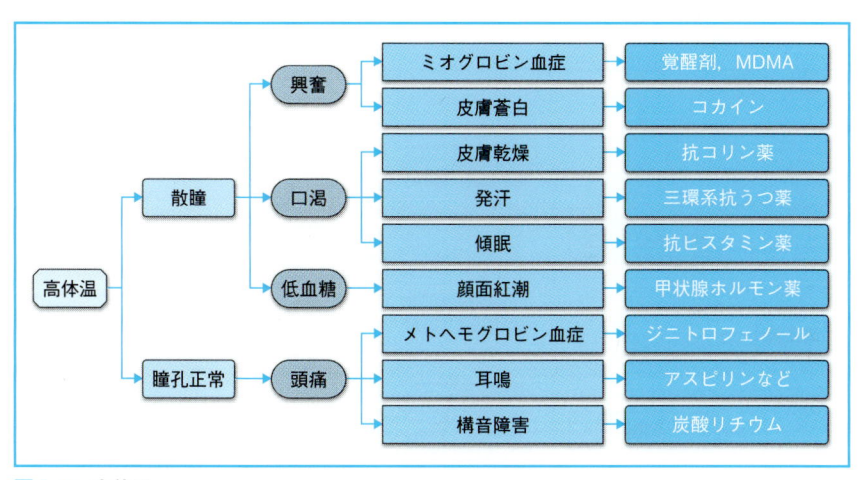

```
低体温 ─┬─ 代謝性アシドーシス ─┬─ 酩酊状態 ──→ 酒類（エタノール）
        │                      └─ 上部消化管刺激症状 ──→ クレゾール石鹸液
        ├─ 意識障害 ─┬─ 縮瞳 ──→ バルビツール酸系薬
        │            ├─ 腸管運動低下 ──→ 麻薬
        │            └─ 激しい頭痛 ──→ 一酸化炭素
        ├─ 徐脈 ── 低血糖 ──→ β受容体遮断薬
        └─ 発汗 ── 腎障害 ──→ 解熱鎮痛薬（ジクロフェナクナトリウムなど）
```

図 I-6 高体温

```
高体温 ─┬─ 散瞳 ─┬─ 興奮 ─┬─ ミオグロビン血症 ──→ 覚醒剤, MDMA
        │        │         └─ 皮膚蒼白 ──→ コカイン
        │        ├─ 口渇 ─┬─ 皮膚乾燥 ──→ 抗コリン薬
        │        │        ├─ 発汗 ──→ 三環系抗うつ薬
        │        │        └─ 傾眠 ──→ 抗ヒスタミン薬
        │        └─ 低血糖 ── 顔面紅潮 ──→ 甲状腺ホルモン薬
        └─ 瞳孔正常 ── 頭痛 ─┬─ メトヘモグロビン血症 ──→ ジニトロフェノール
                              ├─ 耳鳴 ──→ アスピリンなど
                              └─ 構音障害 ──→ 炭酸リチウム
```

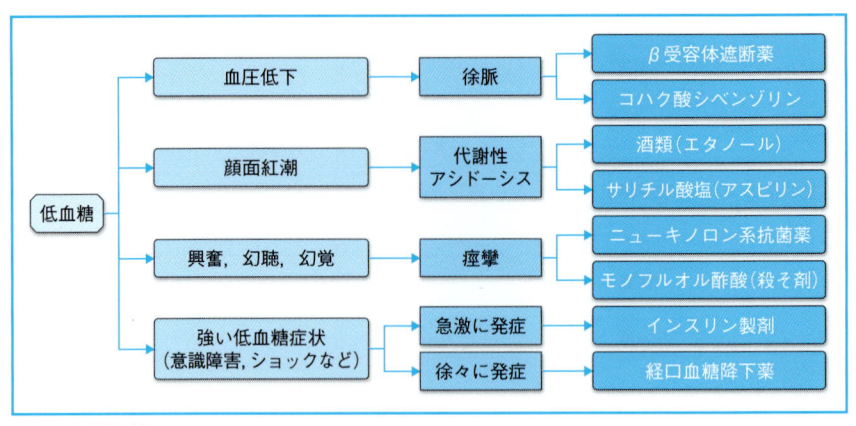

図 I-7 低血糖

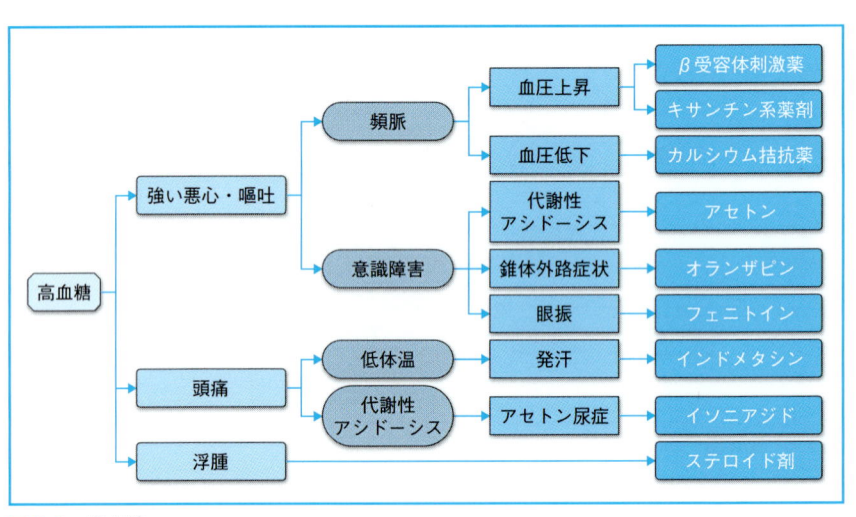

- 低血糖
  - 血圧低下 → 徐脈
    - β受容体遮断薬
    - コハク酸シベンゾリン
  - 顔面紅潮 → 代謝性アシドーシス
    - 酒類（エタノール）
    - サリチル酸塩（アスピリン）
  - 興奮，幻聴，幻覚 → 痙攣
    - ニューキノロン系抗菌薬
    - モノフルオル酢酸（殺そ剤）
  - 強い低血糖症状（意識障害，ショックなど）
    - 急激に発症 → インスリン製剤
    - 徐々に発症 → 経口血糖降下薬

図 I-8 高血糖

- 高血糖
  - 強い悪心・嘔吐
    - 頻脈
      - 血圧上昇
        - β受容体刺激薬
        - キサンチン系薬剤
      - 血圧低下 → カルシウム拮抗薬
    - 意識障害
      - 代謝性アシドーシス → アセトン
      - 錐体外路症状 → オランザピン
      - 眼振 → フェニトイン
  - 頭痛
    - 低体温 → 発汗 → インドメタシン
    - 代謝性アシドーシス → アセトン尿症 → イソニアジド
  - 浮腫 → ステロイド剤

A　症状・検査値からみた中毒原因物質の推定

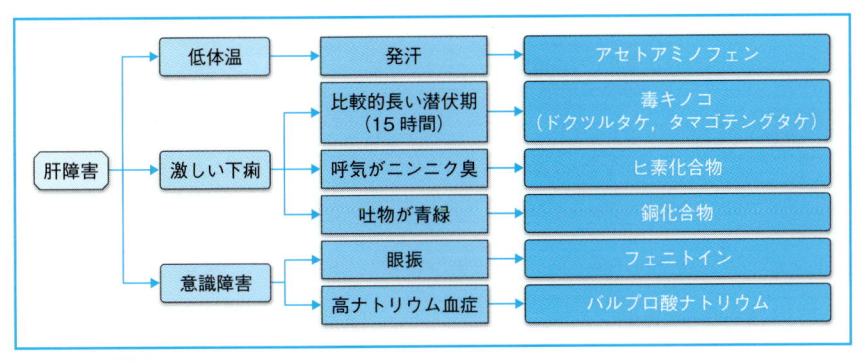

図 I-9　肝障害

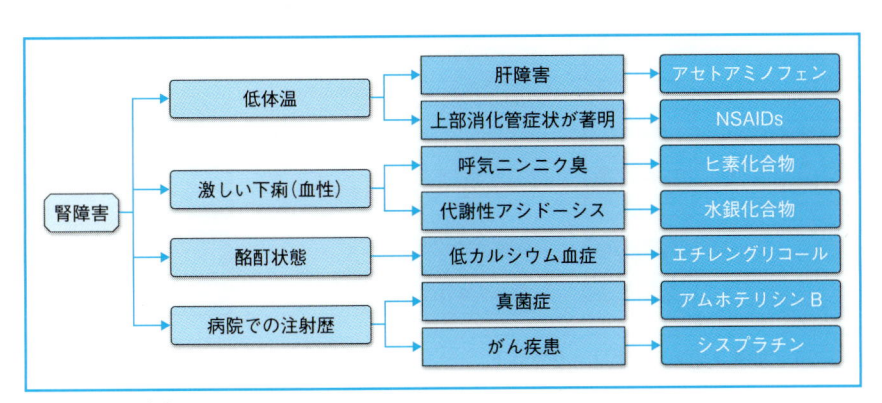

- 肝障害
  - 低体温 → 発汗 → アセトアミノフェン
  - 激しい下痢
    - 比較的長い潜伏期（15時間）→ 毒キノコ（ドクツルタケ，タマゴテングタケ）
    - 呼気がニンニク臭 → ヒ素化合物
    - 吐物が青緑 → 銅化合物
  - 意識障害
    - 眼振 → フェニトイン
    - 高ナトリウム血症 → バルプロ酸ナトリウム

図 I-10　腎障害

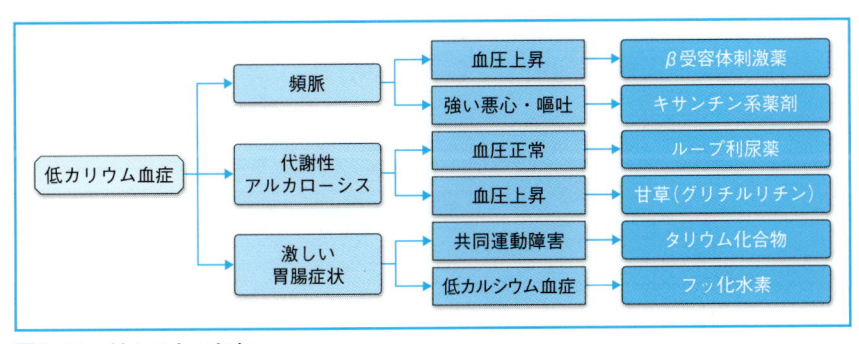

- 腎障害
  - 低体温
    - 肝障害 → アセトアミノフェン
    - 上部消化管症状が著明 → NSAIDs
  - 激しい下痢（血性）
    - 呼気ニンニク臭 → ヒ素化合物
    - 代謝性アシドーシス → 水銀化合物
  - 酩酊状態
    - 低カルシウム血症 → エチレングリコール
  - 病院での注射歴
    - 真菌症 → アムホテリシンB
    - がん疾患 → シスプラチン

図 I-11　低カリウム血症

- 低カリウム血症
  - 頻脈
    - 血圧上昇 → β受容体刺激薬
    - 強い悪心・嘔吐 → キサンチン系薬剤
  - 代謝性アルカローシス
    - 血圧正常 → ループ利尿薬
    - 血圧上昇 → 甘草（グリチルリチン）
  - 激しい胃腸症状
    - 共同運動障害 → タリウム化合物
    - 低カルシウム血症 → フッ化水素

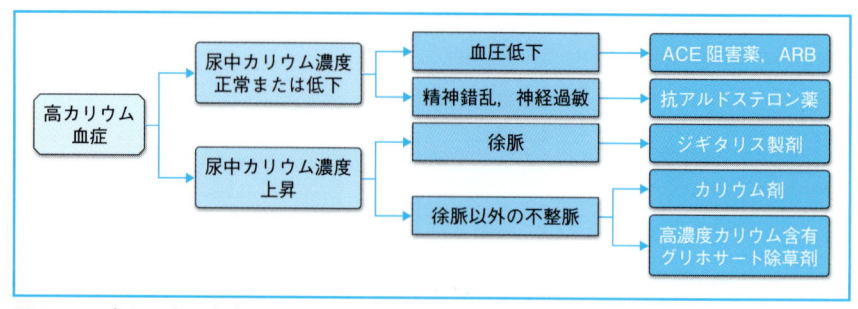

図 I-12 高カリウム血症

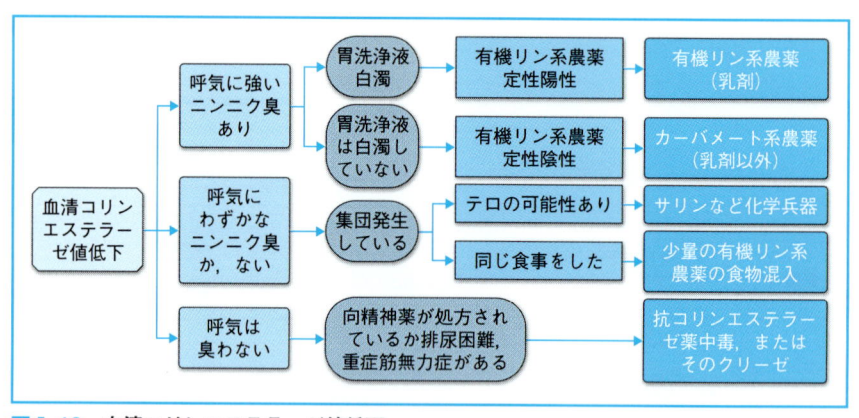

高カリウム血症
- 尿中カリウム濃度正常または低下
  - 血圧低下 → ACE阻害薬，ARB
  - 精神錯乱，神経過敏 → 抗アルドステロン薬
- 尿中カリウム濃度上昇
  - 徐脈 → ジギタリス製剤
  - 徐脈以外の不整脈
    - カリウム剤
    - 高濃度カリウム含有グリホサート除草剤

図 I-13 血清コリンエステラーゼ値低下

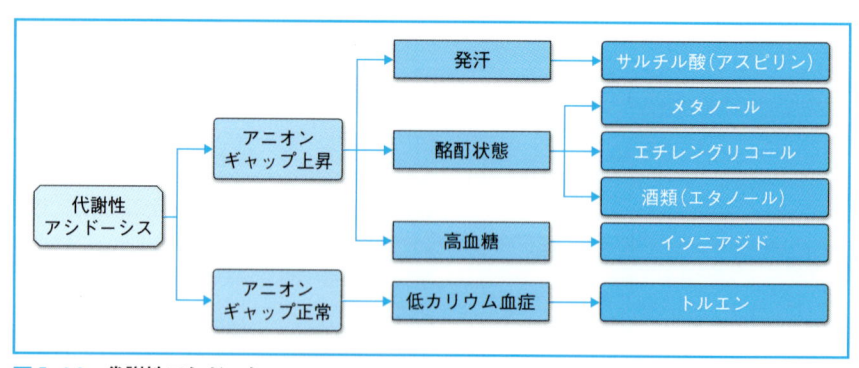

血清コリンエステラーゼ値低下
- 呼気に強いニンニク臭あり
  - 胃洗浄液白濁 → 有機リン系農薬定性陽性 → 有機リン系農薬（乳剤）
  - 胃洗浄液は白濁していない → 有機リン系農薬定性陰性 → カーバメート系農薬（乳剤以外）
- 呼気にわずかなニンニク臭か，ない
  - 集団発生している
    - テロの可能性あり → サリンなど化学兵器
    - 同じ食事をした → 少量の有機リン系農薬の食物混入
- 呼気は臭わない
  - 向精神薬が処方されているか排尿困難，重症筋無力症がある → 抗コリンエステラーゼ薬中毒，またはそのクリーゼ

図 I-14 代謝性アシドーシス

代謝性アシドーシス
- アニオンギャップ上昇
  - 発汗 → サルチル酸（アスピリン）
  - 酩酊状態
    - メタノール
    - エチレングリコール
    - 酒類（エタノール）
  - 高血糖 → イソニアジド
- アニオンギャップ正常
  - 低カリウム血症 → トルエン

（山口　均・森　博美）

B 症状からみた中毒

1) 中枢神経系症状

　中毒物質は様々な症状を引き起こすが，なかでも中枢神経系の症状は頻度が高い．その中枢神経系の症状を4つに分類し，それぞれの特徴を述べる．

(1) 意識障害（昏睡）
① 概要
- 急性中毒では，脳に直接作用して意識障害をきたす物質と，低酸素血症，低血圧，低血糖などのように，二次的に意識障害をきたす物質とがある．
- 意識障害は，その程度により傾眠から昏睡まで様々である．

② 原因物質
- 脳へ直接作用して意識障害を起こす主な物質を示す．

分類	該当物質
GABA作用増強薬	ベンゾジアゼピン系(83頁)，バルビツール酸系(101頁)，プロポフォール，酒類(249頁)など
抗コリン薬	三環系抗うつ薬(91頁)，四環系抗うつ薬(91頁)，抗ヒスタミン薬(114頁)，抗コリン薬(116頁)など
コリン作動薬	有機リン系殺虫剤(143頁)，カーバメート系殺虫剤(151頁)，サリン(224頁)，毒キノコ(238頁)，ニコチン(187頁)など
抗精神病薬	フェノチアジン系抗精神病薬(96頁)，非定型抗精神病薬(96頁)
抗痙攣薬	フェニトイン(108頁)，バルプロ酸ナトリウム(106頁)，カルバマゼピン(107頁)など
その他	アスピリン(111頁)，炭酸リチウム(104頁)，麻薬(142頁)，シアン化合物(215頁)，硫化水素(214頁)，一酸化炭素(213頁)など

③ 治療法，対処法
- 急性中毒の初期には，呼吸管理，循環管理を最優先とする．
- 重度の意識障害や鎮静が必要な場合には，気管挿管をしてから診療を進め，中毒原因物質の体内除去に努める．
- 痙攣を伴う場合には，ジアゼパム（セルシン®）にて脳内の過剰興奮を抑え，十分な酸素投与が必要である．

④ 注意点
- 合併症として最も多いものは誤嚥であり，肺炎の予防と治療が重要である．
- 薬物中毒が疑われる場合には，トライエージ®DOA にてスクリーニングを行うことが推奨される．
- ベンゾジアゼピン系の睡眠薬・抗不安薬によるものが極めて多い．
- 一酸化炭素や有機リン系殺虫剤などの急性中毒の重症例においても意識障害をきたすため，注意が必要である．

参考文献
1) 宮軒　将，他：化学物質による健康障害─中毒症状から診断へ：意識障害．綜合臨牀 48：2512-2515，1999
2) 大川元久，他：意識障害をきたす中毒．黒川　顕（編）：中毒症のすべて─いざという時に役立つ的確な治療のために．pp12-16，永井書店，2006
3) 森　博美，他（編著）：急性中毒情報ファイル第 4 版．廣川書店，2008

(2) 痙攣，振戦，筋線維性攣縮
① 概要
- 痙攣，振戦，筋線維性攣縮は直接，神経伝達物質を抑制することで起こるものと，中毒物質による肝不全や腎不全などの臓器障害や代謝系の異常などによって引き起こされるものとがある．

② 原因物質
- 痙攣を誘発する主な物質を示す．

分類	該当物質
コリン作動薬	有機リン系殺虫剤(143 頁)，カーバメート系殺虫剤(151 頁)，サリン(224 頁)，毒キノコ(238 頁)，ニコチン(187 頁)など
抗コリン薬	三環系抗うつ薬(91 頁)，四環系抗うつ薬(91 頁)，抗ヒスタミン薬(114 頁)
神経刺激薬	有機塩素剤，ニコチン(187 頁)，黄リン，サリチル酸系解熱鎮痛薬(111 頁)，カフェイン(113 頁)，テオフィリン(113 頁)，カンフル(196 頁)，フルオロキノロン系抗菌薬，ストリキニーネなど
細胞毒	有機フッ素剤，臭化メチル剤，有機ヒ素剤(211 頁)，鉛化合物(212 頁)など

（次頁に続く）

(続き)

分類	該当物質
その他	一酸化炭素(213頁), アルコール(249頁), メタノール(206頁), エチレングリコール(207頁), フェノール, 有機水銀(208頁), 血糖降下薬, 覚醒剤(142頁), 麻薬(142頁), 抗精神病薬(96頁), カルバマゼピン(107頁), フェニトイン(108頁), イソニアジド, β受容体遮断薬, コカイン, リドカイン, グルホシネート, メタアルデヒド, ギンナン(244頁)など

③ 治療法, 対処法
▶ 痙攣が持続している場合にはまず気道確保を行いABC(気道, 呼吸, 循環)の安定に努める.
▶ その後ジアゼパム(セルシン®, ホリゾン®)もしくはミダゾラム(ドルミカム®)の静注か筋注を行う.
▶ 重積発作の場合にはジアゼパムもしくはプロポフォール(1%ディプリバン®)の持続静注を行う.
▶ フェニトイン(アレビアチン®)の静注は最後の選択薬として用いることがあるが, テオフィリン中毒では無効と言われ, さらに三環系抗うつ薬中毒では致死的不整脈を惹起する可能性があるため一般的には用いない.
▶ 痙攣予防のためにはフェノバルビタール(フェノバール®)の筋注を行う.

④ 注意点
▶ 痙攣による転倒や口腔内の挫創など二次的な損傷にも気を付ける.

(3) 精神症状(幻覚, せん妄, 興奮など)
① 概要
▶ 薬毒物の多くが幻覚や興奮などを起こす可能性があり, また麻薬やアルコールなどの禁断症状, 低血糖, 敗血症, 脳疾患, 低酸素血症などで生ずることもあるため, 鑑別診断が必要である.

② 原因物質
▶ 精神症状を引き起こす主な物質を示す.

分類	該当物質
Parkinson病治療薬	ドパミン製剤
抗うつ薬	三環系・四環系(91頁), SSRI(91頁), SNRI(91頁)
抗不安薬	ベンゾジアゼピン系(83頁)

(次頁に続く)

(続き)

分類	該当物質
睡眠薬	ベンゾジアゼピン系(83頁)，ブロモバレリル尿素(ブロモワレリル尿素)(105頁)
抗てんかん薬	フェニトイン(108頁)，カルバマゼピン(107頁)
NSAIDs	アスピリン(111頁)
ステロイド剤	プレドニゾロン，ベタメサゾンなど
H_1受容体遮断薬	ジフェンヒドラミン塩酸塩(114頁)など
H_2受容体遮断薬	シメチジン(114頁)，ファモチジン(114頁)など
抗コリン薬	アトロピン硫酸塩(116頁)
ジギタリス配糖体	ジゴキシン(119頁)，メチルジゴキシン(119頁)
抗菌薬	
抗悪性腫瘍薬	
麻薬	モルヒネ(131頁)，コデイン(131頁)，コカインなど
麻酔薬	リドカイン
乱用薬物，覚醒剤	LSD，大麻(247頁)，アンフェタミン，メタンフェタミン(142頁)
その他の医薬品	コルヒチン，ホウ酸(179頁)，炭酸リチウム(104頁)，テオフィリン(113頁)
農薬	有機リン系殺虫剤(143頁)，カーバメート系殺虫剤(151頁)，クロルピクリン(160頁)
家庭用品	カンフル(樟脳)(196頁)
工業用薬品	タリウム化合物，ヒ素化合物(211頁)，鉛化合物(212頁)，硫化水素(214頁)，一酸化炭素(213頁)
キノコ毒	ベニテングダケ(187頁)
嗜好品	アルコール(249頁)，カフェイン(113頁)

③ 治療法，対処法

▶ 興奮時にはジアゼパムやドルミカム®などを用いる．
▶ せん妄に対しては，ハロペリドールやリスパダール®を用いる．
▶ 場合によってはプロポフォールなどを用い，鎮静により補助呼吸や気管挿管を必要とすることがある．
▶ ベッド上の拘束も考える．

④ 注意点

▶ 意識障害(昏睡など)から覚醒する過程で，異常興奮によってベッドから転落することもあるため，十分な観察が必要である．

(4) 錐体外路症状
① 概要
▶ 二硫化炭素やマンガンの慢性中毒でパーキンソニズムを起こすことはよく知られているが，医薬品中毒でもドパミン D2 受容体を遮断する薬剤がある．

② 原因物質
▶ 錐体外路症状を示す主な物質を示す．

分類	該当物質
フェノチアジン系薬(96頁)	クロルプロマジン塩酸塩，ペルフェナジンなど
ブチロフェノン系薬(96頁)	ハロペリドール，ブロムペリドールなど
ベンザミド系薬	スルピリド，ネモナプリド，スルトプリド塩酸塩
イミノジベンジル系薬	カルピプラミン塩酸塩，クロカプラミン塩酸塩など
非定型抗精神病薬(96頁)	リスペリドン，ペロスピロン塩酸塩，オランザピン，クロザピンなど
制吐薬	メトクロプラミド，ドンペリドン
ラウオルフィア・アルカロイド系薬	レセルピン

③ 治療法，対処法
▶ 原因薬毒物の投与を中止すれば自然に回復するが，一般には長引くことが多い．
▶ 症状が強い場合には，乳酸ビペリデン(アキネトン®)の筋・静注，プロメタジン塩酸塩(ヒベルナ®)の筋注などを行う．

④ 注意点
▶ 日頃，抗精神病薬を服用している患者には，副作用(錐体外路障害)防止のため抗コリン薬が投与されているケースがある．このような場合，投与されている薬剤のすべてを服用した場合には，錐体外路症状が出現しない場合がある．

〔山口　均〕

2）循環器系症状

（1）ショック，血圧低下
① 概要
- 急性中毒によるショック，血圧低下の原因は，心拍出量の低下，末梢血管抵抗の低下が挙げられる．
- 心拍出量の低下には，循環血液量の低下と心機能の抑制が考えられる．
- 循環血液量減少の原因の多くは，中毒による血管透過性の亢進であり，その他には心機能の抑制として収縮力の低下や徐脈・頻脈による．
- 末梢血管抵抗の低下は中毒原因物質による血管拡張，アドレナリン受容体の遮断などがある．

② 原因物質
- ショック，血圧低下を起こす主な物質を示す．

分類	該当物質
末梢血管の拡張を起こす物質	催眠鎮静薬（バルビツール酸系など）（101 頁），消炎鎮痛薬（111，112 頁），コリン作動薬（115 頁），有機リン系殺虫剤（143 頁），カンフル（樟脳）（196 頁），ニコチン（187 頁），エタノール（249 頁），亜硝酸化合物など
心拍出量の低下を起こす物質	降圧薬（Ca 拮抗薬，β 遮断薬など）（120 頁），三環系抗うつ薬（91 頁），抗てんかん薬（106～108 頁），Ia・Ic 抗不整脈薬（127 頁），界面活性剤（167 頁），ヒ素（211 頁），コルヒチン，アマニタトキシン含有の毒キノコ（238 頁）など

③ 治療法，対処法
- Trendelenburg 体位をとり，末梢静脈路を 1～2 本確保したうえ，乳酸リンゲル液または生理食塩水を，10～20 mL/kg 急速投与する．
- 反応が悪ければ，ドパミン塩酸塩やドブタミン塩酸塩，アドレナリン，ノルアドレナリンの投与を行って循環動態の改善を試みる．
- それでも適切な循環を保てない場合は，PCPS（経皮的心肺補助装置）の導入を考慮する．
- 肺動脈カテーテルも留置し，循環動態の把握に努めれば理想的である．

④ 注意点
- 中毒によって心臓の機能に抑制がかかっている場合は，輸液負荷によって，肺うっ血を合併する可能性がある．

- クロロホルム中毒のように，カテコールアミンへの感受性が増強する場合もあるので，使用の際には注意を要する．

(2) 血圧上昇
① 概要
- 交感神経系を刺激する物質，抗コリン作用やニコチン作用を有する物質の中毒で血圧の上昇が起こる．
- 交感神経系を刺激する物質の中毒では，血圧上昇以外に頻脈，精神的興奮を伴いやすく，特に覚醒剤の場合は，高体温，筋硬直，痙攣などが認められる場合がある．
- ニコチン作用は有機リン系殺虫剤，カーバメート系殺虫剤中毒などでもみられることがある．

② 原因物質
- 血圧上昇を起こす主な物質を示す．

分類	該当物質
交感神経刺激作用による	気管支拡張薬(テオフィリン，エフェドリン塩酸塩など)(113頁)，点鼻用血管収縮薬(133頁)，カフェイン(113頁)，アンフェタミン，コカイン，ジヒドロエルゴタミンメシル酸塩など
副交感神経抑制作用による	抗ヒスタミン薬(114頁)，抗コリン薬(アトロピン硫酸塩，チョウセンアサガオなど)(116頁)，三環系・四環系抗うつ薬(91頁)など
ニコチン様作用による	タバコ(187頁)，有機リン系殺虫剤(143頁)，カーバメート系殺虫剤(151頁)など

③ 対処法，治療法
- 急性中毒による高血圧は一過性であることも多いが，脳血管障害や心不全などを合併させないためにも，迅速な対応が望まれる．
- 実際にはニカルジピン塩酸塩の静注が多く用いられる．
- 精神的興奮，筋硬直，痙攣などがあれば，鎮静薬として，ベンゾジアゼピン系薬剤(ジアゼパム筋・静注，ミダゾラム筋・静注)やプロポフォールを持続静注する．

④ 注意点
- 頻脈や不整脈を合併することがあるため注意が必要である．

▶ 高血圧が一過性の場合は，中毒物質の作用が切れると降圧療法にて低血圧を示すことがあるので，十分な観察が必要である．

(3) 不整脈
① 概要
▶ 急性中毒による不整脈で問題になるのは，頻脈，徐脈，心室性不整脈である．
▶ 頻脈は交感神経刺激薬，副交感神経遮断薬などの中毒物質による直接的作用や，何らかの中毒により高体温，興奮，低血圧などに陥った結果発症する間接的作用で生じる．
▶ 徐脈は交感神経遮断薬，副交感神経刺激薬，心筋細胞膜チャネル遮断薬などの中毒で生じ，房室ブロックを伴うこともある．
▶ 心室性不整脈の多くは，交感神経が激しく刺激されて生じることが多い．
▶ なかでも薬剤に抵抗性を示す無脈性心室頻拍，心室細動の場合は，積極的にPCPSの導入を考慮する．
▶ 難治性の心室細動に対してPCPSを導入することにより，肝臓や腎臓などの代謝臓器にも血流が復活し，中毒物質が代謝され，救命しえた症例報告もある[1]．

② 原因物質
▶ 徐脈を引き起こす主な物質を示す．

分類	該当物質
副交感神経刺激，またはコリン作用による	有機リン系殺虫剤(143頁)，カーバメート系殺虫剤(151頁)，ジギタリス(244頁)，シメチジンなど
交感神経抑制作用による	α受容体遮断薬，β受容体遮断薬，麻薬(モルヒネなど)(131頁)など
膜安定作用による	三環系抗うつ薬(91頁)，Ia・Ic抗不整脈薬(127頁)など
その他	カルシウム拮抗薬(120頁)，炭酸リチウム(104頁)など

▶ 頻脈を引き起こす主な物質を示す．

分類	該当物質
交感神経刺激作用による	気管支拡張薬(113頁)，カフェイン(113頁)，エフェドリン塩酸塩，アンフェタミン，コカインなど

(次頁に続く)

(続き)

分類	該当物質
副交感神経抑制，または抗コリン作用による	抗ヒスタミン薬(114頁)，抗コリン薬(116頁)，三環系・四環系抗うつ薬(91頁)，抗精神病薬(フェノチアジン系など)(96頁)など
ニコチン様作用	有機リン系殺虫剤(143頁)など
その他	血管拡張薬(120，123頁)など

▶ 心室性不整脈を引き起こす主な物質を示す．

分類	該当物質
交感神経刺激作用による	気管支拡張薬(113頁)，カフェイン(113頁)，エフェドリン塩酸塩，アンフェタミン，コカインなど
心筋のカテコールアミン感受性増幅作用による	ガソリン(203頁)，トルエン(204頁)，ベンゼン(221頁)，アセトン，トリクロロエチレン(205頁)，プロパンガス，ジギタリス(244頁)など
その他	三環系・四環系抗うつ薬(91頁)，抗精神病薬(フェノチアジン系など)(96頁)，アジ化物(217頁)，フッ化水素(202頁)，トリカブト(234頁)，キョウチクトウ(244頁)など

③ 対処法，治療法

- ▶ 頻脈に対しては，プロプラノロール塩酸塩やネオスチグミン臭化物などが用いられる．
- ▶ 高血圧と同様に，興奮状態も認められる場合は，ベンゾジアゼピン系薬剤の投与も行う．
- ▶ 徐脈に対しては，アトロピン硫酸塩や硫酸イソプロテレノールが用いられる．
- ▶ 薬剤抵抗性の徐脈や高度の房室ブロックに対しては，経皮的または経静脈的ペーシングを行う．
- ▶ 心室性不整脈に対しては，脈を触れる心室頻拍ならリドカイン静注やフェニトイン静注を行う．
- ▶ 無脈性心室頻拍や心室細動なら，電気的除細動をまず行い，リドカイン静注やマグネシウム製剤を投与する．
- ▶ もちろん気管挿管の必要な場合は，これを躊躇してはならない．
- ▶ これら致死的不整脈に対するPCPSの重要性は，前記のとおりである．

④ 注意点

- ▶ 急性中毒による頻脈，徐脈，心室性不整脈は，言うまでもなく中毒症状の1

つである．したがって中毒原因物質が体内に残る限りは，症状も残存し，薬物に反応し難いこともある．
▶ したがって中毒物質をできるだけ速やかに体外に排泄させることが，急性中毒における不整脈の治療に最重要であることは言うまでもない．

(4) 心不全
① 概要
▶ 心毒性の強い中毒物質による急性中毒では，心不全を合併する．
▶ 心不全のみならず，不整脈やショックにも注意する．

② 原因物質
▶ 心不全を引き起こす主な物質を示す．

分類	該当物質
医薬品	三環系・四環系抗うつ薬(91頁)，抗てんかん薬(106〜108頁)，バルビツール酸系薬(101頁)，Ia・Ic抗不整脈薬(127頁)，アントラサイクリン系抗悪性腫瘍薬など
自然毒	トリカブト(234頁)，マムシ毒(228頁)など
その他	有機リン系殺虫剤(143頁)，カーバメート系殺虫剤(151頁)，グリホサート(164頁)，エチレングリコール(207頁)，ヒ素(211頁)など

③ 対処法，治療法
▶ 中毒原因物質による心筋抑制が原因であるので，カテコールアミン製剤やジギタリス製剤で対応する．
▶ 難治性であれば，PCPSを考慮する．

(5) チアノーゼ
① 概要
▶ チアノーゼの原因として低酸素症に加えて，メトヘモグロビン血症〔検査値の項(48頁)参照〕とスルホヘモグロビン血症が急性中毒では重要である．
▶ メトヘモグロビン血症に比べて，スルホヘモグロビン血症に遭遇することは少ない．

② 原因物質
▶ チアノーゼを引き起こす主な物質を示す．

分類	該当物質
不活性ガス	二酸化炭素（223頁），窒素など
メトヘモグロビン生成物質	検査値の項（48頁）を参照
スルホヘモグロビン生成物質	亜硫酸ガス（201頁），アセトアニリド，石灰硫黄合剤（161頁）など

③ 対処法，治療法
- 不活性ガスによるチアノーゼに対しては，気道確保，酸素投与を行う．
- メトヘモグロビン血症に対しては，気道確保，酸素投与に加えて，メチレンブルーを1～2 mg/kg投与する．
- メチレンブルーの投与が禁忌であるG6PD欠損症（グルコース6リン酸脱水素酵素欠損症）や，同剤が無効の場合は，交換輸血も考慮する．

④ 注意点
- メトヘモグロビン血症では，通常の血液ガス分析のPaO_2は正常に保たれている点で注意が必要である．

3）呼吸器系症状

（1）呼吸困難
① 概要
- 呼吸困難を感じる原因として，気道狭窄，呼吸の抑制，酸素化能の障害が挙げられる．
- 気道に狭窄が起こる場合は，主に中毒原因物質の吸入によって上気道または下気道に浮腫が生じる場合である．
- 酸素化能の障害は，ある程度の濃度の不活性ガスを吸入したときや，中毒原因物質により肺水腫，化学性肺炎（嚥下性肺炎を含む），肺線維症など器質的に変化を生じたときに起きる．
- アナフィラキシーでも似たような病態が起こりえるが，本項ではその原因物質は除外した．
- 呼吸を抑制する物質（23頁）と肺水腫を起こす物質（22頁）は後述する．

② 原因物質
▶ 呼吸困難を引き起こす主な物質を示す．

分類	該当物質
気道狭窄を起こす物質	アンモニア，ホルムアルデヒド（ホルマリン）（216頁），塩化水素，クレゾール（137頁），二酸化硫黄，塩素，二酸化窒素，ホスゲン（223頁），フッ化水素（202頁）など
酸素化能に障害を起こす物質	**不活性ガス** 窒素，二酸化炭素（223頁），メタン，プロパンなど（化学性肺炎や肺線維症などを起こす），炭化水素化合物（石油，芳香族炭化水素など）（203頁），水銀蒸気（208頁），パラコート（162頁）など

③ 対処法，治療法
▶ 高度な上気道狭窄を起こした場合は，気管挿管による気道確保をためらってはならない．
▶ 気管挿管が不可能な場合は，外科的気道確保を試みる．
▶ 換気が不十分な場合は，換気補助や人工呼吸を行って対処する．
▶ 酸素化能の障害が生じたときは，高濃度の酸素を投与し，人工呼吸器の使用も検討する．

④ 注意点
▶ 上気道の狭窄は非常に危険である．
▶ 上気道の浮腫を起こし狭窄をきたしやすい吸入物質は，水溶性のアンモニア，ホルムアルデヒド，塩化水素，二酸化硫黄などである[2]．

(2) 咳嗽
① 概要
▶ 咳嗽は，下気道への異物の侵入を阻止，または下気道の痰を喀出しようとする防御反応である．
▶ 急性中毒での咳嗽には，気道刺激性のガスや微粒子を吸入したときや，嚥下したときに誘発される直接的な原因と，中毒によって肺水腫など肺疾患を合併した場合に誘発される間接的な原因がある．
▶ ここでは直接的原因となる中毒物質を挙げる．

② **原因物質**
▶ 咳嗽を引き起こす主な物質を示す.

分類	該当物質
吸入により咳嗽をきたす物質	アンモニア, フッ化水素(202頁), 塩素ガス, 塩化水素, 水銀蒸気(208頁), 硫化水素(214頁), 二酸化硫黄, 窒素酸化物, アセトン(219頁), エチレンオキサイド, 各種金属ヒューム, 粉末消火剤, クロルピクリン(160頁) など
嚥下により咳嗽をきたす物質	酸(201頁), アルカリ(200頁), 低張および高張食塩水, 灯油(203頁), ガソリン(203頁), トルエン(204頁), フロン(225頁), 亜塩素酸ナトリウム(170頁) など

③ **対処法, 治療法**
▶ 中毒物質に対する咳嗽は, 生体防御のための反射でもあるので, 積極的に鎮めることはない.
▶ 刺激物質を嚥下したときは, 誤嚥の有無を慎重に確かめる必要がある.

④ **注意点**
▶ 咳嗽にて中毒物質を喀出している場合は, 二次的被害に注意する.
▶ 咳嗽を伴う中毒患者は, 気道緊急の可能性を常に考慮する必要がある.

(3) 喘鳴
① **概要**
▶ 喘鳴は気道狭窄によって聴取される, 連続性の異常呼吸音である. 気道壁に付着する分泌物と, 狭窄部を通過する空気の振動により発生する.
▶ 喘鳴には stridor と wheezing があり, stridor は胸腔外の上気道に原因があり, 吸気相で聴取されることが多い.
▶ wheezing は胸腔内の気道に原因があり, 吸気相より呼気相で多く聴かれる[3].
▶ 急性中毒における喘鳴は, その両者とも起こる場合が多い.

② **原因物質**
▶ 喘鳴を引き起こす主な物質を示す.

分類	該当物質
吸入により喘鳴をきたす物質	アンモニア，ホルムアルデヒド(216頁)，塩化水素，二酸化硫黄，塩素，二酸化窒素，ホスゲン(223頁)，フッ化水素(202頁)，金属類ヒューム，イソシアネート類など
嚥下により喘鳴をきたす物質	クレゾール(137頁)，有機リン(143頁)，黄リン，ピレトリン(ピレスロイド)(154頁)など

③ 対処法，治療法
- 言うまでもなく，上気道の狭窄症状には十分に注意する．
- 上気道の狭窄以外に，血液ガス分析にて酸素化や二酸化炭素の換気に問題があるようなら，気管挿管のうえ，人工呼吸器を用いて陽圧換気で管理し，気道内分泌物の吸引を頻回に行う．

(4) 肺水腫
① 概要
- 急性中毒における肺水腫は，日常遭遇する心不全における心原性肺水腫だけでなく，吸入した中毒原因物質の刺激により肺胞毛細血管の透過性が亢進し，肺水腫が形成される場合が多い．
- そのほか，服用後に吸収された中毒物質やその代謝物の，全身毛細血管への透過性亢進作用の一環としても起こりえる．
- 心不全による肺水腫をきたす中毒原因物質は，心不全の項を参照(18頁)．

② 原因物質
- 肺水腫を引き起こす主な物質を示す．

分類	該当物質
吸入による	塩素，亜硫酸ガス(201頁)，ホスゲン(223頁)，硫化水素(214頁)，酸(201頁)，アルカリ(200頁)，フェノール，アセトン(219頁)，カドミウム，亜鉛，金属フューム，臭化メチル(蒸気)，クロルピクリン(160頁)など
服用による	界面活性剤(167頁)，サリチル酸(111頁)，有機リン系殺虫剤(143頁)，カーバメート系殺虫剤(151頁)など

③ 対処法，治療法
- 肺水腫によって，酸素化能が低下したり二酸化炭素が蓄積したりするなら，気管挿管のうえ，人工呼吸器管理とする．
- 積極的にPEEP(positive end-expiratory pressure)を加えて，肺胞における

酸素化とガス交換の効率化を図る．
▶ 毛細血管の透過性が改善するまで，人工呼吸器管理とする．

④ 注意点
▶ 胸部 X 線写真や超音波検査などを施行し，心機能を評価したうえで，心原性肺水腫の有無を判断することが望ましい．

(5) 呼吸抑制
① 概要
▶ 呼吸の抑制は，主に呼吸中枢が抑制されたとき，末梢神経や呼吸筋の運動が抑制されたとき，内呼吸が抑制されたときに起こる．

② 原因物質
▶ 呼吸抑制を引き起こす主な物質を示す．

分類	該当物質
呼吸中枢を抑制する物質	アセトン(219頁)，エーテル，アルコール(206頁)，局所麻酔薬，抗ヒスタミン薬(114頁)，三環系・四環系抗うつ薬(91頁)，抗てんかん薬〔フェニトイン(108頁)，カルバマゼピン(107頁)など〕，クロロホルム，トリクロロエチレン(205頁)，ベンゾジアゼピン系薬剤(83頁)，バルビツール酸系薬剤(101頁)，麻薬(142頁)，フェノチアジン系抗精神病薬(96頁)，コルヒチンなど
末梢神経や呼吸筋を抑制する物質	キニーネ，グルホシネート(165頁)，有機リン系殺虫剤(143頁)，カーバメート系殺虫剤(151頁)，シガテラ(242頁)，テトロドトキシン(227頁)，麻痺性貝毒(242頁)，シキミなど
内呼吸を抑制する物質	シアン化合物(215頁)，硫化水素(214頁)，石灰硫黄合剤(161頁)，アセトニトリル(220頁)，ペンタクロロフェノール，ニトロフェノール，ピクリン酸，クロルピクリン(160頁)，臭化メチルなど

③ 対処法，治療法
▶ 呼吸抑制の原因が呼吸中枢や末梢神経，呼吸筋を抑制するものであれば，気道確保し補助呼吸を行うか，気管挿管を行ったうえで人工呼吸を行い，中毒物質の影響が抜けるのを待てばよい．
▶ 内呼吸が抑制された場合は，上記の方法のみでは無効である．
▶ シアン中毒のように拮抗薬のある場合はそれを用いるが，その他の場合は対症療法を行う．

参考文献

1) 藤芳直彦, 他：PCPS を使用して救命し得たカフェイン中毒の1例. 中毒研究 21：69-73, 2008
2) Frank G, et al：Irritant Gas, Advanced HAZMAT Life Support（Provider Manual）3rd ed. American Academy of Clinical Toxicology, 2003
3) 山口悦郎：喘鳴. 杉本恒明, 他（総編集）：内科学第9版. pp123-124, 朝倉書店, 2007

（藤芳直彦）

4) 消化器症状

(1) 悪心, 嘔吐

① 概要

- 急性中毒での悪心・嘔吐は, 身体に対して有害な物質を吸収せず排除しようとする防衛機能である.
- 悪心・嘔吐は消化管から迷走神経, 交感神経を介して延髄の嘔吐中枢を刺激することで起こる症状であり, ほとんどの急性中毒でみられる.
- 薬毒物による消化管への刺激が嘔吐中枢への刺激因子となる.
- 急性中毒原因物質が不明の場合, 嘔吐物の臭いや色により推定することも可能である.
- 嘔吐物を定性・定量分析することで原因物質を特定することも可能である.

② 原因物質

- 特異的な臭いや色を発する主な物質を示す.

分類	該当物質
アーモンド臭	青酸（シアン）(215頁)
ニンニク臭	ヒ素(211頁), 黄リン, タリウム, セレン, 有機リン系殺虫剤(143頁)
腐卵臭	硫化水素(214頁)
青草臭	ホスゲン(223頁)
人参臭	ドクゼリ
洋梨臭	抱水クロラール
スミレ臭	テレビン油

（次頁に続く）

(続き)

分類	該当物質
芳香臭	アセトン(219頁)，フェノール
靴磨き臭	ニトロベンゼン(221頁)
エーテル臭	アセトン(219頁)，ラッカー
アルコール臭	エタノール，酒類(249頁)
タバコ臭	タバコ(ニコチン)(187頁)
クレゾール臭	クレゾール石鹸(137頁)
甘い臭い	クロロホルム
青～緑色嘔吐物	グルホシネート(165頁)，パラコート製剤(162頁)
白濁嘔吐物	有機リン系殺虫剤(乳剤)(143頁)

③ 対処法，治療法

- 急性中毒では，薬剤の影響で意識障害を呈している場合もあり，呼吸・循環の管理(74頁)を優先する．
- 急性中毒では有害物質を体外へ排出させる目的に催吐薬を使用し，嘔吐を誘発することがある．
- しかし，意識障害や嘔吐の誘発により，その後の薬剤(活性炭，緩下薬など)の使用が困難となる場合には，経鼻(もしくは経口)から胃管を挿入し胃洗浄を行うことで，ある程度の胃内残留物を排除することが可能である．
- 胃洗浄の際，悪心・嘔吐が非常に強く，処置に差し支える場合は，制吐薬を使用することもある．

④ 注意点

- 意識障害で嘔吐した場合の合併症としては，嘔吐物を誤嚥し窒息や誤嚥性肺炎を起こすことがある．
- 嘔吐中枢と自律神経中枢は近接しているため，嘔吐反射時に顔面蒼白，血圧低下，徐脈などの症状が出現することがあるため，全身状態の変化を確認する．

参考文献

1) 山中昭栄，山本保博，他(編)：救急現場の救急医療―解剖・生理学と観察．荘道社，1995
2) 島田　馨，他(編)：内科学書全訂第4版．中山書店，1995
3) 日本救急医学会(監)，日本救急医学会 専門医認定委員会(編)：救急診療指針改訂第3版．へるす出版，2008

(2) 腹痛
① 概要
- 腹痛には大きく分けて内臓痛，体性痛，関連痛の3つがある．

② 分類
内臓痛
- 消化管の収縮・伸展・拡張などにより消化管が痙攣し，内臓神経を介して生じる腹痛である．
- 下痢の場合も消化管の内圧が上昇して，内臓痛が生じる．
- 腹痛の部位は不明確で腹部全体の鈍痛としてみられる．
- 急性中毒において腹痛は非特異的な症状であり，ほとんどの症例でみられるが，下痢や悪心・嘔吐を併発していることが多い．

体性痛
- 腹膜，腸間膜，横隔膜に分布する知覚神経を介して生じる腹痛である．
- 腹痛の部位は明確で強烈な痛みとなる．
- 急性中毒では腐食物質により消化管穿孔を起こし，その結果として腹腔内へ炎症が波及した場合にみられる．

関連痛
- 内臓痛の神経支配と同一の脊髄分節にある部位（皮膚，筋）に生じる痛みと言われている．
- 急性中毒で多い内臓痛は腹痛であり，消化器疾患の関連痛は上腹部痛や左背部痛などがあるといわれている．

③ 腹痛の鑑別ポイント
- 腹痛のうち，内臓痛と体性痛を鑑別するポイントとして，腹痛の性質や圧痛部位が挙げられる．

疝痛，持続疼痛，鈍痛
- 疝痛や鈍痛は間歇的な消化管平滑筋の収縮による内臓痛である．
- 持続性の疼痛は穿孔や破裂，強い炎症による体性痛といわれているが，非常に強い内臓痛の場合もある．

圧痛部位
- 限局性の圧痛は内臓痛である．
- 強い汎発性の圧痛や筋性防御，反跳痛は壁側腹膜へ炎症が波及すると出現する所見であり，体性痛といわれている．

④ 対処法，治療法
- 内臓痛には一般的に，副交感神経抑制作用の鎮痙薬(抗コリン作用薬)を使用するが，急性中毒の症例では，原因物質の除去が優先であるため，鎮痙薬は積極的に使用せず随伴症状に対する治療と呼吸・循環管理を行う．
- 体性痛を認めた症例は消化管穿孔の可能性があるため，X線・CT・内視鏡検査で消化管の病変を明らかにし，穿孔がある場合は緊急手術の適応となる．

⑤ 注意点
- 急性中毒では意識障害を伴うことも多く，詳細な問診や理学所見を得ることが困難な場合もある．
- 腹痛以外の症状(臭い，嘔吐物など)や服用状況から原因物質を推測し，あらかじめ出現する症状を予測し対応する必要がある．
- 原因物質のなかには腐食作用が非常に強く〔水銀，洗剤(トイレ用洗剤，パイプクリーナー)，漂白剤(次亜塩素酸ナトリウム，水酸化ナトリウム，過炭酸ナトリウムなど)〕，内視鏡検査や嘔吐などにより容易に消化管穿孔を生じることもあるため，十分に注意する必要がある．

参考文献
1) 島田　馨, 他(編)：内科学書全訂第4版. 中山書店, 1995
2) 関　洲二：急性中毒診療マニュアル. 金原出版, 2002

(3) 下痢
① 概要
下痢は腸管での水分の吸収不良や薬毒物などの排泄に伴う腸蠕動運動の促進により生じ，ほとんどの急性中毒でみられる症状である．

② 原因物質

▶ 下痢が急性中毒症状の特徴となる主な原因物質を示す.

分類	該当物質
化学性食中毒：毒素型	**有害化学物質の摂取**：有害食品添加物，有害金属(209〜212，222頁)(ヒ素中毒ではコレラ様下痢)，農薬(143頁)など **アレルギー様食中毒**：赤身魚を摂取後30〜60分程で発赤，腫脹，嘔気，下痢などが生じる．魚肉中の遊離ヒスチジンとヒスチジン脱炭酸酵素を有する細菌の作用でヒスタミンが生成され生じるアレルギー反応である．
自然毒食中毒：毒素型	**動物性自然毒**：テトロドトキシン(227頁)，フグ(227頁)，貝類(243頁)など **植物性自然毒**：ソラニン(244頁)，トリカブト(234頁)，バイケイソウ(241頁)，毒キノコ(238頁)など
薬剤起因性腸炎	抗菌薬やNSAIDsなどの副作用に，水様性の下痢(偽膜性大腸炎)や鮮血を伴う下痢(出血性腸炎)を生じることがある．
刺症	ハチ(231頁)：ムスカリン刺激作用で下痢を生じる．
農薬	有機リン系殺虫剤(143頁)：ムスカリン刺激作用で下痢を生じる．
家庭用品	家庭用洗剤(167頁)，園芸用肥料，防虫剤(182，196頁)，ナフタリンなど：消化管への刺激により下痢が生じる．

③ 対処法，治療法

▶ 大量の水分喪失により循環血液量が減量するため輸液を施行する．原因物質を体外へ排出するため止痢薬は使用しない．

▶ 出血性腸炎では原因薬剤を中止し，偽膜性腸炎では原因薬剤の中止と有効な抗菌薬(バンコマイシン，メトロニダゾール)を使用する．

④ 注意点

▶ 下痢が長期持続する場合は，脱水や栄養の低下が激しくなるため十分な輸液や栄養を施行する．

▶ 水分の喪失により，全身臓器への影響も起こりえるため，随伴症状などに十分注意する必要がある．

▶ 感染症，細菌性食中毒との鑑別が重要であるため，詳しい情報収集が必要である。

参考文献

1) 関　洲二：急性中毒診療マニュアル．金原出版，2001
2) 黒川　顕(編)：中毒症のすべて—いざという時に役立つ的確な治療のために．永井書店，2006
3) 相馬一亥(監)，上條吉人(著)：臨床中毒学．医学書院，2009

(4) 消化管出血
① 概要
- 急性中毒による消化管出血は，原因物質が食道や胃の粘膜に接触し組織内を腐食することで生じる．
- 原因物質は医療用医薬品よりも家庭用品や工業用薬品（金属類など）などに多い．

② 原因物質
- 家庭用品で消化管出血を引き起こす主な物質を示す．

分類	該当物質
酸類 塩酸，硫酸，硝酸，酢酸，シュウ酸など	家庭用品では「酸性：pH 3 未満」と表示されているが，粘膜への損傷は pH 2 以下でみられる．傷害度と服用剤の濃度，摂取量，接触時間，臓器形態などは相関するが，酸性度と傷害度が相関するとは言えない． 腐食作用は強いが，急速な凝固壊死により深部への傷害は抑制される．食道の扁平上皮は酸に抵抗性があることや接触時間の差から，食道よりも胃への影響が強いといわれている．
アルカリ類 水酸化ナトリウム，次亜塩素酸ナトリウムなど	家庭用品では「アルカリ：pH 11 以上」と表示されているが，粘膜への損傷は pH 12 以上からみられる． 脂質の鹸化を伴う蛋白質の融解壊死を生じ，組織の深部まで浸透し，傷害が拡大するため酸類よりも腐食作用は強い． 胃酸とのアルカリ中和効果は否定できず，胃よりも食道への影響が強いといわれている．

- 工業用薬品（金属類を含む）で消化管出血を引き起こす主な物質を示す．

分類	該当物質
クレゾール	組織の蛋白質変性作用により深部へ浸透し腐食作用を生じる．
ホルマリン	蛋白質凝固壊死作用により腐食作用を生じる．
重クロム酸カリウム	細胞蛋白質の破壊による直接的な組織傷害を生じる．
水銀（無機，有機）	蛋白質と結合し腐食作用を生じる．
ボタン型電池	腐食性金属塩の漏出と，組織へ直接陥入することで，局所的な電流放電が起き，腐食作用を生じる．

③ 対処法，治療法
- 意識状態が悪い場合は呼吸・循環管理を優先する．
- 腐食作用に対しては粘膜保護目的に牛乳や水を服用させ希釈する．

- ▶ 酸やアルカリでは水による希釈で熱が発生するため，大量服用の30分以内であれば牛乳で胃洗浄し，その後100〜200 mLの牛乳を飲ませる．
- ▶ 内視鏡検査で消化管粘膜に腐食性所見を認めた場合は禁食とし，粘膜保護薬を使用する．
- ▶ ボタン型電池の誤飲で，1か所に停滞している場合には，早急な異物除去が必要となる．

④ 注意点
- ▶ 酸・アルカリ製剤を用いた中和目的のための胃洗浄は，粘膜腐食部位の拡大や消化管穿孔を起こす可能性があるため禁忌である．
- ▶ その他の中毒では，誤嚥の可能性がある場合は気管挿管を施行してから胃洗浄を行う．

参考文献
1）関　洲二：急性中毒診療マニュアル．金原出版，2001
2）黒川　顕（編）：中毒症のすべて―いざという時に役立つ的確な治療のために．永井書店，2006
3）森　博美，他（編著）：急性中毒情報ファイル第4版．廣川書店，2008

(5) 口渇
① 概要
- ▶ 唾液の分泌にはムスカリン作用が関係している．唾液腺にはムスカリン受容体が存在するためである．
- ▶ 抗コリン作用をもつ薬物は，ムスカリン作用を遮断するため，唾液の分泌が抑制され口渇が生じる．
- ▶ 利尿薬を投与すると腎臓からの水分の喪失が増加するため，循環血液量が低下することで，視床下部の口渇中枢が刺激され口渇が生じる．

② 原因物質
- ▶ 抗コリン作用をもつ主な物質を示す．

分類	該当物質
向精神薬(83, 91, 96, 101 頁)	クロルプロマジン塩酸塩，レボメプロマジンマレイン酸塩，ハロペリドール，ジアゼパム，クロナゼパム，アミトリプチリン塩酸塩，クロミプラミン塩酸塩，ミアンセリン塩酸塩など
循環器系薬(120, 123, 127 頁)	シベンゾリンコハク酸塩，アメジニウムメチル硫酸塩，ジソピラミド，アトロピン硫酸塩など
抗 Parkinson 病薬	ビペリデン塩酸塩，トリヘキシフェニジル塩酸塩など
抗暈薬(114 頁)	ジメンヒドリナート，ジフェニドール塩酸塩など
抗ヒスタミン薬(第 1 世代ヒスタミン薬)(114 頁)	ジフェンヒドラミン塩酸塩，クロルフェニラミンマレイン酸塩，ヒドロキシジン塩酸塩，シプロヘプタジン塩酸塩，プロメタジン塩酸塩など
鎮痙薬(116 頁)	ブチルスコポラミン臭化物，ブトロピウム臭化物

③ 対処法，治療法

▶ 抗コリン作用を有する薬剤の場合は，吸収の阻害（胃洗浄や活性炭投与）と排泄促進を優先して行う．

▶ 自殺目的ではなく抗コリン作用薬の長期服用による副作用で口渇を生じた場合は，水分補給で口腔内乾燥に対応し，内服薬の調整を行う必要がある．

▶ 利尿薬の場合は，循環血液量が低下しているため，十分な輸液が必要となる．

④ 注意点

▶ 急性中毒で口渇を主訴とする症例は少ない．

▶ 抗コリン作用薬では意識障害や不整脈など，利尿薬では循環血液量低下によるショック，腎機能障害などが症状の主体となることが多いため，見逃されやすい症状である．

参考文献

1) 島田　馨，他(編)：内科学書全訂第 4 版．中山書店，1995
2) 森　博美，他(編著)：急性中毒情報ファイル第 4 版．廣川書店，2008

5）泌尿器系症状

(1) 尿異常
① 概要
- 尿異常は，排尿回数の異常(頻尿)，尿量の異常(乏尿，無尿)，尿成分の異常（ミオグロビン尿など)に分類されるが，これらは関連して出現することが多い．
- 原因物質は医薬品(抗菌薬，昇圧薬，降圧薬など)，工業用薬品，家庭用品，農薬など多数あるが，作用により症状は異なる．
- 末梢血管抵抗の低下による腎血流量の低下や急性尿細管壊死により，糸球体濾過量の減少や脱落した上皮細胞による尿細管管腔の閉塞を起こし尿量が減少すると腎機能が低下し急性腎不全へ進行する．
- 骨格筋の壊死(横紋筋融解症)により，筋細胞内の成分が血中に流出する．ミオグロビンは尿細管を閉塞して尿量を低下させ，腎機能低下から急性腎不全へと進行する．
- 急性中毒による横紋筋融解症の多くは，遷延性意識障害による無動とそれに伴う長期臥床による局所の血流障害により筋崩壊が生じたものであり，ミオグロビン尿もみられる．長期臥床により血流障害を生じた部位は，神経症状（運動・感覚障害)，水疱形成，腫脹，圧痛などがみられる．
- アセチルコリンの増加による過活動膀胱や a_1 遮断薬による尿道括約筋の弛緩により蓄尿困難を生じる．
- コリンエステラーゼ阻害作用を有する薬剤ではアセチルコリンが増加する．

② 原因物質
- 尿異常を生じる主な物質を示す．

分類	該当物質
乏尿・無尿	**末梢血管抵抗を低下させる物質**：界面活性剤(167頁) **尿細管壊死を起こす物質**：アミノ配糖体系抗菌薬，消炎鎮痛薬(111, 112頁)，工業用薬品(200頁)（シュウ酸，エチレングリコールなど）
ミオグロビン尿	**横紋筋融解症を生ずる物質**：ニューキノロン系抗菌薬，スタチン薬，キサンチン系薬剤，覚醒剤(142頁)，一酸化炭素(213頁)，金属類(209～212, 222頁)など
頻尿	有機リン系殺虫剤(143頁)，カーバメート系殺虫剤(151頁)，エフェドリン塩酸塩，ベタネコール塩化物，など

③ 対処法，治療法
▶ 急性腎不全を生じた場合は血液透析を導入する．急性腎不全は可逆性であることが多く，乏尿期は血液透析を施行し回復期から利尿期となれば血液透析は離脱可能となる．
▶ ミオグロビン尿症では，アルカリ化尿により尿細管傷害を防ぐことで，尿量を確保し急性腎不全への進行を予防する．
▶ 多尿では，循環血液量が低下し循環動態に異常をきたすことがあるため，十分な輸液が必要となる．

参考文献
1）菱田　明，他（編）：標準腎臓病学．医学書院，2002
2）関　州二：急性中毒診療マニュアル．金原出版，2002
3）黒川　顕（編）：中毒症のすべて―いざという時に役立つ的確な治療のために．永井書店，2006

(2) 排尿困難
① 概要
▶ 排尿は，膀胱と尿道からなる下部尿路により調節されている．
▶ 下部尿路の排出機能が障害されると排出異常（蓄尿困難，排尿困難）が生じる．
▶ 麻薬性鎮痛薬はオピオイド $\mu 2$ 受容体を介し，尿道括約筋を収縮させ排尿障害を生じる．また，膀胱平滑筋を収縮するため尿意促迫を生じることがある．
▶ 中枢性筋弛緩薬は量依存性やGABA受容体を介し脊髄の多シナプス反射経路を抑制することで運動神経の興奮を抑制する．これにより膀胱収縮機能が障害され排尿障害を生じる．
▶ 抗コリン作用薬は膀胱排尿筋が骨盤神経（副交感神経）から放出されたアセチルコリンにより収縮するため，抗コリン作用薬では膀胱排尿筋が収縮せず排尿障害を生じる．
▶ α_1 刺激薬は膀胱頸部や近位尿道などの内尿道括約筋が下腹神経（交感神経）から放出されたノルアドレナリンにより収縮するため排尿困難を生じる．
▶ 前立腺平滑筋も α_1 受容体を介して収縮するため，前立腺の過剰収縮により尿道が機能的に閉塞し排尿障害を生じる．

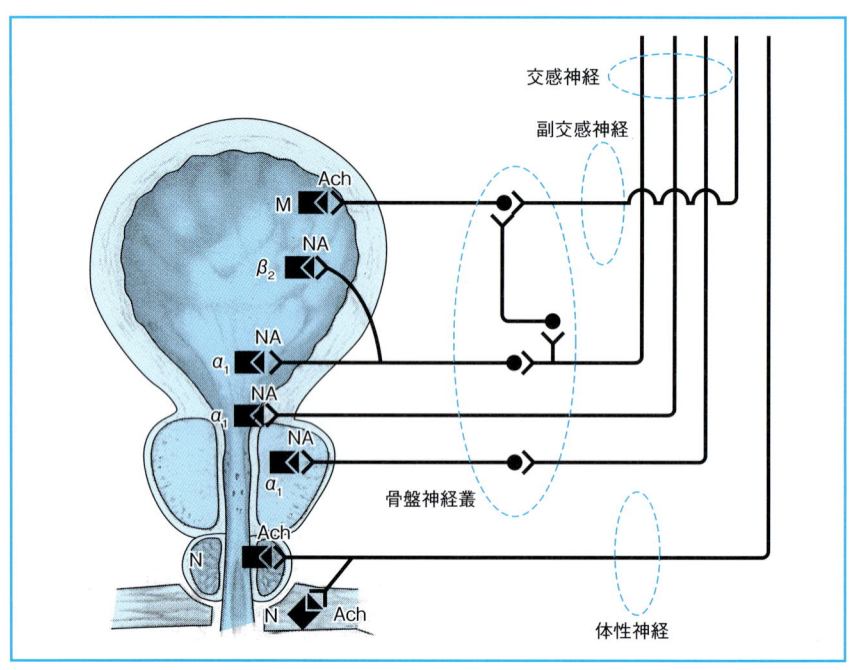

図 I-1 下部尿路の神経伝達

M：ムスカリン様アセチルコリン受容体
N：ニコチン様アセチルコリン受容体
β_2：β_2 受容体
α_1：α_1 受容体
Ach：アセチルコリン
NA：ノルアドレナリン

(文献 3, 11 頁より引用)

② 原因物質

▶ 排尿困難を生ずる主な薬剤と作用を示す(図 I-1).
〔蓄尿障害については, 頻尿の項目を参照(32 頁)〕

分類	該当物質
中枢性	モルヒネ塩酸塩(131 頁), コデインリン酸塩(131 頁), バクロフェン, ハロペリドールなど
膀胱排尿筋	ブチルスコポラミン臭化物(117 頁), ジソピラミド(127 頁), ビペリデン塩酸塩, シベンゾリンコハク酸塩(127 頁), ベンゾジアゼピン系睡眠導入薬(83 頁), 三環系・四環系抗うつ薬(91 頁)など

(次頁に続く)

(続き)

分類	該当物質
膀胱出口部	エフェドリン塩酸塩，ミドドリン塩酸塩，アメジニウムメチル硫酸塩，ビソプロロールフマル酸塩，プロプラノロール塩酸塩，レボドパなど

③ 対処法，治療法
▶ 急性中毒の副作用による排尿障害は一過性のことが多く，薬の作用の低下とともに軽快する．
▶ 排尿障害を生じている期間は尿道バルーンを留置し排尿を促す．

④ 注意点
▶ 前立腺肥大の既往がある場合は，尿道バルーン挿入時に尿道損傷や出血を合併することがあるため注意が必要である．

引用文献
1) 渡辺　決(編)：排尿障害のすべて—病態と治療．医療ジャーナル社，1998
2) 西沢　理(編)：これだけは知っておきたい日常診療のポイント—下部尿路障害．医療ジャーナル社，2007
3) 白岩康夫，山口　脩(監)：目で見る排尿障害—排出障害から蓄尿障害まで．メディカルレビュー社，1995

（山本理絵・中川儀英）

6）その他の症状

(1) 体温異常
① 概要
▶ 様々な原因で体温上昇，体温低下が引き起こされるが，最も重要なのはその病因が何によって引き起こされているかを見極めることが重要である．
▶ 高体温は熱中症，精神疾患，痙攣，Parkinson病，甲状腺機能亢進症，感染症などと鑑別する．
▶ 低体温は感染症，低血糖，甲状腺機能低下症，外傷，熱傷，悪液質などと鑑別する．

② 原因物質[1]

▶ 高体温を生ずる主な物質を示す．

分類	機序		該当物質
熱産生亢進	筋活動・筋緊張亢進		アンフェタミン類，抗コリン作動薬(116頁)，コカイン，三環系抗うつ薬(91頁)，LSD，MDMA(246頁)，PCP，MAO阻害薬，ストリキニーネ，催眠鎮静薬からの離脱
	酸化的リン酸化の脱共役		ヒ素(211頁)，ジニトロフェノール，ペンタクロロフェノール，サリチル酸系薬(111頁)
	基礎代謝率の上昇		甲状腺ホルモン薬
放熱減少	発汗障害		抗コリン薬(116頁)，抗ヒスタミン薬(114頁)，三環系抗うつ薬(91頁)，フェノチアジン系薬(96頁)
血管収縮	交感神経刺激薬		アンフェタミン，コカイン，エフェドリン塩酸塩，フェニレフリン塩酸塩，塩酸フェニルプロパノールアミン
その他	悪性高熱症		ハロタン，スキサメトニウム塩化物
	悪性症候群		ハロペリドール，フルフェナジンマレイン酸塩，トリフロペラジンマレイン酸塩
	セロトニン症候群		デキストロメトルファン臭化水素酸塩，MAO阻害薬，ペチジン塩酸塩，SSRI(91頁)
	金属フューム熱		酸化銅フューム，酸化亜鉛フューム
	炭化水素の誤嚥		ガソリン(203頁)，灯油(203頁)

▶ 低体温を生ずる主な物質を示す．

機序	該当物資
血管拡張	三環系抗うつ薬(91頁)，エタノール(249頁)，フェノチアジン系薬(96頁)
冷感障害	一酸化炭素(213頁)，エタノール(249頁)，麻薬(142頁)，催眠鎮静薬(83, 101, 105頁)
視床下部-中枢神経機能抑制	バルビツール酸系薬(101頁)，エタノール(249頁)，麻薬(142頁)，フェノチアジン系薬(96頁)，催眠鎮静薬(83, 101, 105頁)
基質枯渇	エタノール(249頁)，インスリン，経口血糖降下薬
熱産生代謝活性低下	β受容体拮抗薬，シアン化合物(215頁)，硫化水素(214頁)，有機リン系殺虫剤(143頁)

③ 治療法，対処法

▶ 高体温：冷却法としては体表冷却法(氷水や氷枕，ウォームエアースプレー，クーリングマットを用いる)と体腔内冷却法(冷却した輸液，冷却した生理食塩液で胃洗浄・膀胱洗浄，血液浄化法などを用いる)とがある．

▶ 低体温：体外式復温（毛布などによる保温，ウォーミングブランケット，温水浴，赤外線ライト，湯たんぽなど）と体内式復温（加温・加湿した酸素投与，加温した輸液，微温湯による胃洗浄・腸洗浄，加温した透析液による腹膜灌流，加温した体外循環液を用いた血液浄化法など）がある．

④ 注意点
▶ 高体温では，冷却法による冷えすぎに注意する．
▶ 鑑別診断としては，いずれも高熱を生ずる，悪性症候群，セロトニン症候群，悪性高熱症，無顆粒球症などがあるため注意を要する．

参考文献
1) Marsha D, et al.：Clinical Toxicology. Saunders, 2000

(2) 汗の異常（多汗）[1]
① 概要
▶ ヒトの汗腺は大きく2種類の作用を受ける．
▶ 1つは精神性発汗作用であり，大脳皮質前頭葉または運動領を中枢としアドレナリン作動性神経線維支配を受けたアポクリン腺が腋窩，外陰部，手掌，足蹠に分布している．
▶ もう1つは温熱性発汗作用であり，視床下部を中枢としたコリン作動性神経線維に支配されているエクリン腺が全身皮膚に分布し発汗・温度調節を行う．

② 原因物質
▶ 多汗を引き起こす主な物質を示す．

作用	該当物質
コリン作動薬	有機リン系殺虫剤（143頁），カーバメート系殺虫剤（151頁）
甲状腺ホルモン	甲状腺ホルモン剤，薬剤誘発性甲状腺クリーゼ
その他	麻黄（エフェドリン）（141頁），覚醒剤（アンフェタミンなど）（142頁），降圧薬などによるショック，MAO阻害薬，低血糖など

③ 治療法,対処法[2]

- コリン作動性物質である有機リン系殺虫剤やカーバメート系殺虫剤(医薬品であるジスチグミン臭化物も含む)による発汗は動悸,悪心嘔吐,流涎,縮瞳などの症状に混じって現れる.
- これには抗コリン薬やパム®の投与を考慮する.
- 甲状腺ホルモン剤の過量服用や,薬剤誘発性甲状腺クリーゼなど甲状腺機能亢進状態となった場合の発汗はホルモン上昇に伴う代謝亢進で動悸や発熱などが引き起こされていると考えられる.
- 甲状腺クリーゼの治療としては抗甲状腺薬と無機ヨード剤にて対処する.

④ 注意点

- いずれも治療には全身のモニタリングと原因に対する対処を行い,症状の改善を認めない場合は専門施設への転送を考慮する.

参考文献

1) 柴田　昭:症候学Ⅱ—発汗異常.柴田　昭,他(監):内科診断学.pp164-167,西村書店,1994
2) 宮内　洋:排尿障害治療剤臭化ジスチグミン(ウブレチド錠)中毒の診断と治療—コリン作動性クリーゼの対処法を中心に.医薬の門 47:58-65, 2007

(3) 瞳孔異常

① 概要

- 瞳孔径は健常人で2.5〜5.5 mmであり,径がそれよりも小さければ縮瞳,大きければ散瞳と呼ばれる.これら瞳孔の大きさは交感神経と副交感神経のバランスで決定される.
- 散瞳の機序は,視床から出た神経線維が脊髄の毛様体脊髄中枢に達した後,上頸神経節を通り,そこから出た節後神経がノルアドレナリン$α_1$受容体で瞳孔散大筋を刺激し収縮させ散瞳作用を呈する.
- 縮瞳の機序は,網膜からの求心性刺激が視蓋前野に伝えられ,Edinger-Westphal核に投影し,そこから遠心性線維である副交感神経が動眼神経と伴走し,毛様体筋内や瞳孔括約筋内にあるM3受容体に作用し,瞳孔括約筋を収縮させ,縮瞳作用を呈する.

② 原因物質
▶ 縮瞳，散瞳を引き起こす主な物質を示す．

瞳孔の変化	機序	該当物質
縮瞳を生ずる主な物質	副交感神経の刺激を亢進	麻薬(130頁)，フェノチアジン系薬(96頁)，有機リン系殺虫剤(サリンも含む)(143頁)，カーバメート系殺虫剤(151頁)，フィゾスチグミン，フェンシクリジン，ピロカルピン塩酸塩など
	交感神経の刺激を遮断	フェノチアジン系抗精神病薬(クロルプロマジン塩酸塩など)(96頁)，非定型抗精神病薬(リスペリドンなど)(96頁)
散瞳を生ずる主な物質	交感神経の刺激を亢進	交感神経刺激薬(フェニレフリン塩酸塩，ネオシネジンコーワ®，メタンフェタミン，コカインなど)(142頁)，幻覚剤(LSDや大麻など)(247頁)
	副交感神経の刺激を遮断	抗コリン薬(アトロピン硫酸塩，ベラドンナアルカロイドなど)(116頁)，抗ヒスタミン薬(114頁)，三環系抗うつ薬(91頁)など

③ 治療法，対処法
▶ 薬毒物の代謝・排泄が促進されれば自然に症状も軽快する．
▶ 生活に支障がある場合には，縮瞳には散瞳薬，散瞳には縮瞳薬の点眼を行うが，点眼剤は一般に半減期の短いものを用いる．

④ 注意点
▶ 外傷や血管損傷，悪性腫瘍による上位脊髄神経の損傷や脳橋中脳部障害においてもHorner徴候として縮瞳を引き起こすため，中毒に上位脊髄近傍の損傷を合併した場合は注意が必要である．
▶ CO_2ナルコーシスで認められる場合はCOPD(chronic obstructive lung disease)などの背景因子を注意すべきである．
▶ 低血糖や低酸素，催眠鎮静薬や麻薬からの離脱，疼痛，嘔吐でも散瞳が起きる．

(4) 皮膚所見(顔面の紅潮・発疹)
① 概要[1]
▶ 中毒における皮膚所見は疾患により多種多様であり特異的なものは少ない．
▶ そのため，詳細な病歴の聴取や現状の把握が必要となる．
▶ 薬疹は薬剤を内部または外部より身体に取り入れた結果生じた皮疹全般をいう．

- 薬疹は病理組織上，真皮上層の血管周囲性細胞浸潤が基本的病態であり，表皮の障害が認められるほど病状は悪い．
- 細胞毒性型過敏反応タイプの薬疹は，ケラチノサイトのアポトーシスが進行していないものを1型，進行して表皮壊死や剥離を起こしているものを2型と定義し，より症状が劇症である．
- TEN(toxic epidermal necrolysis)型やStevens-Johnson型も2型に相当する．

② 原因物質[2]

- 代表的な中毒疾患に伴う皮膚所見を示す．
- 症状に即して確定診断が必要とされる．

臨床症状	該当物質
皮膚紅潮，皮膚乾燥	アトロピン硫酸塩
褐色の皮膚	臭化物
ピンク色の皮膚	一酸化炭素

③ 処置法，治療法[2]

- 原則として原因薬剤と考えられるものの投与を中止する．
- 臨床所見と薬剤が一致して薬疹が疑わしければ，パッチテスト，プリックテスト，誘発試験，DLST(drug lymphocyte stimulation test)，RAST(radioallergosorbent test)などを行い確定診断をする．
- 薬疹の軽症例に対してはステロイド外用剤の塗布，皮疹の悪化があればステロイド剤の内服や点滴を考慮する．
- 重症例ではバイタルサインに注意し，全身管理のもと，ステロイドパルス療法を行う．

④ 注意点

- 症状が劇症化し，皮膚の壊死や表皮剥脱が全身に及ぶと，全身熱傷に類似した病態となり，集中治療下での専門的な治療が必要となる．

参考文献

1) 龍村俊樹(編著)：救急医療カラーアトラス，15薬疹．pp706-713，医薬ジャーナル社，2000
2) 池澤善郎，他(編)：薬疹のすべて．南江堂，2008

(5) 末梢神経障害
① 概要
▶ 末梢神経障害の病態としては，①細胞体直接侵害，軸索，髄鞘障害による伝導障害，②酸素・グルコース利用障害によるエネルギー産生不足，③神経伝達物質の何らかの伝達障害に分けることができる．
▶ 障害の受け方からは局所性と広汎性（びまん性），対称性と非対称性，上行性と下行性（ボツリヌス症，ジフテリア）に分類される．
▶ 末梢神経障害の多くは慢性中毒にみられる．

② 原因物質
▶ 末梢神経障害の主な原因物質を示す．

分類	該当物質
工業用薬品（重金属を含む）	アクリルアミド，n-ヘキサン，トリクロルエチレン(205頁)，メチルエチルケトン，ヘキサカーボン，スチレン，二硫化炭素，タリウム，ヒ素(211頁)，鉛(212頁)
医薬品	アミオダロン塩酸塩(127頁)，イソニアジド，エタンブトール塩酸塩，ジスルフィラム，フェニトイン(108頁)，ピリドキシン塩酸塩(大量長期投与)，タキソール®，ビンクリスチン硫酸塩など
農薬	有機リン系殺虫剤(143頁)
自然毒	メガネヘビ毒
その他	エタノール(249頁)

③ 処置法，治療法
▶ 早期に毒物の特定をし，その毒物曝露からの隔離を行う．可能なら体内毒物のモニタリングを行う．
▶ 解毒薬のある中毒に関しては解毒薬の投与を早期に行う．

④ 注意点
▶ 内科的疾患であるビタミンB_{12}欠乏，糖尿病，甲状腺機能低下，多発性骨髄腫，傍腫瘍性症候群，尿毒症などや感染症によるボツリヌス症，ジフテリア，Hansen病，ライム病，Guillain-Barré症候群，ヘルペスなどとの鑑別が重要である．

(6) 眼症状（霧視，流涙）

① 概要
▶ 霧視は視野に霧がかかったように見える状態をいう．
▶ 角膜炎，角膜混濁や虹彩炎など前眼部病変で認められる場合と，虚血性視神経症や視神経乳頭浮腫など網膜を中心とした所見として認められる場合とに分けられる．
▶ 流涙は，涙液が適切な量で眼球内を潤していない状態をいい，涙液が過剰産生される場合と，涙液の流出が妨げられる場合が考えられる．
▶ 涙液の産生は自律神経に調節され，涙腺は脳幹の上唾液核から顔面神経を介して副交感神経の支配を受ける．

② 原因物質
▶ 霧視・流涙を引き起こす主な物質を示す[1]．

症状	該当物質
霧視を生ずるもの	メタノール（206頁），シンナー（204頁），有機リン系殺虫剤（143頁），高血圧をきたす薬剤（昇圧薬の過剰投与，MAO阻害薬によるカテコールアミン上昇など），排卵誘発薬のクロミフェンクエン酸塩や経口避妊薬（132頁），抗菌薬のリネゾリド
流涙を生ずるもの	化学性眼外傷，異物による炎症は反応性に流涙が増加する．有機リン系殺虫剤（143頁）やカーバメート系殺虫剤（151頁）． ジスチグミン臭化物（115頁）はコリン作動性クリーゼを呈し[1]，流涙の報告あり． フルオロウラシルによるDNA阻害作用に伴い生じる場合もある[2]．

③ 治療法，対処法
▶ 治療は十分な量の流水に15分以上，眼をさらしたあと，結膜・角膜保護の目的でヒアレイン®点眼液と感染予防のため抗菌薬の点眼液を投与する．

④ 注意点
▶ 前眼部病変を引き起こす中毒疾患としては，化学性眼外傷によって角膜炎，角膜混濁，虹彩炎が起きる場合があるため，専門医の診察と検査による評価を早期に受ける必要がある．

参考文献

1） Esmaeli B：Canalicular and nasolacrimal duct blockage：an ocular side effect associated. with the antineoplastic drug S-1. Am J Ophthalmol 140：325-327, 2005

(7) 出血傾向[1]
① 概要
▶ 出血は主に血小板もしくは凝固因子の障害により起きる．
▶ 血小板は一次血栓の形成に不可欠であり，さらに血小板の周囲に集まる線維素は，その凝集により二次血栓の形成を行う．
▶ 凝固因子の異常は二次血栓の形成を阻害し，いずれも出血傾向を示す．
▶ 後天性血小板減少症の大部分が抗凝固薬やサリチル酸，NSAIDsなどの投与を行った結果として起きていることは注意する点である．

② 原因物質
▶ 出血を引き起こす主な物質を示す．

作用場所	作用	薬剤名
血小板	不可逆にCOXを阻害しTXA_2産生を低下させる作用	サリチル酸(111頁)
		NSAIDs類
	TXA_2産生を低下させる作用	抗菌薬(ペニシリン系, セフェム系)
	骨髄抑制により，DNAに作用し，分化を抑制する作用	化学療法薬
		電離放射線(251頁)
	血小板を凝集し，DICを惹起する作用	一部のヘビ毒
		コカインなど
	グアニル酸シクラーゼを介しTXA_2産生を低下させる作用	ヘパリン，魚油
凝固因子	ATⅢと結合し，Ⅱa，Xa，Ⅸa，Ⅺa，Ⅻaへ作用	ヘパリン
	ビタミンKと拮抗し，Ⅶa，Xa，Ⅸaへ作用	ワルファリンカリウム(183頁)

③ 治療法，対処法
▶ 出血性疾患の治療は血行動態が安定しているか，致命的な出血か(動脈性出血や脳内出血など)などの要因に左右される．
▶ 頭蓋内出血は血小板減少に伴う死因の第1位であるため，それを避けるためにも血小板数が2万/μLを目安に輸血を考慮する．
▶ クマリン系の薬剤(ワルファリンカリウムなど)は拮抗薬があるためそれを適宜使用する．

④ **注意点**
▶ 原因物質特定には既往歴，薬剤の服用歴，家族歴，環境，職業，嗜好，基礎疾患などに注意することが重要である．

参考文献
1）Wang RY（著），富田明子（訳）：臨床編Ⅰ 第23章血液の障害．内藤裕史，他（監訳）：化学物質毒性ハンドブック．pp224-236, 丸善，1999

（宮内　洋）

B 検査値からみた中毒

1）概要

▶ 中毒患者の治療において原因薬毒物の早期予測・特定は治療方針を左右することになるため非常に重要である．
▶ したがって，救急現場での患者診察において，特に医学的に説明がつかない意識障害，検査値の異常がある場合には必ず中毒を考慮して鑑別が必要となる．
▶ 少しでも多くの情報を得ることが中毒の鑑別への鍵となる．
▶ 例えば，発症状況・環境などのプレホスピタルからの情報だけで診断が可能な場合もある．
▶ 一方で意識障害があり，発症状況・環境や既往歴など全く詳細不明な症例も多い．このような場合には，身体所見や検査結果を総合的に判断して診断をしなければならない．
▶ 中毒を疑う患者における検査の意義は中毒か否かの補助・鑑別・確定診断という役割をもっている．
▶ 尿や血液などの薬物定性や定量検査などは確定診断に有用である．
▶ 近年ではトライエージ®DOAなど頻度の高い薬物をスクリーニングできる簡便なキットが販売され迅速な診断に貢献している．
▶ しかし実際には，24時間いつでも，尿や血液などの定性・定量検査が可能な施設は限られている．また，トライエージ®DOA以外に確定診断が可能なキットは少ない．
▶ 次に，中毒であると診断された場合には，検査の意義は重症度評価へと役割

が変わる．重症度評価は治療方針をたてるためには必要不可欠で，検査の役割は非常に大きい．
▶ 一般的な検査の種類としては，血液検査（末梢血・生化学検査），尿検査，画像検査，12誘導心電図，脳波などがある．
▶ いずれの検査も，単体で確定診断になる検査は少ないが，中毒を疑う手がかりとなりうるものであり，理解をすることは非常に重要である．
▶ 説明のつかない検査結果の異常があったときに，もしかしたら中毒？という疑いをもつことが診断への鍵となる．

2）一般血液検査

▶ 血液検査には一般的な生化学検査，末梢血検査，動脈血液ガス分析から特定の血中薬物濃度の測定などがある．
▶ 一般的な生化学検査，末梢血検査は基本的にはルチーンの検査であると考えてよい．

① 血液生化学検査

生化学検査では AST，ALT，γ-GTP，ALP，LDH などの肝・胆道系逸脱酵素，クレアチニン，尿素窒素などの腎機能，ナトリウム，カリウム，クロール，カルシウムなどの電解質，血糖，クレアチニンキナーゼは必須である．

肝毒性（表 I-1），腎毒性（表 I-2），カリウム値異常（表 I-3），低カルシウム血症（表 I-4），血糖値異常（表 I-5），高クレアチニンキナーゼ血症・横紋筋融解（表 I-6）を呈する中毒原因物質をそれぞれの表に示す．

多くの薬毒物は肝臓で代謝され腎臓で尿に排泄されるため肝機能障害や腎機能障害は比較的よく遭遇する．臨床上で比較的よく遭遇するアセトアミノフェン製剤の過量服用では，内服から数日してから肝機能障害・肝不全になることがあるため，初診時に肝機能異常がなくても経時的に確認が必要である．

電解質異常も比較的よく遭遇する異常所見であるが，特にカリウム値の異常は緊急性が高い．不整脈誘発の可能性が高く，持続的なモニタリングをすることが好ましい．原因の不明な高・低血糖を呈している場合や，治療をしているにもかかわらず高・低血糖状態が遷延する患者を診察する場合には中毒を鑑別する必要がある．

意識障害で長期臥床となった中毒患者では体位による圧挫で高クレアチニン

表 I-1　肝毒性を呈する中毒原因物質

医療薬剤 　アセトアミノフェン 　イソニアジド 　フェニトイン 　メトトレキサート 　ジスルフィラム 　リファンピシン 　経口避妊薬 　アンドロゲン 　メチルドパ水和物 　ハロタン 　バルプロ酸ナトリウム 　テトラサイクリン 　エリスロマイシン 　アロプリノール 　スルホンアミド	サリチル酸塩 　クロルプロマジン 工業用品 　エタノール（酒類） 　ハロゲン化炭化水素 　四塩化炭素 　重金属（銅，クロム，鉄など） 　塩化ビニルモノマー（クロロエチレン） 　ジメチルホルムアミド 農薬 　パラコート 　黄リン 自然毒 　テングタケ属のキノコ毒 　ピロリジジンアルカロイド（植物）

表 I-2　腎障害を呈する中毒原因物質

急性尿細管壊死	急性間質性腎炎
アセトアミノフェン 抗菌薬 　アミノグリコシド 　アムホテリシンＢ 　ポリミキシンＢ 抗腫瘍薬 　シスプラチン 　メトトレキサート 　ミトラマイシン ハロゲン麻酔薬 グリコール 　エチレングリコール 　ジエチレングリコール ハロゲン化炭化水素 重金属 　ヒ素 　ビスマス 　水銀 キノコ 　コルチナリウス 　テングダケ 色素 　ミオグロビン 　ヘモグロビン 造影剤	アロプリノール 抗菌薬 　β-ラクタム系 　リファンピシン 　サルファ剤 　バンコマイシン アザチオプリン 非ステロイド性抗炎症薬
	ネフローゼ症候群
	カプトプリル ヘロイン，コカイン 重金属 　金 　水銀など 非ステロイド性抗炎症薬

表 I-3　カリウム値異常を呈する中毒原因物質

高カリウム血症	低カリウム血症
α受容体刺激薬 β受容体遮断薬 強心配糖体 フッ化物	β受容体刺激薬 　サルブタモール硫酸塩 　テオフィリン 　アドレナリン 　メチルフェニデート塩酸塩 　カフェイン 利尿薬 トルエン 硫酸バリウム

表 I-4　低カルシウム血症を呈する中毒原因物質

エチレングリコール
シュウ酸
フッ化物

表 I-5　血糖値異常を呈する中毒原因物質

高血糖	低血糖
β受容体刺激薬 　サルブタモール硫酸塩 　テオフィリン 　アドレナリン 　メチルフェニデート塩酸塩 　カフェイン カルシウム拮抗薬 アセトン 鉄 殺鼠剤	β受容体遮断薬 インスリン 経口血糖降下薬 エタノール キニーネ サリチル酸塩

表 I-6　横紋筋融解症を呈する中毒原因物質

交感神経系 　コカイン 　アンフェタミン 抗コリン薬 幻覚剤 LSD エタノール トルエン	イソニアジド ストリキニーネ 抗うつ薬 催眠鎮静薬 ヘビ毒 オピオイド コルチコステロイド

キナーゼ血症・横紋筋融解を呈することがある．一方で，中毒原因薬物質自体が起こすこともあるので注意が必要である．この場合には可能であれば血中，尿中ミオグロビン値の測定を行う．早期の強制アルカリ化利尿は腎保護作用があるとされている．

　血清コリンエステラーゼ値は有機リン系殺虫剤中毒，カーバメート系殺虫剤，サリンなどの神経ガス中毒で低値を示す．ただし，有機リン系殺虫剤中毒における血清コリンエステラーゼ値は重症度に比例しないこともあるが，赤血球コリンエステラーゼ値は重症度を反映するとされている．まれに有機リン系殺虫剤中毒では膵炎を合併することがあり血中アミラーゼ値が上昇する．

② **血液末梢血検査**

　末梢血検査では特異的なものは少ないが，フェノチアジン系抗精神病薬や三環系抗うつ薬などでは白血球減少を呈する．またエチレングリコールではリンパ球増多，ジソピラミドでは汎血球減少を呈する．

　意識障害を伴う薬物中毒に合併の多い誤嚥性肺炎などの指標として白血球増多の有無や，嘔吐・下痢に伴う脱水の有無などはヘモグロビン値やヘマトクリット値で確認ができる．

3）動脈血液ガス分析

▶ 動脈血液ガス分析では，pH，PaO_2，$PaCO_2$，酸塩基平衡（base excess；B.E.），HCO_3^- などが測定できる．pH ではアシドーシス，アルカローシスの有無が確認でき，B.E. や HCO_3^- で呼吸性，代謝性，混合性などを鑑別できる．PaO_2 や $PaCO_2$ では，有毒物質吸入時，誤嚥性肺炎合併例など酸素化の確認や，過呼吸や呼吸抑制なども確認できる．アシドーシスを呈するものは代謝物によるものと乳酸によるものの 2 つに大別される（表 I-7）．アルカローシスはサリチル酸中毒などで呼吸性アルカローシスを呈す．

▶ 近年の動脈血液ガス分析器は，簡便化，小型化，高機能化され，多くの救命センターなどに配備されている．これらの分析器では，機能追加により CO-Hb 値，Met-Hb 値，乳酸値，電解質などが簡便に測定できるようになった．CO-Hb は急性一酸化炭素中毒の診断・重症度評価に有用である．Met-Hb 値はメトヘモグロビン血症の有無を確認できる．Met-Hb とは，ヘム鉄が $Fe^{2+} \rightarrow Fe^{3+}$ と酸化された状態である．この状態では酸素運搬能がないた

表 I-7 アシドーシスを呈する中毒原因物質

一酸化炭素	エチレングリコール
シアン化合物	塩化メチル
硫化水素	エーテル
鉄	クレゾール
イソニアジド	フェノール
サリチル酸塩	ガソリン
テオフィリン	アセトン
メタノール	ホウ酸
エタノール（酒類）	

表 I-8 メトヘモグロビン血症を呈する中毒原因物質

硝酸塩	ニトロベンゼン	揮発性吸入剤
ニトログリセリン	クロロキン	ガソリン
硝酸銀	プリマキン	灯油
亜硝酸塩	ナフタレン	ブタン
亜硝酸アミル	ニトロプルシド	ベリリウム
亜硝酸ブチル	クロロベンゼン	アヘン
亜硝酸ナトリウム	窒素ガス（アーク溶接）	ヘロイン
トリニトロトルエン	フェノール類	催眠鎮静薬
アニリン染料	ピリジン	シアン化物
塩酸フェナゾピリジン	アルシン	一酸化炭素
塩素酸塩	アンモニア	サリチル酸塩
ヒドラジン	塩素	有機リン系殺虫剤
局所麻酔薬	硫化水素	フェンシクリジン
ベンゾカイン	窒素酸化物	オルトトルイジン
リドカイン	ホスゲン	エチレングリコール
プロカイン塩酸塩	二酸化硫黄	重金属
トルイジン	金属酸化物	β受容体遮断薬
トルエンジアミン	酸・アルカリガス	カルシウム拮抗薬
スルホンアミド	アルデヒド	

め組織虚血を引き起こす．メトヘモグロビン血症を呈する主な中毒原因物質を表 I-8 に示す．乳酸値は末梢循環不全の有無が確認でき，全身状態の把握に有用である．また乳酸値は痙攣後にも上昇する．

4）尿検査

▶尿検査には，一般尿検査，トライエージ®DOA などスクリーニング目的の定性検査，有機リン系殺虫剤・パラコート除草剤などの定性検査などがある．

表 I-9 一般尿検査異常を呈する中毒原因物質

蛋白・円柱尿	ヘモグロビン尿
クロム 銅 亜鉛 フェノール クレゾール ナフタレン ブロム酸塩 塩素酸塩 パラコート	ナフタレン 鉛

表 I-10 肺水腫を呈する中毒原因物質

一酸化炭素 二酸化窒素 アンモニアガス ホスゲン 硫化水素 亜硫酸ガス 塩素ガス	金属ヒューム カーバメート系殺虫剤 有機リン系殺虫剤 シアン化合物 酸・アルカリ物質 灯油，ガソリン フェノール，アセトン

▶ 薬物・物質の定性や定量検査は診断性が高い．
▶ 一般尿検査において，蛋白・円柱尿，ヘモグロビン尿を呈する中毒がある（表I-9）．

5）画像診断

① 胸部単純X線検査

▶ 非心原性肺水腫や ARDS（急性呼吸促迫症候群）を引き起こす中毒では胸部単純X線で所見が現れる．
▶ 非心原性肺水腫や ARDS を起こしうる中毒原因物質を表I-10に示す．
▶ 特に吸入ガスの種類によっては遅発性に出現することがあるため，慎重な経過観察が必要である．
▶ 意識障害を伴う中毒患者では誤嚥による肺炎を合併している可能性があるため中毒患者の診察では必須と考えてよい．

表 I-11　X線非透過薬物・物質

塩素化炭化水素 　抱水クロラール 　ブロモバレリル尿素 　（ブロモワレリル尿素） 　四塩化炭素 カルシウム塩 　炭酸カルシウム 重金属 　鉄 　ヒ素 　水銀 　タリウム 　鉛	ヨウ素化合物 　チロキシン 精神科薬 　フェノチアジン系薬 　炭酸リチウム 　三環系抗うつ薬 カリウム塩 腸溶性錠剤 　アスピリン 　サリチル酸 　ナトリウム塩 　徐放性製剤

② 腹部単純X線検査

▶ 中毒原因物質の一部はX線非透過性であり，消化管内のそれが腹部単純X線で見えることがある．

▶ X線非透過性である中毒原因物質を表 I-11 に示す．

③ 頭部CT検査

▶ 意識障害を伴う中毒患者の診察では，頭蓋内疾患の鑑別目的に頭部CT検査は必須となる．

▶ 過量服用が明確であった場合でも，内服内容から意識障害が説明できない場合にも施行することが重要である．

④ 胸部CT検査

▶ 非心原性肺水腫やARDSを引き起こす中毒，誤嚥性肺炎合併例では重症度評価に有用となる．

▶ 意識障害に伴う長期臥床があった患者において，説明のつかない低酸素血症が存在する場合には肺血栓塞栓症などを鑑別する必要がある．

⑤ 腹部CT検査

▶ 表 I-11 に示したX線非透過性である薬毒物は，腹部CT検査においても描出される．

表 I-12　徐脈・AV ブロックを呈する中毒原因物質

- β 受容体遮断薬
- カルシウム拮抗薬
- 強心配糖体
  - ジゴシン®
  - ジゴキシン
- α 受容体刺激薬
  - クロニジン塩酸塩
  - イミダゾリン
- 炭酸リチウム
- コリン系
  - 有機リン系殺虫剤
  - カーバメート系殺虫剤
- オピオイド
- 鎮静・睡眠薬
- マグネシウム

表 I-13　上室性頻拍を呈する中毒原因物質

- 交感神経系
  - コカイン
  - アンフェタミン
  - テオフィリン
  - カフェイン
  - エフェドリン塩酸塩
  - メチルフェニデート塩酸塩
  - ドブタミン塩酸塩
  - アドレナリン
- 抗コリン薬
  - 抗ヒスタミン薬
  - 三環系抗うつ薬
  - フェノチアジン系
  - クロザピン
  - アトロピン硫酸塩
  - スコポラミン臭化水素酸塩
- 甲状腺ホルモン剤
- 一酸化炭素

▶ 薬物のコーティング剤によっては，過量服用により薬物同士が塊をつくり，まれに巨大な薬塊を形成することがある．この場合には胃洗浄などでは除去できず，ゆっくりと薬物が体内に吸収され症状が長期化することがある．
▶ 有機リン系殺虫剤中毒に合併した膵炎などの重症度評価には有効である．
▶ 造影 CT 検査を行う場合には，造影剤による腎機能障害を考慮しなければならない．したがって検査前に腎機能障害がないことを確認してから行うことが好ましい．

6）12 誘導心電図

▶ 中毒患者の多くは，経過観察ですむ心電図異常や不整脈から，Torsades de pointes や心室細動のような致死的な不整脈まで，様々な心電図異常や不整脈を呈する．
▶ 12 誘導心電図は非侵襲的かつ簡便な検査であるため，中毒患者診察時には必須であり，異常所見を認めた場合には過去の 12 誘導心電図記録があれば比較することで中毒による影響によるものか鑑別に有用である．
▶ 経時的に必ず再検査をして変化の推移を確認することが大切である．

表 I-14 心室性頻拍を呈する中毒原因物質

```
交感神経系
  コカイン
  アンフェタミン
  テオフィリン
三環系抗うつ薬
抗精神病薬
  フェノチアジン系薬
塩素化炭化水素
フッ化物
強心配糖体
カリウム製剤
```

表 I-15 Wide QRS, QT 間隔延長を呈する中毒原因物質

三環系抗うつ薬 抗精神病薬 　フェノチアジン系薬 抗ヒスタミン薬 　ジフェンヒドラミン塩酸塩 　アステミゾール 　テルフェナジン 抗不整脈薬 　キニジン硫酸塩 　ジソピラミド 　プロカインアミド塩酸塩 　フレカイニド 　アミオダロン塩酸塩	有機リン系殺虫剤 抗菌薬 　アマンタジン塩酸塩 　リン酸クロロキン 　エリスロマイシン 　キニーネ ヒ素 タリウム 炭酸リチウム

▶ 中毒に伴う不整脈発症の機序は大きく分けて3つある．①交感神経や副交感神経への影響によるもの，②伝導系や心筋細胞膜への直接的な作用によるもの，③中毒に伴う電解質異常や代謝異常などが起因となる二次的なものである．

▶ 徐脈・AV ブロック(表 I-12)，上室性頻拍(表 I-13)，心室性頻拍(表 I-14)，Wide QRS・QT 間隔延長(表 I-15)を起こしうる中毒原因物質を示す．

7) 脳波

▶ 脳波とは，脳から生じる電気活動を電極により記録するものである．
▶ 基本的に脳波は，$1～3\,Hz$ の δ(デルタ)波，$4～7\,Hz$ の θ(シータ)波，$8～$

13 Hz の α(アルファ)波，14 Hz 以上の β(ベータ)波の基礎調動で構成されている〔30 Hz 以上を γ(ガンマ)波ということもある〕．
▶ 脳波の異常は基礎調動の異常と突発波出現が中心となる．基礎調動の異常では，周波数異常，電位異常，分布異常からなる．α 波を基準として周波数が低い波形を徐波，高い波形を速波と定義している．つまり速波化は β・γ 波が多い状態でフェニトイン，フェノバルビタール，ベンゾジアゼピン系の薬剤内服時，甲状腺機能亢進症などの代謝内分泌疾患で出現する．徐波化は δ・θ 波が多い状態でカルバマゼピン，フェノチアジン系薬剤内服時，意識障害，低血糖代謝内分泌疾患で出現する．
▶ 成人では δ 波出現は異常と考えてよい．突発波出現はてんかんの診断に有用である．
▶ 特徴的な脳波としては三相波と呼ばれるものがあり肝性脳症がよく知られている．肝毒性の強い中毒患者で肝不全に陥ると三相波の出現する可能性がある．また電解質異常でも出現することがあり，中毒の二次的な電解質異常でも出現する可能性がある．
▶ 脳派検査異常は薬物の直接的な作用と，中毒の二次的な低血糖，肝不全，電解質異常などによる作用によるものがある．
▶ 過呼吸時には徐波化や振幅が大きくなることがあり，これは build-up と言われている．この変化は異常ではない．

> **Point 中毒診断へのカギ**
>
> 表 I-1〜15 に示した検査結果の異常や所見は，必ずしも全例に出現するわけではなく，逆に表に示していない中毒原因物質でも多くの症状や検査結果の異常を出現させる可能性があることに注意しなければならない．また定性などの検査では，検査を行った時期により結果が正確でないこともある．加えて検査自体の感度により偽陰性となることがあるため，疑う場合には時間をあけて再検査することが望ましい．
>
> 検査結果の異常から，「もしかしたら中毒？」という感覚を身につけていくことが重要で，検査結果だけではなく現病歴，既往歴，発症周囲の環境，身体所見などを総合的に判断して診断を進めるように心がけることが必要となる．

〔守田誠司〕

C 分析結果からみた中毒

- 高価な分析機器が備わっている施設であれば，多種の中毒原因物質の分析は可能であるが，大半の病院・診療所では，ごく限られたものしか分析できないのが現状である．
- できる限り患者本人，その家族，発見者，救急隊などから中毒原因物質に関する情報を入手し，臨床症状や検査結果と，分析の結果とがおおまかに一致すれば治療を開始することができる．
- 分析には，定性分析と定量分析とがある．
- 定性分析は中毒原因物質の情報が乏しい場合や臨床症状と推定原因物質がかけ離れている場合に実施する．
- 定量分析は中毒原因物質が判明した後，その血中濃度からの，治療法の選択，解毒拮抗薬投与の目安および予後の推定のために実施する．
- 定性分析には，主に簡易分析法や質量分析器の付いたガスクロマトグラフィ(GC/MS)がある．
- 定量分析には，主に高速液体クロマトグラフィ(HPLC)やガスクロマトグラフィ(GC)が用いられる．
- 表 I-16 に分析が有用な中毒原因物質とその検査法を示す．

1）簡易分析法

- 救急医療現場で行う中毒原因物質スクリーニングのためには，迅速で簡便な，安価なものが要求され，簡易分析キットが有用である．ただし，本法のみで中毒原因物質を同定することは危険である．
- 機器分析法によって確定することが必要である．

（1）トライエージ®DOA

- 本品は 8 種の乱用薬物群を約 11 分間で検出でき，簡単に結果が読み取れて，特異性・信頼性が高く，わずかな検体(尿 0.14 mL)でスクリーニングが可能な検査キットである．
- 表 I-17 にトライエージ®DOA の検出薬物一覧を示す．

表 I-16 分析が有用な中毒原因物質とその検査法

中毒原因物質名	簡易分析法				機器分析法
	キット名	メーカー名	試料	測定時間	
ベンゾジアゼピン系	トライエージ® DOA	シスメックス	尿，血清	11分	GC/MS
三環系・四環系抗うつ薬	トライエージ® DOA	シスメックス	尿，血清	11分	GC/MS
バルビツール酸系	トライエージ® DOA	シスメックス	尿，血清	11分	GC/MS HPLC
ブロムワレリル尿素	有機りん系農薬検出キット	関東化学	尿，水溶液	30分(電子レンジ10分)	HPLC
アセトアミノフェン	アセトアミノフェン検出キット	関東化学	尿，血清	30分	HPLC 自動分析装置
サリチル酸(アスピリンの代謝物)	(塩化第二鉄反応であるため市販の特級試薬を購入し，調製する)	–	尿，血清	10分	HPLC 自動分析装置
テオフィリン	アキュメータ・テオフィリン	三菱化学メディエンス	全血，血清，尿	20分	TDx 自動分析装置
メタンフェタミン	トライエージ® DOA	シスメックス	尿，血清	11分	HPLC GC/MS
有機リン系殺虫剤	Agri-screen-AT	アヅマックス 和光純薬工業	水溶液	10分	GC/MS
	有機りん系農薬検出キット	関東化学	尿，水溶液	30分(電子レンジ10分)	
カーバメート系殺虫剤	Agri-screen-AT	アヅマックス 和光純薬工業	水溶液	10分	GC/MS
パラコート(ジクワットも可能)	(ハイドロサルファイトによる還元反応)	–	尿，血清，水溶液	10分	HPLC
	北川式ガス検知管	光明理化学工業	全血，尿	10分	
グルホシネート	ペーパークロマトグラフィー〔ニンヒドリン試薬〕	バイエルクロップサイエンス	尿，血清，胃内容物	100分	HPLC(誘導化法)
青酸(シアン化水素)	パックテスト®	共立理化学研究所	水溶液	5分	GC/FPD
	シアン・テストワコー®	和光純薬工業	水溶液	15分	
	北川式ガス検知管	光明理化学工業	全血	15分	

(次頁に続く)

表 I-16 （続き）

中毒原因物質名	簡易分析法				機器分析法
	キット名	メーカー名	試料	測定時間	
ヒ素	パックテスト®	共立理化学研究所	水溶液	15 分	蛍光 X 線分析法 原子吸光法
	メルコクアント	アヅマックス	尿，水溶液	30 分	
	メルコクアント（改良法）			60 分	
メタノール	北川式ガス検知管	光明理化学工業	全血	15 分	GC/MS

機器分析法の用語
GC/MS：質量分析装置付きガスクロマトグラフィ，HPLC：高速液体クロマトグラフィ，TDx：TDM のために開発されたダイナボット社の装置，自動分析装置：病院の中央検査室などで一般に用いられている機器．

表 I-17　トライエージ® DOA の検出薬物一覧

乱用薬物群	略号	検出限界	備考
フェンシクリジン類	PCP	25 ng/mL	幻覚剤．日本では未発売である．
ベンゾジアゼピン系	BZO	300 ng/mL	やや化学構造が異なるエチゾラムなどは陰性となることが多い．消炎鎮痛薬のオキサプロジンが偽陽性となることがある．
コカイン系麻薬	COC	300 ng/mL	特異性が高いと思われる．
覚醒剤	AMP	1,000 ng/mL	麻黄が配合された感冒薬や漢方薬を服用した尿，MDMA やラニチジン塩酸塩で反応する可能性がある．クロルプロマジン塩酸塩を多量に服用している患者では，偽陰性を示すことがある．
大麻	THC	50 ng/mL	胃洗浄液を使用する場合には，PPI（プロトンポンプインヒビター）のパントプラゾールで偽陽性を示すことがある．
モルヒネ系麻薬	OPI	300 ng/mL	コデインリン酸塩，ジヒドロコデインリン酸塩でも陽性となるため，市販薬の鎮咳薬の服用がないか確認する．胃洗浄液を使用する場合には，レボフロキサシンやオフロキサシンで偽陽性を示すことがある．
バルビツール酸系	BAR	300 ng/mL	エトサクシミドやブロムワレリル尿素で偽陽性あり．
三環系抗うつ薬	TCA	1,000 ng/mL	アモキサピンや SSRI は検出されない．

① 操作法
（ⅰ）反応槽のキャップを外し，添付のピペット（0.14 mL）を用いて尿を添加し，10 分間室温で放置する．
（ⅱ）ピペットのチップを新しいものに替えて，反応槽から全量を吸い取り，薬物検出ゾーンへ滴下し，完全に吸収させる．

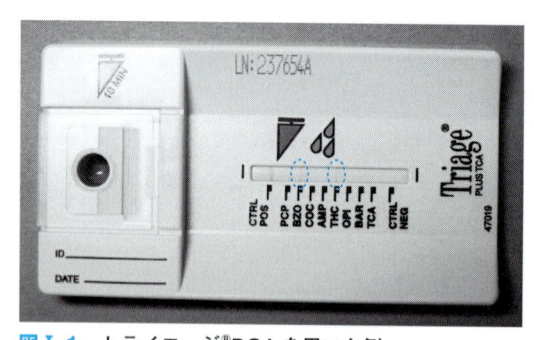

図 I-1　トライエージ®DOA を用いた例
POS のラインの右側にみえるライン（点線で囲んだ部分）が陽性（2 か所）を示している．

(ⅲ) 添付の洗浄液を 3 滴，薬物検出ゾーンの中心に滴下し，完全に吸収したことを確認後，結果を 5 分以内に読み取る．

② 結果の読み方
(ⅰ) 陰性コントロールゾーン（CTRL NEG）が陰性であれば有効で，陽性であれば新しいキットで再検査する．
(ⅱ) 陽性コントロールゾーン（CTRL POS）が発色すれば有効で，陰性であれば新しいキットで再検査する．
(ⅲ) 薬物検出ゾーンの中で，発色ラインが現れれば，検体はその薬物群が陽性であり，全くラインが現れなければ，その検体は陰性である（図 I-1）．ただし，検体中に全く含まれないのではなく，本検査キットの検出限界以下として陰性の場合がある．

(2) インスタントビュー®M-1
▶ 尿中の乱用薬物 6 種を簡便・迅速に判定できる競合イムノクロマト法を採用したキット製品である．検体を滴下するだけの 1 ステップアッセイで，滴下後 5〜7 分で判定可能である．

① 操作法
(ⅰ) デバイスのキャップを外し，添付のスポイトのラインまで尿を吸い取り，検体滴下窓（SAMPLE WELL）に，スポイトの全量を一様に滴下する．

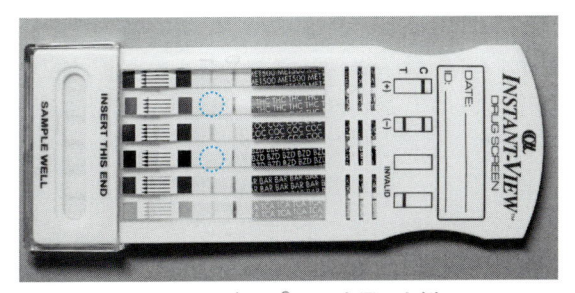

図 I-2　インスタントビュー®M-1 を用いた例
左側のラインが抜けているところ（点線で囲んだ部分）が陽性（2か所）を示している．

(ⅱ) 5～7分で結果を判定する．7分を超えての判定はしないこと（長時間放置すると薄いラインが現れる可能性がある）．

② **結果の読み方**
(ⅰ) コントロールゾーン（C）のラインがすべて現れていれば検査は有効で，現れなければ新しいキットで再検査する．
(ⅱ) テストゾーン（T）のラインが現れない項目が陽性であり，薄くても現れていれば陰性と判断する（図 I-2）．
　　ただし，検体の性状によって薄いラインが確認される可能性があるため，疑わしい場合には，精密検査（機器分析など）が奨められる．また，陰性と判定した場合でも，検体中に全く含まれないのではなく，本検査キットの検出限界以下として陰性の場合がある．

(3) 有機りん系農薬検出キット

▶ 本キットは農薬のなかで危険性の高い有機リン系殺虫剤を服用した疑いがあるときに患者の尿を用いて分析するものである．
▶ より迅速に結果を出すために恒温槽の代わりに電子レンジで加熱することで20分間の時間短縮が可能である．
▶ 試薬の 4-(4-ニトロベンジル)ピリジン（NBP）は従来から薄層クロマトグラフィ[1]に用いられている有機リン系殺虫剤の発色試薬であり，これを試験管内で反応できるように改良したのが本法である．
▶ 有機リン系殺虫剤の一部には反応しないものがある（検出限界が異なるため）

ことを知っておく必要がある．
- 本キットはブロモバレリル尿素（ブロムワレリル尿素）にも反応するため医薬品中毒にも応用されるが，逆に判断を誤る危険性があることから，血中コリンエステラーゼ値の測定や症状をよく観察することが大切である．

(4) アセトアミノフェン検出キット
- 関東化学より販売されているキットで，血清から約 30 分で検出可能である．
- アセトアミノフェンを酸性下で加水分解し，そこへ発色試薬を加えてインドフェノール（青色）を形成させる．検出限界は 20 μg/mL で，中毒域ではなく通常の治療域でも検出可能であるため，陽性になっても必ずしも大量に服用したとは言えない．
- アセトアミノフェンは一般薬（OTC 薬）の感冒薬や解熱鎮痛薬に広く用いられている．実際の中毒時には，本キットによる確認も大切であるが，肝障害予防のための解毒薬投与の判断にはやはり定量が有用である．
- 本キットにも 100 μg/mL の陽性コントロールが入っているため，これと比較することで半定量が可能である．

2) 機器分析法

- 機器分析法は，一般的に簡易分析法よりも，結果が出るまでに時間を要するが，中毒原因物質の定性，定量ができ，しかも高感度である．
- 有機化合物には高速液体クロマトグラフィ（HPLC）やガスクロマトグラフィ（GC）が，無機化合物には蛍光 X 線分析系や原子吸光光度計などが用いられる．

3) 定量分析の必要性

- 多くの薬毒物では生体試料中の濃度を定量することにより，重症度を判定できる．
- 解毒拮抗薬の投与の有無，特異的な治療法の選択の有無，患者の予後を知るうえでの大きな情報となる．
表 I-18 に各中毒原因物質ごとの血中濃度の目安を示す．

表 I-18 中毒原因物質の血中濃度

中毒原因物質	血中濃度
メタノール	20 mg/dL で有毒，40 mg/dL で強毒
バルビツール酸系	60〜80 mg/L 以上で昏睡，150〜200 mg/L 以上で著明な低血圧
サリチル酸	ノモグラムが存在する
アセトアミノフェン	ノモグラムが存在する
テオフィリン	100 mg/L で強毒
グルホシネート	ノモグラムが存在する

4) 検体の採取と保存

▶ 中毒原因物質分析を行う検体は，服毒したそのもの，患者の胃内容物(胃洗浄液を含む)，血液，尿が主なものである．メタノールを分析するときには，全血でヘパリンを添加して採血する．
▶ 血清は，生化学検査と同様のスピッツで，採血後，遠心分離して上清を得る．尿はそのままで分析することができる．
▶ 採取量は全血・血清は 3 mL，尿は 10 mL あれば再検査ができると思われる．
▶ すべて試料は密封できるキャップ付きの容器に入れて保存する．メタノールなどの揮発する物質は，気密容器に隙間を少なくして入れるとよい．
▶ すぐに測定しない場合には，−20℃で凍結保存する．

5) 測定の依頼

▶ 救命救急センターに中毒分析室があり，直ちに測定できる施設は問題がないが，そうでない場合には分析を依頼する必要がある．
▶ 近年，検査部にある自動分析装置の測定項目のなかに，TDM(血中薬物濃度測定)に必要な項目が入っていることが多い．例えば，アセトアミノフェン，サリチル酸(アスピリンの代謝物)，フェノバルビタール，フェニトイン，ジゴキシン，特定薬剤治療管理料が算定できる薬剤などを測定している可能性が高い．
▶ 薬剤部にある分析機器，例えば HPLC(高速液体クロマトグラフィ)などで，測定できるものも多い．
▶ 都道府県には分析装置をもつ救命救急センターや病院が 2000 年に配備された．

▶ 民間の臨床検査メーカーには，医薬品はもとより農薬や重金属，産業医学に関係する工業用薬品などの測定が可能なところがある．
▶ 財団法人日本中毒センターの賛助会員向けホームページには施設情報がリンクされている．
▶ 事件性がある場合には，警察に届けると，各県にある科学捜査研究所で専門的な分析がされる．
▶ 化学災害の場合には，保健所や衛生研究所などで分析が行われることがある．
▶ 法医学教室や理系の大学で測定できるものも多いと思われるが，日頃から，中毒原因物質ごとに測定を依頼する施設と連携をとれる状態にしておく必要がある．しかし，これは費用や人材の点が立ちはだかる大きな問題がある．

参考文献

1) 森　博美，他：分析結果が得られるまでの時間と急性期患者管理の時間との尺度の相違．中毒研究 22：125-130，2009
2) 奈女良　昭：中毒起因物質の簡易検査法．中毒研究 22：321-337，2009
3) 日本薬学会(編)：薬毒物試験法と注解 2006　―分析・毒性・対処法．東京化学同人，2006

（森　博美）

2 処置法

A 未吸収薬毒物の除去

1）催吐

① 概要
- 中毒診療の現場において催吐が適応となる状況は限られている．すなわち，中毒原因物質を服用後極めて短時間しか経過していないことが前提であり，一方で嘔気が治まるまでは早期に経口投与すべき下剤・吸着薬，拮抗薬の投与が遅れることを考慮する必要がある．
- 催吐には誤嚥という重大な副作用の危険性があり，適応は極めて慎重に判断されなければならない．

② 適応
- 中毒原因物質服用から極めて短時間しか経過しておらず，意識清明で誤嚥の危険性が低い患者や，太い管を挿入して胃洗浄することが困難な小児症例が適応とされる．
- 屋外・病院前での緊急を要する診療時にも考慮される．

③ 催吐の方法
- トコンシロップ®の投与（対象薬毒物，用法・用量，作用機序，使用上の注意などは255頁を参照），あるいは舌根の圧迫による咽頭反射から嘔吐を促す．
- 咽頭反射を促す場合，機械的刺激（指や舌圧子などを用いる）の前に，成人ではコップ1〜2杯の水を飲用させる．

④ 注意点
- 催吐の副作用として最も重要なものは誤嚥である．よって誤嚥を起こす危険性の高い高齢者や意識障害を伴う症例，誤嚥をすることでより生命の危険が高まる腐食性物質（アルカリや強酸，石油製品など）を服用した患者では催吐

- は禁忌である．
- また催吐後は一定時間嘔気・嘔吐が持続するため，中毒原因物質が判明しており解毒薬，拮抗薬が存在する場合も，その早期経口投与を妨げる催吐は避けるべきである．
- 催吐の際，指を噛まれる危険性があるため注意する．

2）胃洗浄

① 概要
- 胃洗浄は胃内に残存する中毒原因物質を，胃管で繰り返し胃内を洗浄することによって回収・除去する手技である．
- 当然，服用から時間が経過するにつれ回収率は悪くなる．
- 近年，活性炭単独投与と胃洗浄との比較において胃洗浄の優位性を示す報告は少ない．
- 日本中毒学会の診療指針においても中毒原因物質の毒性が高く，その服用から短時間の経過である場合において考慮するべき手技と位置づけられている．

② 適応
- 来院前1時間以内に大量服用または毒性の高い物質を服用したことが疑われる症例に適応がある．
- 抗コリン薬など腸管蠕動を抑制する薬物や胃内で固まりになりやすい物質を服用した患者，イレウスなど通過障害を併発している患者では，胃内に薬毒物が長時間停滞することが予想されるため，1時間を経過しても胃洗浄が考慮される．

③ 胃洗浄の方法
- なるべく太い胃管を経口または経鼻で挿入し胃内に留置する．現在閉鎖式胃洗浄キットが市販されている【Easi-Lav：イージー・ラボ®（キンバリークラークヘルスケア）：保険適用外】．
- 洗浄に先立って胃内容が吸引できること，少量の空気注入で心窩部に気泡音が確認できること，あるいはX線写真などで胃管が確実に胃に留置されていることを確認する．

- 患者を左側臥位とし頭側を15°程低くする．洗浄前に胃管を吸引し胃内容を前もってできるだけ排出しておく．
- 排液は性状を観察するとともに試料として薬物分析に提出する．
- 1回毎の胃洗浄液（通常は微温湯，乳幼児では生理食塩水を用いることがあり，また薬毒物によっては特異的な洗浄液を用いることがある）の注入量は成人で200〜300 mL，乳幼児では10〜20 mL/kgとする．
- 排液が透明になるまで繰り返し洗浄を行う．
- 経口吸着薬・拮抗薬を用いる場合は洗浄終了時に胃管より投与する．
- 意識障害がある患者や咽頭反射の低下した患者では誤嚥を防ぐため気管挿管してから手技を行う．

④ 注意点

- 一般的には誤嚥や胃管の肺への迷入，胃管による食道壁・胃壁の損傷などが合併症として起こりえる．
- 催吐同様，強酸・強アルカリなどの腐食性物質や石油製品を服用した患者では胃洗浄は禁忌である．
- 血小板減少症など，明らかな出血性素因がある場合，食道静脈瘤や胃潰瘍などを罹患している患者なども基本的に禁忌と考えられる．
- 洗浄液として大量の生理食塩水を用いることによる高ナトリウム血症や大量の水を用いることによる水中毒（低ナトリウム血症）などは小児で特に注意が必要である．
- 胃洗浄の刺激で自律神経反射からショックに陥ったり，冷たい洗浄液で低体温なども起こりえる．
- 回収した胃内容物には毒性の強い物質を含む場合があり，術者自身の防御はもちろんのこと処置室の換気などにも注意が必要である．

参考文献

1) Christophersen AB, et al：Activated charcoal alone or after gastric lavage：a simulated large paracetamol intoxication. Br J Clin Pharmacol 53：312-317, 2002
2) 日本中毒学会（編）：急性中毒標準診療ガイド．じほう，2008

3）吸着薬・下剤の投与

① 概要
▶ 吸着薬は来院時点で未吸収状態の中毒原因物質の除去に用いられ，服毒後早期の投与が望ましい．
▶ 吸着薬には活性炭，陽イオン交換樹脂，陰イオン交換樹脂などがある．
▶ 一般的には消化管内の除染を効率良く行うために下剤と併用投与されることが多い．
▶ 下剤は糖類下剤（D-ソルビトール）または塩類下剤（クエン酸マグネシウム，硫酸マグネシウム）を用いる．これらは浸透圧勾配によって腸管内水分量が増加し腸内容が軟化するとともに腸管内圧が上昇することで排便を促進させる．
▶ 機序からわかるように，蠕動運動が低下している患者やイレウス状態の患者では，下剤・吸着薬の投与を慎重に検討する必要がある．

② 適応
▶ 活性炭は多くの物質と結合する吸着薬で，それ自体は消化管からは吸収されない．よって禁忌症例（イレウスなど）あるいは活性炭に吸着されない物質を服用した症例以外は投与する適応がある．
▶ 活性炭は中毒原因物質を速やかに吸着するが，これは可逆性でその後離脱が生じる．よって活性炭・薬毒物複合体の腸管内滞在時間を短縮するために，一般的には下剤を同時使用する．

③ 吸着薬・下剤の投与方法
▶ 成人では活性炭 40〜60 g を微温湯 200〜300 mL に，小児では 1 g/kg を 5〜10 mL/kg に溶解する．
▶ 意識のある患者ではコップに入った活性炭を座位で服用させる．
▶ 意識障害などで服用困難な状況では胃管を通して投与するが，活性炭投与前に胃内容物を十分に吸引除去しておく．
▶ 下剤は 35％に希釈（35 g/100 mL）した D-ソルビトール液を成人では 1〜2 g/kg，小児では 0.5〜1.0 g/kg，あるいはクエン酸マグネシウム（マグコロール®），硫酸マグネシウムなどの塩類下剤を用法どおりに用いる．
▶ いずれも活性炭投与後に投与する．

- 一部の薬毒物に対しては活性炭を繰り返し投与する場合がある．蛋白結合率，イオン化率が低く脂溶性が高い物質は血中に吸収された後にも消化管粘膜を介して腸管内に移行する可能性があり（消化管透析），2〜6時間おきに初回投与量の半量を投与する．

④ 注意点
- 活性炭そのものにも催吐作用があり，腐食剤や石油製品の服用時には嘔吐・誤嚥を避ける意味からも，投与は慎重に判断する．
- 副作用として便秘を生じる可能性があり，イレウス患者，腸管蠕動の低下した患者においては基本的に使用禁忌である．
- 下剤も活性炭同様，腸管通過障害のある患者においては使用を避けるべきである．
- 大量排便により体液・電解質異常を生じることがあり注意する．

参考文献
1) 黒川 顯（編）：中毒症のすべて―いざという時に役立つ的確な治療のために．永井書店，2006
2) 大川浩文，他：これだけは知っておきたい中毒診療 Q&A ―特異的治療法：消化管除染：活性炭，下剤，腸洗浄．救急・集中治療 19：356-359, 2007
3) 浅利 靖，他：急性中毒の標準治療―消化管除染：活性炭．中毒研究 16：83-86, 2003

4）腸洗浄

① 概要
- 大量の洗浄液（ニフレック®など）を上部消化管から投与して腸管内の未吸収状態の中毒原因物質を機械的に除去する手技である．
- その効果における他の消化管除染（特に活性炭）との比較試験に乏しく，対象となる服用物質による適不適も詳しくは検証されていない．

② 適応
- 活性炭に吸着されにくく腸管吸収が比較的遅いことが予想される物質．
- 他に有効な治療手段のない致死的中毒症例（例えばパラコート中毒）に用いる．
- その他，金属類の多量服用，医薬品の徐放剤，麻薬のボディパッカーなど．

- 活性炭に吸着される物質であっても腸管内で一塊となり難溶性となる場合がある．これにも適応が検討される．

③ 腸洗浄の方法
- 意識のある患者ではニフレック®を飲用させる．
- 意識障害の患者では経鼻胃管または十二指腸チューブなどから投与する．
- 38℃に温めたニフレック®を6歳以下は500 mL/時，学童は1,000 mL/時，12歳以上は1,500〜2,000 mL/時で，透明な洗浄液が排泄されるまで投与する．

④ 注意点
- イレウス，消化管出血，すでに頻回に嘔吐している患者，ショック状態では禁忌である．
- 合併症として自律神経反射によるショック，腸管蠕動亢進による腹痛，体液・電解質異常などが起こりえる．

参考文献
1) 日本中毒学会(編)：急性中毒標準診療ガイド．じほう，2008
2) 黒川　顕(編)：中毒症のすべて―いざという時に役立つ的確な治療のために．永井書店，2006

5) 解毒薬，拮抗薬

① 概要
- 解毒薬・拮抗薬の作用機序としては中毒原因物質と結合して不活化させるもの(例：有機リン系殺虫剤中毒におけるパム®)，中毒物質の受容体を拮抗するもの(例：有機リン系殺虫剤中毒におけるアトロピン硫酸塩)，中毒原因物質が毒性を発揮する代謝経路を阻害するもの(例：メタノール中毒におけるエタノール)，中毒物質の排泄を促すもの(例：一酸化炭素中毒における酸素療法)などがある．
- 中毒診療において原因物質は多種にわたるが，解毒薬・拮抗薬が判明している物質についてはその投与が決定的な治療手段となりえるので速やかに投与される必要がある．

② 適応と使用方法
▶ Ⅲ章の中毒処置薬一覧を参照(253頁)

③ 注意点
▶ 個々の薬毒物の使用上の注意事項についても一覧(253頁)を参照のこと.
▶ 頻度が高く注意が必要なものについて以下に述べる.
▶ 有機リン系殺虫剤中毒に有効なアトロピン硫酸塩は過量投与すると消化管蠕動が低下し中毒症状の遅延を生じることがあり,投与量・投与期間に注意する必要がある.
▶ 同じ有機リン系殺虫剤中毒に有効とされるパム®は,時間とともに効果が減少するエージング現象が起こるため,診断がつき次第早期に投与する必要がある.
▶ N-アセチルシステインは活性炭に吸着されるため,活性炭投与後1時間以上経過してから投与する.

参考文献
1) 平田淳一,他:これだけは知っておきたい中毒診療Q&A —特異的治療法:解毒薬・拮抗薬.救急・集中治療 19:371-381, 2007
2) 森 博美,他(編著):急性中毒情報ファイル第4版.廣川書店,2008

(加藤久晶)

B 既吸収毒物の除去

1) 強制利尿

① 概要
▶ 強制利尿とは,体内に吸収された中毒原因物質を排泄することを目的として,尿量を増加させる方法である.
▶ 主に中毒物質の代謝経路が腎排泄の場合に有効と考えられている.
▶ 尿量確保のために,十分な輸液負荷を行い,場合によっては利尿薬を使用する.
▶ 強制利尿は理論的に適応となる物質が少なく,臨床的な有用性は乏しいと考えられているが,慣例的に行われる場合が多い.

▶ 現在は，臨床的に脱水の予防や腎血流量の確保といった意味合いが大きいと考えられている．

② 適応
▶ 一般的には以下のような条件が有用とされる．
　① 主に代謝経路が腎排泄である物質，② 分布容量（volume of distribution：Vd）が小さい物質（組織内に分布せず，血液中に存在しやすい），③ 蛋白結合率が低い物質（蛋白質は糸球体で濾過されにくい），④ 尿のpH調整によってイオン化されやすい物質（イオン化されると尿細管での再吸収が抑制され，尿に排出されやすい）
などが挙げられる．
▶ 後述する尿のアルカリ化と同時に行われる場合が多く，適応となる物質は限られている．

③ 強制利尿の方法
▶ まず，静脈路を確保し，尿道バルーンを留置する．
▶ バイタルサインに注意しながら，時間尿量を保つように輸液負荷を行う．
▶ 輸液は，乳酸リンゲル液もしくは生理食塩液などが使用される場合が多い．
▶ 時間尿量をどれだけ確保するかには，明確な基準はないが，日本中毒学会編集の『急性中毒標準診療ガイド』[1]では，250〜500 mL/時を目標としている．
▶ 十分な輸液負荷に反応がない場合，利尿薬（フロセミド，カルペリチド，D-マンニトールなど）やドパミン塩酸塩などの使用を考慮する．

④ 注意点
▶ 禁忌としては，乏尿・無尿といった腎不全，心不全，肺水腫，重症な電解質異常などが挙げられる．
▶ 心臓や肺に負担をかけるような過剰な輸液負荷は避けるべきである．
▶ 利尿薬を用いる場合には，電解質異常をきたしやすいため，定期的な血清電解質や浸透圧の検討が必須である．

引用文献
1) 日本中毒学会（編）：急性中毒標準診療ガイド．じほう，2008

2) 尿の酸性化・アルカリ化

① 概要
- 尿のpHを調整すると，中毒原因物質がイオン化され，尿細管からの再吸収が抑制される．このことを利用することで，尿中への中毒物質排出を促進する方法である．
- 通常，強制利尿と組み合わせて行われる場合が多い．
- 例えば，中毒物質が弱酸性の場合は，尿をアルカリ化することで，尿中でイオン化された形で留まりやすくなり，尿中に排出されることになる．
- 尿の酸性化・アルカリ化が理論的に有用な中毒原因物質はごく限られている．

② 適応
- 一般的な適応は強制利尿とほぼ同じである．
- 尿の酸性化は，もともと尿は弱酸性のことが多く，行われることが少ない．
- 尿のアルカリ化が有用とされるのは理論上，弱酸性であるサリチル酸（アスピリン）とフェノバルビタールとされる．
- しかし，フェノバルビタールは尿のアルカリ化よりも活性炭の繰り返し投与のほうが有用とされているため[1]，尿のアルカリ化の積極的な適応としては，血液浄化法の適応がない中等症以上のサリチル酸中毒のみとされる[2]．

③ 尿の酸性化・アルカリ化の方法
- 尿の酸性化は適応が少ない．尿のアルカリ化は尿のpHを7.5〜8.5に保つように炭酸水素ナトリウム液を適宜，反復静注もしくは点滴静注する．
- 近年発売されている重炭酸リンゲル液の使用も考慮する．

④ 注意点
- 炭酸水素ナトリウムを使用する場合は，ナトリウムが過剰に負荷されることになり，適宜血清電解質を確認する必要がある．
- 重篤な代謝性アルカローシスも合併症の1つである．

引用文献
1) Frenia ML, et al：Multiple-dose activated charcoal compared to urinary alkalinization for the enhancement of phenobarbital elimination. J Toxicol Clin Toxicol 34：169-175, 1996

表 I-19　血液浄化法の適応

① 分布容積（Vd）が小さい
② 蛋白結合率が低い（血液灌流法は，蛋白結合率が高い物質も除去しうる）
③ 脂溶性が低い
④ 血中濃度が危険域に達したことが推定，あるいは確認されている
⑤ 高い血中濃度で重篤，あるいは致死的になりうる
⑥ 血中濃度を下げることで毒性が軽減しうる
⑦ 十分な内因性クリアランスが期待できない
⑧ 有効な拮抗薬や特異的治療薬が存在しない
⑨ 半減期が長い

（文献1より一部改変して引用）

2）Proudfoot AT, et al：Position Paper on urine alkalinization. J Toxicol Clin Toxicol 42：1-26, 2004

3）血液浄化法

① 概要

- 血液浄化法は，バスキュラーアクセス（主にダブルルーメンカテーテル）を確保し，中毒原因物質を含んだ血液を体外循環させて，中毒物質を除去した後に再び体内に戻す治療法である．
- 血液浄化法の種類としては，以下の5つがある．
  ① 血液透析（半透膜を介して，濃度勾配を利用した拡散原理で除去する方法），② 血液濾過（濾過膜を使用して，除去する方法），③ 血液濾過透析（血液透析と血液濾過の両方を使用する方法で，持続的に行う場合が多い），④ 血液灌流・吸着（血液を活性炭などのカラムに通して，直接除去する方法），⑤ 血漿交換（血漿ごと入れ替える方法），などが挙げられる．ターゲットとする中毒原因物質を考慮して，上記の血液浄化法から適宜選択する．

② 適応

- 一般的な血液浄化法の適応を表 I-19 に示す．
- 『急性中毒標準診療ガイド』[1]の中で血液浄化法については，「臨床的には，急性中毒に対する血液浄化法が予後を改善するという明確なエビデンスはほとんどなく，いまだ発展途上の治療である．したがって他に治療法がない場

表Ⅰ-20 血液透析を推奨または考慮する物質

分類	該当物質
血液透析を推奨する物質	
アルコール類	イソプロパノール エタノール エチレングリコール メタノール
臭化物	ブロモバレリル尿素 (ブロムワレリル尿素)
精神神経用薬	炭酸リチウム
血液透析を考慮する物質	
	アニリン シュウ酸 モノクロル酢酸
催眠鎮痛薬	抱水クロラール トリクロロエタノール
解熱鎮痛薬	アスピリン アセトアミノフェン
抗不整脈薬	アテノロール ソタロール塩酸塩 プロカインアミド塩酸塩
抗菌薬	アミノグリコシド系
殺菌・防腐剤	ホウ酸

(文献1より一部改変して引用)

表Ⅰ-21 血液灌流・吸着を推奨または考慮する物質

分類	該当物質
血液灌流・吸着を推奨する物質	
気管支拡張薬	テオフィリン
血液灌流・吸着を考慮する物質	
催眠鎮痛薬	フェノバルビタール セコバルビタールナトリウム エトクロルビノール グルテチミド メプロバメート メタカロン
抗てんかん薬	カルバマゼピン フェニトイン
強心薬	ジゴキシン メチルジゴキシン
不整脈薬	ジソピラミド
代謝拮抗薬	メトトレキサート
除草剤	パラコート
キノコ毒	アマニタトキシン

(文献1より一部改変して引用)

合に理論的な有効性を期待して施行する」と位置づけられている．
▶ 確立された治療法というより，何らかの理由で他の治療法が選択できない状況である，もしくは施行しても効果が少ない場合の代替的治療法としての意味合いが大きいとされ，血液浄化法は急性中毒に対しては非常に限られた適応と考えられる．
▶ 『急性中毒標準診療ガイド』[1)]で示されている血液浄化法の適応となる中毒物質を表Ⅰ-20, 21 に示す．
▶ 選択される血液浄化法は血液透析や血液灌流・吸着が中心と考えられる．
▶ 相対的適応として，急性中毒により，臓器障害が出現した場合がある．
▶ 中毒原因物質の除去目的のみではなく，水分・酸塩基平衡の調整，肝補助療法としての位置づけで血液浄化法を施行する場合がある．

③ 血液浄化の方法

- バスキュラーアクセスを確保する（中心静脈へダブルルーメンカテーテルを留置する場合が多い）．
- 選択する血液浄化法によって使用する回路やカラムを考慮する．
- 抗凝固薬（未分画ヘパリン，低分子ヘパリン，ナファモスタットメシル酸塩など）を使用する．

④ 注意点

- 血液浄化法は抗凝固薬を必要とするため，重篤な出血（脳出血や消化管出血など）がある場合は禁忌とされる．
- 体外循環には，出血や感染など様々なリスクを伴うため，血液浄化法の適応の是非を再度，慎重に検討する必要がある．

引用文献

1）日本中毒学会（編）：急性中毒標準診療ガイド．じほう，2008

C 対症療法

① 概要

- 中毒治療の4大原則は，① 対症療法，② 吸収の阻害，③ 排泄の促進，④ 拮抗薬・解毒薬の投与とされる．そのなかで対症療法とはバイタルサインを維持する治療である．
- A，B，C（気道，呼吸，循環）を安定させて，意識を含めての中枢神経症状の安定と体温管理を行う．基本的事項ではあるが，中毒治療の根幹を成すと考えられている．
- 対症療法は，生理学的徴候維持のために行う治療法であり，絶対的禁忌はないと考えられる．
- 原則として，中毒原因物質によって引き起こされているバイタルサインの異常は，その排除（吸収の阻害，排泄の促進，拮抗薬・解毒薬の投与）が優先事項であり，それと並行して，対症療法を行う．

② 呼吸管理

- 気道，呼吸の異常や場合によっては，循環や意識の異常でも適応になる．

- 呼吸管理は，一般的にパルスオキシメーター，観血的動脈圧測定を中心にモニター管理を行い，動脈血液ガス測定を頻回に行い，呼吸状態を確認する．
- 急性呼吸不全としては，① 気道狭窄および閉塞，② 換気の抑制（換気不全），③ 肺の酸素化能の低下といった要素が考えられる．
- 気道トラブルの原因は，意識障害などによる舌根沈下，浮腫や吐物などによる上気道閉塞が原因と考えられる．
- 最も確実な対応方法は気管挿管であり，タイミングを逃すことなく早急に行わなくてはならない．
- 換気不全の原因は，中毒原因物質による呼吸中枢の抑制，呼吸筋麻痺などが挙げられる．対応としては，それの排除を行うと同時に，換気が不十分であれば補助換気を行う．
- 一般的には，バッグバルブマスクによる用手的換気やNPPV（noninvasive positive pressure ventilation）や人工呼吸管理などを行う．
- 人工呼吸管理によっても肺の酸素化能が保てない場合はECMO（extracorporeal membrane oxygenation）やPCPS（percutaneous cardiopulmonary support）などの適応を考慮する．

③ 循環管理

- 中毒では，その物質により時に循環不全になる場合がある．循環不全の原因としては，不整脈（徐脈，頻脈），ショックなどが挙げられる．
- 循環管理は，心電図モニター，観血的動脈圧測定を中心にモニター管理をする．
- 場合によっては，中心静脈圧測定のために，中心静脈カテーテルを挿入する必要があり，さらには心機能評価のために，Swan-Ganz（スワン-ガンツ）カテーテル挿入が必要な場合がある．
- 原則として，中毒原因物質によって引き起こされている循環不全の場合は，その排除を行い，同時に対症療法でバイタルサインの維持に努める．
- 不整脈に対する治療は，徐脈に対しては薬物治療（アトロピン硫酸塩など）や体外式ペースメーカー挿入を行う．
- 頻脈に対しては，薬物治療（抗不整脈薬など）や電気的除細動を行う．
- ショックに関しては，急速輸液や薬物治療（カテコールアミンなど）を行う．
- これらの治療に反応がない場合はIABP（intraaortic balloon pumping），PCPSなどの補助循環の使用を考慮する．

④ 中枢神経管理

▶ 中毒による中枢神経管理で重要なものは，意識障害および痙攣対策である．
▶ 意識障害に対しては，意識レベルを評価して，GCS（Glasgow coma scale）が8以下であるなら，二次性脳障害予防のため，気管挿管を行わなくてはならない．
▶ 痙攣が継続するようであるなら，抗痙攣薬（ジアゼパムが第一選択）を使用する．
▶ 重積する場合はミダゾラムやプロポフォールの持続投与を考慮する．

⑤ 体温管理

▶ 中毒による体温管理では，高体温と低体温に対応しなくてはならない．
▶ 中毒として高体温をきたす場合は，薬剤アレルギー反応や悪性症候群などが考えられる．
▶ 低体温をきたす場合は，抗精神病薬，β受容体遮断薬，血糖降下薬などの薬物や，一酸化炭素などにより熱産生能が低下する場合などが考えられる．
▶ 体温管理のためには，深部体温計で体温を持続的に測定する必要がある．
▶ 高体温は持続すると脳障害や多臓器不全への進行するため，早急に対応しなくてはならない．深部体温は39℃以下を目標にする．
▶ 冷却は，熱中症に対応するように，エタノール噴霧（＋扇風機）や氷水での胃・膀胱洗浄やクーリングマットの使用などで行う．場合によっては解熱薬使用を考慮する．
▶ 高体温の重症例では，体外循環回路を用いた冷却なども必要になる場合がある．
▶ 低体温は重症になると，昏睡や心停止（心室細動）や呼吸停止などの合併症があり，速やかな復温が必要になる．目標深部体温は35℃として，加温に努める．
▶ 加温の方法としては，表面加温（電気毛布）や中心加温（加温輸液，微温湯による胃洗浄・膀胱洗浄，体外循環回路を用いた加温など）を重症度に応じて行う．

参考文献

1）日本中毒学会(編)：急性中毒標準診療ガイド．じほう，2008

〔土井智章〕

3　見逃せない注意点

- 中毒物質には特有の臭い，特有の色などをもつものもある．そのため吐物や呼気などを調べることによってある程度の中毒物質の特定ができる．
- 試料の扱いで注意をしておかなければならないのは，揮発性物質を含んでいる場合である．揮発性物質を含んでいる試料を安易に取り扱うと二次汚染を引き起こす可能性がある．

① 吐物・胃洗浄液の色

- 農薬の剤形には乳剤として市販されているものもある．使用時に水で希釈して乳濁剤とする（白濁している）ので，吐物や胃洗浄液が白濁している場合には農薬の可能性が高いことを示唆している．
- 医薬品でも白濁することがあるが，薬剤の形がまだ残っている場合があり農薬と区別できる．
- パラコートやパラコート・ジクワット合剤などは他の飲料と区別がつくような特有の暗緑色をしており，吐物や胃洗浄液も同様の色となる．
- 吐物・胃洗浄液の色と原因となる主な物質を示す．

色調	該当物質
乳白色	有機リン系殺虫剤などの乳剤，マルファ®配合内服液
黄色	ピクリン酸，硝酸
褐色	パラコート除草剤（旧製品），グリホサート除草剤（粘稠性あり）
赤色	マーキュロクロム
桃色	過マンガン酸カリウム（別名カメレオン水），コバルト塩
青色	ランネート®水和剤，グルホシネート除草剤（粘稠性あり），銅，フッ素，塩化水銀，ヨウ素（デンプンの存在下）
青緑色	パラコート含有除草剤
緑色	ニッケル
黒色	塩酸，硫酸，シュウ酸

② 呼気や吐物の臭い

- 来院時に患者の呼気や吐物の臭いを観察することも重要である．特に有機リン系殺虫剤のケースにおいては，処置室も，その臭気が充満するため，その

臭いを覚えていれば容易に中毒原因物質を推定することができる．
▶ シンナーやクレゾール石鹸液でも同様である．
▶ 呼気や吐物から特異臭がする主な物質を示す．

種類	該当物質
芳香臭	アセトン，フェノール，シンナー
エーテル臭	エーテル
クレゾール臭	クレゾール石鹸液
アーモンド臭	青酸化合物
腐卵臭	硫化水素，石灰硫黄合剤
ニンニク臭	有機リン系殺虫剤（化学構造式に硫黄原子を含むもの），ヒ素化合物，タリウム化合物，黄リン，セレン化合物など
洋梨臭	抱水クロラール
靴墨臭	ニトロベンゼン
スミレ臭	テレピン油
アルコール臭	エタノール，メタノール，イソプロパノール

③ 便・尿の所見

▶ 来院時にすでに便失禁しているときには，便の状態を観察できる．
▶ 尿については採尿や蓄尿時に色調を観察できる．
▶ ホウ酸団子を誤食した乳児では，おむつの色でわかることがある．
▶ 便の色に変化がみられる主な物質を示す．

色調	該当物質
白色	ティーエスワン®，アルミニウム化合物
黄〜褐色	センナ，センノサイド
橙赤色	リファンピシン
赤色	セフジニル（鉄剤と併用時）
青色	ホウ酸，メチレンブルー，ヨウ素
濃緑色	銅クロロフィンナトリウム，インドメタシン，銅化合物，胆汁など
黒色	鉄剤，ビスマス製剤，レボドパ製剤，血液，活性炭など

▶ 尿の色に変化のみられる主な物質を示す．

色調	該当物質
黄色	ビタミンB_2，ピクリン酸
黄〜赤色	センナエキス，エパレルスタット
橙色	ワルファリンカリウム
橙赤色	リファンピシン
赤色	アミノフィリン，イソプロピルアンチピリン，スルピリン，ドキソルビシン塩酸塩，センナエキス(酸性尿)，大黄(アルカリ尿)，セフジニル，チペピジンヒベンズ酸塩など
暗赤色	メトロニダゾール
赤〜赤褐色	フェニトイン
桃〜赤褐色	プロメタジン塩酸塩
桃色	ダントロレンナトリウム
青色	アミトリプチリン塩酸塩
緑色	インドメタシン，トラニラスト
褐〜黒色	キニーネ塩酸塩
黒色	メチルドパ，レボドパ

④ 皮膚の所見

▶ 皮膚の変化も参考になることがある．特徴的な色調を示すものでは，診断の決め手となることがある．

▶ 接触すると皮膚の色調変化を起こす主な物質を示す．

色調	該当物質
黄色	硝酸，黄リン
紅色	ホウ酸
黒色	ヨウ素，硝酸銀

▶ 身体全体(死体も含む)の色調変化を起こす主な物質を示す．

色調	該当物質
褐色	メトヘモグロビン血症を生ずるもの(亜硝酸塩，ニトロベンゼンなど)
桃色	一酸化炭素，覚醒剤
緑色	硫化水素

(山口　均)

II 各論

1. 医薬品
2. 農薬
3. 家庭用品
4. 工業用薬品
5. 自然毒
6. その他

本章の凡例

　急性中毒の発生頻度が高いもの，および毒性が強いものを中心に本章では100項目選択し，それぞれの情報を下記の項目にまとめた．

　毒性ランク　　毒性を，下表のように大まかに4段階に分け，項目名の右側に表示した．この基準は筆者が独自に設定したものであり，あくまでも目安である．自然毒や工業製品の一部には毒性データのないことが多く，筆者が考えている毒性を示した．「ほとんど無毒」の物質でも実際に中毒症状が現れている場合には，積極的な処置を施行すること．

★★★	強毒性	50 mg/kg 未満（マウス，ラットなど），または製品として 50 g・50 mL・50 錠（筒）未満
★★	中毒性	50〜500 mg/kg（マウス，ラットなど），または製品として 50〜500 g・50〜500 mL・50〜500 錠（筒）
★	弱毒性	500〜5,000 mg/kg（マウス，ラットなど），または製品として 500〜5,000 g・500〜5,000 mL・500〜5,000 錠（筒）
無（−） (ほとんど無毒)		5,000 mg/kg（マウス，ラットなど）以上，または製品として 5,000 g・5,000 mL・5,000 錠（筒）以上

　商品名・剤形　　2011年現在発売されている主要な製品名を挙げた．農薬は，製造中止（登録失効）のものも含めた．

　中毒量・致死量　　ヒトのデータのあるものは優先して記載した．マウスなど動物のデータしかない場合，ヒトの致死量に換算した．規格の複数ある場合は主要なもので換算し，その規格を（　）内に記載した．略号は以下のとおり．

　　LD：致死量，LD_{50}：50％致死量，LDL_0：最小致死量，LC：致死濃度，LC_{50}：50％致死濃度，LCL_0：最小致死濃度，TC：中毒濃度，TCL_0：最小中毒濃度

　中毒症状　　経口摂取した場合を中心に記載し，原則として，軽症から重症の順に示した．
　体内動態　　特に記載がなければ，ヒトのデータである．
　処置法　　基本的な処置法と対症療法を記載した．処置薬の具体的な用法・用量については，Ⅲの中毒処置薬一覧（253頁〜）を参照願いたい．
　アドバイス　　中毒診療時に特に配慮すべき点を記載した．

1 医薬品

1 ベンゾジアゼピン系催眠薬・抗不安薬 ★

商品名・剤形（表Ⅱ-1 参照）
中毒量・致死量（表Ⅱ-1 参照）
中毒症状

口渇，悪心，嘔吐，嚥下障害，めまい感，頭痛，倦怠感，傾眠，不安，不穏，言語障害，反射消失，痙攣，錯乱，興奮，運動失調，筋力低下，眼振，霧視，呼吸抑制，誤嚥性肺炎，血圧低下，頻脈，排尿困難，昏睡，呼吸停止，肺水腫，肝・腎障害，まれに死亡．

体内動態（表Ⅱ-1 参照）
処置法

通常の場合には，経過観察のみで予後は良好である．

〈大量服用の場合〉

呼吸管理，循環管理，胃洗浄，吸着薬・下剤，輸液，対症療法
重症の場合，血液吸着や拮抗薬のフルマゼニル(アネキセート®)〔中毒処置薬一覧(265頁)〕の投与．

▶ **アドバイス**

- 高齢者，幼小児，心・呼吸器疾患の既往者には重症化する可能性がある．
- 本剤は安全性が高いが，酒類や他の中枢神経抑制薬(バルビツール酸系，抗精神病薬，抗うつ薬など)との併用により呼吸抑制などが現れることがある．
- フルマゼニルは半減期が短いため，適量の輸液で希釈し点滴投与する．
- ベンゾジアゼピン系であることが疑わしい場合には，トライエージ®DOAで確認する．ただし，陽性であっても中毒量であるかどうかは不明であるため，治療で用いた薬剤などと混同しないよう注意する．
- 覚醒するときに興奮や激しい体動があるため，転倒・転落しないように注意する．長時間体動がない場合には，肺梗塞などを生じやすいため観察を要する．

表Ⅱ-1 主なベンゾジアゼピン系催眠薬・抗不安薬およびその類似薬

一般名・商品名	含有量・剤形	薬用量	毒性（経口致死量）	体内動態
クロルジアゼポキシド コントール® バランス®	5・10 mg/錠 10・100 mg/g/散 5・10 mg/錠 100 mg/g/散	1日 20〜60 mg	マウス 720〜860 mg/kg ヒト換算量 3,600錠（10 mg錠）	T_{max}：1 hr $T_{1/2}$：6〜28 hr 蛋白結合率：96% 分布容積：0.22〜0.75 L/kg 排泄：尿（50〜60%），糞（−%）
ジアゼパム セルシン® ホリゾン®	2・5・10 mg/錠 10 mg/g/散 1 mg/mL/シロップ 2・5 mg/錠 10 mg/g/散	1回 2〜10 mg 1日 4〜40 mg	マウス 720 mg/kg ヒト換算量 7,200錠（5 mg錠）	T_{max}：1 hr $T_{1/2}$：33.3 hr 蛋白結合率：85〜98% 分布容積：1〜2 L/kg 排泄：尿（62〜73%），糞（−%）
ブロマゼパム レキソタン® セニラン®	1・2・5 mg/錠 10 mg/g/細粒 2・3・5 mg/錠 10 mg/g/細粒	1日 6〜15 mg	マウス 1,950 mg/kg ヒト換算量 19,500錠（5 mg錠）	T_{max}：1〜4 hr $T_{1/2}$：6〜7 hr 蛋白結合率：70% 分布容積：1.4 L/kg 排泄：尿（70〜80%），糞（−%）
メタゼパム レスミット®	2・5 mg/錠	1日 10〜30 mg	ラット♀ 980 mg/kg ヒト換算量 9,800錠（5 mg錠）	T_{max}：1〜3 hr $T_{1/2}$：2〜5 hr 蛋白結合率：99.3% 分布容積：0.8〜1.72 L/kg 排泄：尿（63.4%），糞（84.7%）
ロラゼパム ワイパックス® ユーパン®	0.5・1 mg/錠 0.5・1 mg/錠	1日 1〜3 mg	ラット ♂5,100 mg/kg ♀4,500 mg/kg ヒト換算量 225,000錠（1 mg錠）	T_{max}：約2 hr $T_{1/2}$：10〜20 hr 蛋白結合率：90% 分布容積：1.5 L/kg 排泄：尿（約75%），糞（−%）

（次頁に続く）

表Ⅱ-1 (続き)

一般名・商品名	含有量・剤形	薬用量	毒性(経口致死量)	体内動態
クロラゼプ酸二カリウム メンドン®	7.5 mg/カプセル	1日 9〜30 mg	マウス ♂1,130 mg/kg ♀960 mg/kg ヒト換算量 6,400 カプセル	T_{max} : 1 hr $T_{1/2}$: 6〜28 hr 蛋白結合率 : 98% 分布容積 : 0.93〜1.27 L/kg 排泄 : 尿(約60%)、糞(15〜20%)
クロキサゾラム セパゾン®	1・2 mg/錠 10 mg/g/散	1日 3〜12 mg	ラット 2,240 mg/kg ヒト換算量 56,000錠(2 mg錠)	T_{max} : 2〜4 hr $T_{1/2}$: 11〜21 hr 蛋白結合率 : − 分布容積 : − 排泄 : 尿(一部)、糞(多く)
オキサゾラム セレナール®	5・10 mg/錠 100 mg/g/散	1回 10〜20 mg 1日 30〜60 mg	マウス ♂5,200 mg/kg ヒト換算量 26,000錠(10 mg錠)	T_{max} : 8.2 hr $T_{1/2}$: 56 hr 蛋白結合率 : − 分布容積 : − 排泄 : 尿(約80%)、糞(−%)
クロチアゼパム リーゼ®	5・10 mg/錠 100 mg/g/散	1日 15〜30 mg	マウス ♂957.2 mg/kg ♀1,011.1 mg/kg ヒト換算量 9,572錠(5 mg錠)	T_{max} : 約2.2 hr $T_{1/2}$: 約4 hr 蛋白結合率 : − 分布容積 : 2.08 L/kg 排泄 : 尿(約50%)、糞(約50%)
フルジアゼパム エリスパン®	0.25 mg/錠 1 mg/g/細粒	1日 0.75 mg	マウス ♂910 mg/kg ヒト換算量 182,000錠	T_{max} : 約1 hr $T_{1/2}$: 約23 hr 蛋白結合率 : >95% 分布容積 : 1 L/kg 排泄 : 尿(−%)、糞(−%)

(次頁に続く)

表Ⅱ-1（続き）

一般名・商品名	含有量・剤形	薬用量	毒性（経口致死量）	体内動態
フラゼパム ダルメートコーワ®	5・10 mg 錠	1日 10～20 mg	マウス >4,000 mg/kg ヒト換算量 >40,000 錠（5 mg 錠）	T_{max}：8 hr $T_{1/2}$：94 hr 蛋白結合率：81～88% 分布容積：14 L/kg 排泄：尿（69.4%）、糞（13.9%）
フルタゾラム コレミナール®	4 mg 錠 10 mg/g 細粒	1日 12 mg	マウス ♂2,620 mg/kg ♀2,770 mg/kg ヒト換算量 32,750 錠	T_{max}：1 hr $T_{1/2}$：3.5 hr 蛋白結合率：－ 分布容積：－ 排泄：尿（20～37%）、－
メキサゾラム メレックス®	0.5・1 mg 錠 1 mg/g 細粒	1日 1.5～3 mg	マウス 4,687 mg/kg ヒト換算量 234,350 錠（1 mg 錠）	T_{max}：1～2 hr $T_{1/2}$：60 hr 蛋白結合率：97% 分布容積：－ 排泄：尿（一部）、糞（多く）
エチゾラム デパス®	0.5・1 mg 錠 10 mg/g 細粒	1日 1.5～3 mg	ラット 3,619.4 mg/kg 3,509.4 mg/kg ヒト換算量 350,940 錠（0.5 mg 錠）	T_{max}：約 3 hr $T_{1/2}$：約 6 hr 蛋白結合率：－ 分布容積：－ 排泄：尿（約 30%）、糞（約 70%）
アルプラゾラム コンスタン® ソラナックス®	0.4・0.8 mg 錠 0.4・0.8 mg 錠	1日 1.2 mg 最大投与量 1日 2.4 mg	マウス ♂1,410 mg/kg ♀1,700 mg/kg ヒト換算量 176,250 錠（0.4 mg 錠）	T_{max}：約 2 hr $T_{1/2}$：約 14 hr 蛋白結合率：70% 分布容積：1～1.5 L/kg 排泄：尿中（79%）、（糞中：7%）

（次頁に続く）

表Ⅱ-1（続き）

一般名・商品名	含有量・剤形	薬用量	毒性（経口致死量）	体内動態
ニメタゼパム エリミン®	3・5 mg/錠	1日 3〜5 mg	マウス ♂910 mg/kg ♀750 mg/kg ヒト換算量 12,500錠（3 mg錠）	T_{max}：2〜3 hr $T_{1/2}$：12 hr（第1相）〜21 hr（第2相） 蛋白結合率：－ 分布容積：－ 排泄：尿（－％），糞（－％）
エスタゾラム ユーロジン®	1・2 mg/錠 10 mg/g/散	1日 1〜4 mg	マウス ♂740 mg/kg ♀830 mg/kg ヒト換算量 18,500錠（2 mg錠）	T_{max}：4.9±2.3 hr $T_{1/2}$：24±5 hr 蛋白結合率：80.3% 分布容積：0.57±0.16 L/kg 排泄：尿（87.2%），糞（4.2%）
ハロキサゾラム ソメリン®	5・10 mg/錠 10 mg/g/細粒	1回 5〜10 mg	マウス ♂1,413 mg/kg ♀1,514 mg/kg ヒト換算量 14,130錠（5 mg錠）	T_{max}：4〜8 hr $T_{1/2}$：100〜120 hr 蛋白結合率：－ 分布容積：－ 排泄：尿（24%），糞（－％）
トリアゾラム ハルシオン®	0.125・0.25 mg/錠	1回 0.25〜0.5 mg	マウス ♂＞7,500 mg/kg ヒト換算量 ＞1,500,000錠（0.25 mg錠）	T_{max}：1.4 hr $T_{1/2}$：3.9 hr 蛋白結合率：89% 分布容積：0.79 L/kg 排泄：尿（77%），糞（3.4%）
フルラゼパム塩酸塩 ベノジール® ダルメート®	10・15 mg/カプセル 15 mg/カプセル	1回 20〜60 mg	ラット ♂1,046 mg/kg ♀978 mg/kg ヒト換算量 3,260カプセル （15 mgカプセル）	T_{max}：約1 hr $T_{1/2}$：2.3〜12 hr 蛋白結合率：－ 分布容積：－ 排泄：尿（32〜59%），糞（－％）

（次頁に続く）

表Ⅱ-1（続き）

一般名・商品名	含有量・剤形	薬用量	毒性（経口致死量）	体内動態
クロナゼパム ランドセン® リボトリール®	0.5・1・2 mg/錠 1・5 mg/g/細粒 0.5・1・2 mg/錠 1・5 mg/g/細粒	1日 0.5〜6 mg	マウス 15,000 mg/kg ヒト換算量 1,500,000 錠（0.5 mg 錠）	T_{max}：約 2 hr $T_{1/2}$：約 27 hr 蛋白結合率：約 95% 分布容積：－ 排泄：尿（27%），糞（72%）
ニトラゼパム ベンザリン® ネルボン®	2・5・10 mg/錠 10 mg/g/細粒 5・10 mg/錠 10 mg/g/散	1回 5〜10 mg 1日 5〜15 mg	マウス 1,800 mg/kg ヒト換算量 18,000 錠（5 mg 錠）	T_{max}：2 hr 以内 $T_{1/2}$：25.1 hr 蛋白結合率：86〜87% 分布容積：1.9±0.3 L/kg 排泄：尿（13〜20%），糞（－%）
フルニトラゼパム サイレース® ロヒプノール®	1・2 mg/錠 1・2 mg/錠	1回 0.5〜2 mg	ラット ♂415 mg/kg ♀450 mg/kg ヒト換算量 10,375 錠（2 mg 錠）	T_{max}：30 min〜1 hr $T_{1/2}$：約 7 hr 蛋白結合率：77.6〜79.6% 分布容積：3.62 L/kg 排泄：尿（20%），糞（70%）
リルマザホン塩酸塩 リスミー®	1・2 mg/錠	1回 1〜2 mg	マウス ♂900 mg/kg ♀862 mg/kg ヒト換算量 21,550 錠（2 mg 錠）	T_{max}：3.0 hr $T_{1/2}$：10.5 hr 蛋白結合率：80.8% 分布容積：－ 排泄：尿（62.3%），糞（－%）
トフィソパム グランダキシン®	50 mg/錠 100 mg/g/細粒	1回 50 mg 1日 150 mg	ラット ♂1,250 mg/kg ♀825 mg/kg ヒト換算量 825 錠	T_{max}：1 hr $T_{1/2}$：6〜28 hr 蛋白結合率：－ 分布容積：－ 排泄：尿（約 14 %），糞（－%）

（次頁に続く）

表II-1（続き）

一般名・商品名	含有量・剤形	薬用量	毒性（経口致死量）	体内動態
フルトプラゼパム レスタス®	2 mg/錠	1日1回 2～4 mg	マウス ♂ 2,640 mg/kg ♀ 2,430 mg/kg ヒト換算量 60,750錠	T_{max}：4～8 hr $T_{1/2}$：190 hr 蛋白結合率：－ 分布容積：－ 排泄：尿（4～9％）、糞（－％）
ロフラゼプ酸エチル メイラックス®	1・2 mg/錠 10 mg/g細粒	1日2 mg	マウス ♂ 5,506 mg/kg ♀ 6,777 mg/kg ヒト換算量 137,650錠（2 mg錠）	T_{max}：1.2 hr $T_{1/2}$：122 hr 蛋白結合率：99％ 分布容積：6.8 L/kg（カルボン酸体） 36 L/kg（上記の脱炭酸体） 排泄：尿（62.7％）、糞（12.7％）
ロルメタゼパム エバミール® ロラメット®	1 mg/錠 1 mg/錠	1日1回 1～2 mg	マウス ♂ 2,060 mg/kg ♀ 1,790 mg/kg ヒト換算量 89,500錠	T_{max}：1～2 hr $T_{1/2}$：約10 hr 蛋白結合率：91.4％ 分布容積：4.75 L/kg 排泄：尿（68.4％）、糞（－％）
ブロチゾラム レンドルミン® グッドミン®	0.25 mg/錠・D錠 0.25 mg/錠	1回 0.25 mg （麻酔前） 0.5 mg	マウス ＞10,000 mg/kg ヒト換算量 500,000錠	T_{max}：1.5 hr $T_{1/2}$：約7 hr 蛋白結合率：約90％ 分布容積：0.66 L/kg 排泄：尿（64.9％）、糞（21.6％）
ゾルピデム酒石酸塩 マイスリー®	5・10 mg/錠	1回 5～10 mg 最大投与量 1回10 mg	ラット ♂ 695 mg/kg ♀ 1,030 mg/kg ヒト換算量 3,475錠（10 mg錠）	T_{max}：0.8 hr $T_{1/2}$：2.3 hr 蛋白結合率：94.5～96.0％ 分布容積：0.54±0.22 L/kg 排泄：尿（55.8％）、糞（36.5％）

（次頁に続く）

表Ⅱ-1 (続き)

一般名・商品名	含有量・剤形	薬用量	毒性 (経口致死量)	体内動態
クロバザム マイスタン®	5・10 mg/錠 10 mg/g/細粒	1日1~3回 10~30 mg 最大投与量 1日40 mg(成人) 1日1 mg/kg(小児)	マウス ♂680 mg/kg ♀820 mg/kg ヒト換算量 3,400錠(10 mg錠)	T_{max}：1.7 hr $T_{1/2}$：β相30.1 hr 蛋白結合率：89.6~90.6% 分布容積：124±13 L 排泄：尿(62.9~66.8%)、糞(32.6~36.5%)
クアゼパム ドラール®	15・20 mg/錠	1回15~20 mg 最大投与量 1日30 mg	マウス >5,000 mg/kg ヒト換算量 >16,667錠(15 mg錠)	T_{max}：3.4 hr $T_{1/2}$：36.6 hr 蛋白結合率：99.8% 分布容積：- 排泄：尿(22.71%)、糞(31.32%)

2 抗うつ薬(三環系, 四環系, SSRI, SNRI など) ★★

商品名・剤形（表Ⅱ-2 参照）
中毒量・致死量（表Ⅱ-2 参照）
中毒症状

悪心, 嘔吐, 下痢, 便秘, イレウス, 口渇, 傾眠, 神経過敏, 焦燥感, 頭痛, 鼻閉, 不眠, 知覚異常, 倦怠感, 不安, 散瞳, 錯乱, せん妄, 反射機能亢進, 興奮, 筋硬直, 痙攣, 激しい発汗, ミオクローヌス, 血圧異常（初期に一過性の血圧上昇, その後, 低下する）, 頻脈, 不整脈, 心電図異常（QRS 時間やQTc 時間の延長を伴った洞性頻脈）, うっ血性心不全, チアノーゼ, 呼吸抑制, 高体温, 高血糖, 排尿障害, 腎不全, 代謝性アシドーシス, 昏睡, ショック, 呼吸停止, 心停止.

体内動態（表Ⅱ-2 参照）

処置法

呼吸管理, 循環管理（心電図による連続監視など）, 胃洗浄, 吸着薬・下剤（重症例には1回量の1/4〜1/2量を繰り返し投与する）, 輸液, 対症療法〔代謝性アシドーシス（炭酸水素ナトリウム静注）, 痙攣（ジアゼパム筋・静注）, ショック（ドパミン塩酸塩点滴静注, ノルアドレナリン皮下・点滴静注など）〕.

注意

強制利尿・血液透析は無効とされており, 血液吸着の効果も確立されていない.

▶ アドバイス

- 痙攣時の処置として, バルビツール酸系は昏睡を助長し, ジアゼパムは血圧を低下させる危険性があるため注意を要する. このためプロポフォール（ディプリバン®）の静注などが有効と考えられる.
- ベンゾジアゼピン系薬剤を同時に服用している場合には, その拮抗薬のフルマゼニルを使用すると痙攣が発現する可能性があるため注意が必要である.
- 一般に, 四環系抗うつ薬は三環系抗うつ薬に比べ心毒性が少ないがその反面, 中枢性の毒性は強く, 痙攣が生じやすいと言われている. また, SSRI や SNRI は比較的安全性が高い.

表Ⅱ-2a 三環系抗うつ薬

一般名・商品名	含有量・剤形	薬用量	毒性（経口致死量）	体内動態
イミプラミン塩酸塩 トフラニール®	10・25 mg／錠	1日 25〜200 mg 最大投与量 1日 300 mg	マウス 350 mg/kg ヒト換算量 1,750 錠（10 mg 錠）	T_{max}：− hr $T_{1/2}$：約 8 hr 蛋白結合率：約 85% 分布容積：11.1±1.9 L/kg 排排泄：尿（72 %），糞（− %）
カルビブラミン塩酸塩 デプロメクトン®	25・50 mg／錠 100 mg/g 散（マレイン酸塩）	1日 75〜225 mg	ラット 1,025 mg/kg ヒト換算量 2,050 錠（25 mg 錠）	T_{max}：1〜2 hr $T_{1/2}$：− hr 蛋白結合率：− % 分布容積：− L/kg 排排泄：尿（約 3 %），糞（− %）
クロカプラミン塩酸塩 クロフェクトン®	10・25・50 mg／錠 100 mg/g 顆粒	1日 30〜150 mg	マウス ♂2,550 mg/kg ♀2,650 mg/kg ヒト換算量 12,750 錠（10 mg 錠）	T_{max}：2 hr $T_{1/2}$：− hr 蛋白結合率：− % 分布容積：− L/kg 排排泄：尿（2%以下），糞（80%以上）
トリミプラミンマレイン酸塩 スルモンチール®	10・25 mg／錠 100 mg/g 散	1日 50〜200 mg まれに 300 mg	マウス 425 mg/kg ヒト換算量 850 錠（25 mg 錠）	T_{max}：約 3 hr $T_{1/2}$：約 24 hr 蛋白結合率：94.9±0.3% 分布容積：30.9±3.5 L/kg 排排泄：尿（大部分），糞（− %）
クロミプラミン塩酸塩 アナフラニール®	10・25 mg／錠	1日 50〜100 mg 最大投与量 1日 225 mg	マウス ♂480 mg/kg ♀470 mg/kg ヒト換算量 2,350 錠（10 mg 錠）	T_{max}：4 hr $T_{1/2}$：約 21 hr 蛋白結合率：約 96% 分布容積：16.6±4.9 L/kg 排排泄：尿（1.4〜7.8%），糞（− %）

（次頁に続く）

2 抗うつ薬(三環系, 四環系, SSRI, SNRI など)

表Ⅱ-2a (続き)

一般名・商品名	含有量・剤形	薬用量	毒性(経口致死量)	体内動態
アミトリプチリン塩酸塩 トリプタノール®	10・25 mg 錠	1日 30～150 mg 最大投与量 1日 300 mg	マウス 289 mg/kg ヒト換算量 1,445 錠(10 mg 錠)	T_{max}：約 4.5 hr $T_{1/2}$：約 26.8 hr 蛋白結合率：94.8±0.8% 分布容積：15±3 L/kg 排泄：尿(33～50%), 糞(－%)
ノルトリプチリン塩酸塩 ノリトレン®	10・25 mg 錠 100 mg/g 顆粒	1日 10～25 mg 最大投与量 1日 150 mg	マウス ♂260 mg/kg ♀335 mg/kg ヒト換算量 1,300 錠(10 mg 錠)	T_{max}：4.8 hr $T_{1/2}$：26.7 hr 蛋白結合率：約 94% 分布容積：21.1～31.1 L/kg 排泄：尿(34%), 糞(－%)
アモキサピン アモキサン®	10・25・50 mg/カプセル 100 mg/g 細粒	1日 25～300 mg	マウス ♂155 mg/kg ♀125 mg/kg ヒト換算量 250 錠(25 mg 錠)	T_{max}：1.5 hr $T_{1/2}$：約 8 hr(未変化体), 約 30 hr(代謝物) 蛋白結合率：45.0～60.9% 分布容積：－ L/kg 排泄：尿(43%), 糞(－%)
ロフェプラミン塩酸塩 アンプリット®	10・25 mg 錠	1回 10～25 mg 1日 20～150 mg	マウス・ラット ＞5,000 mg/kg ヒト換算量 25,000 錠(10 mg 錠)	T_{max}：1～2 hr $T_{1/2}$：2.7 hr(未変化体), 3.4 hr(代謝物) 蛋白結合率：－ 分布容積：－ L/kg 排泄：尿(－%), 糞(－%)
ドスレピン塩酸塩 プロチアデン®	25 mg 錠	1日 75～150 mg	マウス ♂580 mg/kg ♀600 mg/kg ヒト換算量 1,161 錠	T_{max}：4 hr $T_{1/2}$：18 hr 蛋白結合率：93.7～94.4% 分布容積：78.4 L/kg(若年者) 39.3 L/kg(高齢者) 排泄：尿(約 40%), 糞(－%)

表Ⅱ-2b 四環系抗うつ薬

一般名・商品名	含有量・剤形	薬用量	毒性(経口致死量)	体内動態
ミアンセリン塩酸塩 テトラミド®	10・30 mg/錠	1日 30〜60 mg	マウス ♂245.5 mg/kg ♀223.9 mg/kg ヒト換算量 1,227.5錠	T_{max}：約2 hr $T_{1/2}$：3.6〜4.4 hr (投与24時間まで)、50〜60 hr (投与後24時間以降) 蛋白結合率：約90% 分布容積：15.7±2.2 L/kg 排泄：尿 (70%)、糞 (−%)
マプロチリン塩酸塩 ルジオミール®	10・25・50 mg/錠	1日 30〜75 mg	マウス ♂480 mg/kg ♀485 mg/kg ヒト換算量 2,400錠 (10 mg錠)	T_{max}：約6〜12 hr $T_{1/2}$：19〜73 hr (平均45〜46 hr) 蛋白結合率：88% 分布容積：2,930 L 排泄：尿 (48%)、糞 (13%)
セチプチリンマレイン酸塩 テシプール®	1 mg/錠	1日 3 mg 最大投与量 1日 6 mg	マウス ♂423 mg/kg ♀454 mg/kg ヒト換算量 21,150錠	T_{max}：1〜3 hr $T_{1/2}$：2.15 hr (α相)〜23.97 hr (β相) 蛋白結合率：−% 分布容積：0.810±0.321 L/kg 排泄：尿 (21.3%)、糞 (−%)

表Ⅱ-2c SSRI, SNRI, NaSSA, その他の抗うつ薬

一般名・商品名	含有量・剤形	薬用量	毒性(経口致死量)	体内動態
フルボキサミンマレイン酸塩 ルボックス® デプロメール® (SSRI)	25・50・75 mg/錠 25・50・75 mg/錠	初期用量 1日 50 mg 最大投与量 1日 150 mg	マウス ♂1,100 mg/kg ♀1,330 mg/kg ヒト換算量 1,100錠 (50 mg錠)	T_{max}：4〜5 hr $T_{1/2}$：9〜14 hr 蛋白結合率：70〜76% 分布容積：− L/kg 排泄：尿 (約94%)、糞 (−%)

(次頁に続く)

表Ⅱ-2c （続き）

一般名・商品名	含有量・剤形	薬用量	毒性（経口致死量）	体内動態
パロキセチン塩酸塩水和物 パキシル® （SSRI）	5・10・20 mg/錠	1日1回 20～40 mg 最大投与量 1日 40 mg	マウス ♂385 mg/kg ♀303 mg/kg ヒト換算量 757.5錠（20 mg錠）	T_{max}：4.58 hr $T_{1/2}$：14.98 hr 蛋白結合率：約95% 分布容積：17.2±9.9 L/kg 排泄：尿（約64％），糞（約35％）
塩酸セルトラリン ジェイゾロフト® （SSRI）	25・50 mg/錠	初期用量 1日1回 1日 25 mg 最大投与量 1日 100 mg	マウス ♂548 mg/kg ♀419 mg/kg ヒト換算量 838錠（25 mg錠）	T_{max}：6.3±1.5 hr $T_{1/2}$：23.4 hr 蛋白結合率：98.5% 分布容積：－ L/kg 排泄：尿（43.5％），糞（44.5％）
ミルナシプラン塩酸塩 トレドミン® （SNRI）	12.5・15・25・50 mg/錠	初期用量1日 50 mg （高齢者1日 30 mg） 最大投与量1日 100 mg （高齢者1日 60 mg）	ラット ♂223 mg/kg ♀213 mg/kg ヒト換算量 426錠（25 mg錠）	T_{max}：2～3 hr $T_{1/2}$：8～9 hr 蛋白結合率：38.5±1.4% 分布容積：458±132 L 排泄：尿（85％），糞（－％）
ミルタザピン レメロン® リフレックス® （NaSSA）	15 mg/錠 15 mg/錠	1日 15～30 mg 最大投与量 1日 45 mg	ラット ♂400 mg/kg ♀281 mg/kg ヒト換算量 937錠（15 mg錠）	T_{max}：1.4 hr $T_{1/2}$：32.7 hr 蛋白結合率：85% 分布容積：339.1 L 排泄：尿（約75％），糞（約15％）
トラゾドン塩酸塩 レスリン® デジレル® （その他）	25・50 mg/錠 25・50 mg/錠	初期用量 1日 75～100 mg 最大投与量 1日 200 mg	マウス ♂548 mg/kg ♀423 mg/kg ヒト換算量 846錠（25 mg錠）	T_{max}：3～4 hr $T_{1/2}$：6.8 hr 蛋白結合率：94.7% 分布容積：0.89±0.77 L/kg 排泄：尿（66.5％），糞（15.9％）

3 抗精神病薬（フェノチアジン系，ブチロフェノン系，非定型） ★★

商品名・剤形（表Ⅱ-3 参照）

中毒量・致死量（表Ⅱ-3 参照）

中毒症状

口渇，悪心，嘔吐，食欲不振，腹痛，下痢，便秘，麻痺性イレウス，めまい，頭痛，傾眠，不安，不穏，抑うつ，不眠，緊張，興奮，焦燥感，幻覚，妄想，せん妄，錯乱，攻撃性，運動失調，痙攣，脱力・倦怠感，眼の調節障害，鼻閉，構語障害，尿閉，錐体外路障害（振戦，筋強剛，流涎，歩行障害，アカシジア，ジスキネジア，ジストニア），悪性症候群（無動緘黙，高熱，筋強剛など），肝・腎障害，血圧低下，頻脈，心室性不整脈，心房細動，心電図異常（QT延長など），呼吸抑制，浮腫，縮瞳，低体温，昏睡，呼吸困難，チアノーゼ，呼吸停止，ショック．

非定型抗精神病薬の特異的な症状として，高血糖からケトアシドーシスをきたすことがある．

体内動態（表Ⅱ-3 参照）

処置法

呼吸管理，循環管理，胃洗浄，吸着薬・下剤，輸液，対症療法〔血圧低下（ドパミン塩酸塩点滴静注，ノルアドレナリン皮下・点滴静注），錐体外路障害（ビペリデン筋注など），痙攣（ジアゼパム筋・静注など）〕．

▶ アドバイス

- 大量服用の場合には，たとえ無症状であっても，服用後6時間はバイタルサインのチェックと心電図モニターが必要である．
- 本剤は酒類（エタノール）や他の中枢神経抑制薬などとの相互作用にて，呼吸抑制などが現われることがあるため，十分に注意する．
- 覚醒するときに興奮や激しい体動があるため，転倒・転落しないように注意する．また長時間体動がないと肺梗塞などを生じやすいため観察を要する．

3 抗精神病薬（フェノチアジン系，ブチロフェノン系，非定型）

表II-3a　フェノチアジン系抗精神病薬

一般名・商品名	含有量・剤形	薬用量	毒性（経口致死量）	体内動態
クロルプロマジン塩酸塩 ウインタミン® コントミン®	12.5・25・50・100 mg 錠 100 mg/g/細粒* 12.5・25・50・100 mg/錠	1日 30〜450 mg	マウス 405 mg/kg ヒト換算量 810 錠（25 mg 錠）	T_{max}：約 3 hr $T_{1/2}$：30 hr 蛋白結合率：95〜98% 分布容積：21 L/kg 排泄：尿（約 50%），糞（約 50%）
レボメプロマジンマレイン酸塩 ヒルナミン® レボトミン®	5・25・50 mg 錠 500 mg/g/散 100 mg/g/細粒 5・25・50 mg/錠 100・500 mg/g/散 100 mg/g/顆粒	1日 25〜200 mg	マウス 375 mg/kg ヒト換算量 750 錠（25 mg 錠）	T_{max}：1〜3 hr $T_{1/2}$：約 4.5 hr 蛋白結合率：90%以上 分布容積：29.8±8.7 L/kg 排泄：尿（−%），糞（−%）
フルフェナジンマレイン酸塩 フルメジン®	0.25・0.5・1 mg 錠 2 mg/g/散	1日 1〜10 mg	マウス 330 mg/kg ヒト換算量 33,000 錠（0.5 mg 錠）	T_{max}：0.5 hr $T_{1/2}$：14.7 hr 蛋白結合率：−% 分布容積：− L/kg 排泄：尿（−%），糞（−%）
プロペリシアジン ニューレプチル®	5・10・25 mg 錠 100 mg/g/細粒 内服液：1,000 mg/100 mL/瓶	1日 10〜60 mg	マウス 530 mg/kg ヒト換算量 1,060 錠（25 mg 錠）	T_{max}：3〜4 hr $T_{1/2}$：− hr 蛋白結合率：90%以上 分布容積：− L/kg 排泄：尿（12%），糞（−%）

（次頁に続く）

表Ⅱ-3a（続き）

一般名・商品名	含有量・剤形	薬用量	毒性（経口致死量）	体内動態
ペルフェナジン ピーゼットシー®	2・4・8 mg/糖衣錠** 10 mg/g/散***	1日 6~48 mg	ラット ♂211.9 mg/kg ♀210.4 mg/kg ヒト換算量 2,630錠（4 mg錠）	T_{max}：− hr $T_{1/2}$：8.4~12.3 hr 蛋白結合率：−% 分布容積：20.2 L/kg 排泄：尿（約44%）、糞（−%）
トリフロペラジン®	2・4・8 mg/錠 10 mg/g/散			

*フェノールフタリン酸塩、**マレイン酸塩、***フェンジン酸塩

表Ⅱ-3b ブチロフェノン系抗精神病薬

一般名・商品名	含有量・剤形	薬用量	毒性（経口致死量）	体内動態
ハロペリドール セレネース®	0.75・1・1.5・3 mg/錠 10 mg/g/細粒 内服液：2 mg/mL/瓶	1日 0.75~6 mg 最大投与量 1日 40 mg	マウス 114 mg/kg ヒト換算量 5,700錠（1 mg錠）	T_{max}：5.1 hr $T_{1/2}$：24.1 hr 蛋白結合率：約92% 分布容積：1,300 L 排泄：尿（約35%）、糞（約26%）
リントン®	0.75・1.5・2・3 mg/錠 10 mg/g/細粒			
ピパンペロン塩酸塩 （塩酸フロロピパミド） プロピタン®	50 mg/錠 100 mg/g/散	1日 50~600 mg	マウス ♂910 mg/kg ヒト換算量 910錠（50 mg錠）	T_{max}：3~4 hr $T_{1/2}$：約− hr 蛋白結合率：−% 分布容積：− L/kg 排泄：尿（−%）、糞（−%）
スピペロン スピロピタン®	0.25・1 mg/錠 3 mg/g/散	1日 0.45~4.5 mg	ラット >1,000 mg/kg ヒト換算量 >50,000錠（1 mg錠）	T_{max}：約3 hr $T_{1/2}$：− hr 蛋白結合率：−% 分布容積：− L/kg 排泄：尿（74.3%）、糞（28.7%）

（次頁に続く）

3 抗精神病薬（フェノチアジン系，ブチロフェノン系，非定型） 99

表Ⅱ-3b （続き）

一般名・商品名	含有量・剤形	薬用量	毒性（経口致死量）	体内動態
チミペロン トロペロン®	0.5・1・3 mg/錠 10 mg/g/細粒	1日 0.5〜12 mg	ラット 210 mg/kg ヒト換算量 10,500 錠（1 mg 錠）	T_{max}：約 4 hr $T_{1/2}$：1.1〜16.2 hr 蛋白結合率：95%以上 分布容積：− L/kg 排泄：尿（36%），糞（53%）
ブロムペリドール インプロメン®	1・3・6 mg/錠 10 mg/g/細粒	1日 3〜18 mg 最大投与量 1日 36 mg	マウス ♂198 mg/kg ♀174 mg/kg ヒト換算量 2,900 錠（3 mg 錠）	T_{max}：4〜6 hr $T_{1/2}$：20.2〜31.0 hr 蛋白結合率：約 97% 分布容積：23.7±7.5 L/kg 排泄：尿（約 18%），糞（−%）

表Ⅱ-3c 非定型抗精神病薬

一般名・商品名	含有量・剤形	薬用量	毒性（経口致死量）	体内動態
オランザピン ジプレキサ®	2.5・5・10 mg/錠 10 mg/g/細粒 5・10 mg/ザイディス錠	1日 5〜10 mg 1日 1回 最大投与量 1日 20 mg	イヌ・サル ＞100 mg/kg ヒト換算量 ＞1,000 錠（5 mg 錠） ヒト経口により 450 mg で急性中毒死，1,500 mg で生存例がある。	T_{max}：4.8±1.2 hr $T_{1/2}$：28.5±6.1 hr 蛋白結合率：約 93% 分布容積：945±269 L 排泄：尿（57%），糞（30%）
クエチアピンフマル酸塩 セロクエル®	25・100・200 mg/錠 500 mg/g/細粒	1日 150〜600 mg 1日 2回 最大投与量 1日 750 mg	マウス 250 mg/kg ヒト換算量 125 錠（100 mg 錠）	T_{max}：1.0 hr $T_{1/2}$：約 2.7 hr 蛋白結合率：83.0% 分布容積：710±93 L 排泄：尿（72.8%），糞（20.2%）

（次頁に続く）

表Ⅱ-3c（続き）

一般名・商品名	含有量・剤形	薬用量	毒性（経口致死量）	体内動態
ペロスピロン塩酸塩水和物 ルーラン®	4・8・16 mg/錠	1日12〜48 mg 1日3回 最大投与量 1日48 mg	マウス ♂660 mg/kg ♀720 mg/kg ヒト換算量 8,250錠（4 mg錠）	T_{max}：1.4±0.7 hr $T_{1/2}$：4〜6 hr 蛋白結合率：96〜97% 分布容積：— L/kg 排泄：尿（40%），糞（46%）
リスペリドン リスパダール®	1・2・3 mg/錠 10 mg/g 細粒 0.5・1・2 mg/OD錠 内用液：0.5・1・2・3 mg/ 0.5・1・2・3 mL/包，30/ 100 mg/30・100 mL/瓶	1日2〜6 mg 最大投与量 1日12 mg	マウス ♂82.1 mg/kg ♀63.1 mg/kg ヒト換算量 3,155錠（1 mg錠）	T_{max}：3.27±2.54 hr $T_{1/2}$：21.69±4.21 hr 蛋白結合率：約90.0% 分布容積：— L/kg 排泄：尿（69%），糞（14%）
ブロナンセリン ロナセン®	2・4・8 mg/錠 20 mg/g 散	1日4〜8 mg 最大投与量 1日24 mg	ラット ♂>2,000 mg/kg ♀2,000 mg/kg ヒト換算量 25,000錠（4 mg錠）	T_{max}：1.8±0.6 hr $T_{1/2}$：13.1±4.0 hr 蛋白結合率：98.07% 分布容積：— L/kg 排泄：尿（58.6%），糞（30.4%）
クロザピン クロザリル®	25・100 mg/錠	1日12.5〜400 mg 最大投与量 1日600 mg	マウス ♂210 mg/kg ♀190 mg/kg ヒト換算量 95錠（100 mg錠）	T_{max}：3.1±2.1 hr $T_{1/2}$：16±7.2 hr 蛋白結合率：90.9% 分布容積：1.6±1.1 L/kg 排泄：尿（49%），糞（29.6%）
アリピプラゾール エビリファイ®	3・6・12 mg/錠 10 mg/g 散 内用液：3・6・12 mg/ 3・6・12 mL/包	1日6〜24 mg 最大投与量 1日30 mg	ラット ♂953 mg/kg ♀705 mg/kg ヒト換算量 5,875錠（6 mg錠）	T_{max}：3.6±2.5 hr $T_{1/2}$：61.03±19.59 hr 蛋白結合率：99.8〜99.9% 分布容積：8.86 L/kg 排泄：尿（27.2%），糞（60.2%）

4 バルビツール酸系化合物

商品名・剤形（表Ⅱ-4 参照）
中毒量・致死量（表Ⅱ-4 参照）
中毒症状

悪心，嘔吐，下痢，めまい，頭痛，嗜眠，意識混濁，中枢神経抑制，妄想と幻覚を伴う興奮，抑うつ，錯乱，四肢弛緩，運動失調，反射消失，痙攣，眼振，瞳孔変化（縮瞳→散瞳），呼吸抑制（浅く速い），呼吸性アシドーシス，肺水腫，肺炎，チアノーゼ，体温低下，末梢血管虚脱，冷汗，汗腺壊死，腎不全，水疱性皮膚障害，全身性麻痺性発疹，ショック，昏睡，呼吸麻痺，心停止，死亡することがある．

体内動態（表Ⅱ-4 参照）
処置法

呼吸管理（気道確保，酸素吸入，人工呼吸），胃洗浄（服用後24時間以内でも有効な場合あり），吸着剤，下剤，輸液（フェノバルビタール中毒の場合のみ尿のアルカリ化を行うと排泄が促進される．炭酸水素ナトリウムの経口または注射，補正用乳酸ナトリウムなどを点滴静注），強制利尿，体温の保持，対症療法〔痙攣（ジアゼパム筋・静注），血圧低下（ドパミン塩酸塩点滴静注，ノルアドレナリン皮下・点滴静注），呼吸麻痺（ジモルホラミン皮下・筋・静注，ドキサプラム塩酸塩静注・点滴静注），肺炎予防（抗菌薬）〕．

注意

重症の場合は血液透析や血液吸着が有効．短時間作用型バルビツール酸系化合物より，長時間作用型のほうが蛋白結合率が低いため一層効果的である．

▶ アドバイス

- アルコール，全身麻酔薬，中枢神経抑制薬，モノアミン酸化酵素（MAO）阻害薬との併用により，相互に作用が増強されることがある．
- トライエージ®DOAでバルビツール酸系のスクリーニングができる．
- バルビツール酸系化合物中毒は昔より減少しているが，現在でも多いのが配合剤のベゲタミン®中毒である．これはフェノバルビタールの他，クロルプロマジン塩酸塩やプロメタジン塩酸塩を含有するが，フェノバルビタール以外は代謝が速く，事実上，本剤の中毒と考えてよい．

表Ⅱ-4a　バルビツール酸系化合物

一般名・商品名	含有量・剤形	薬用量	毒性(経口致死量)	体内動態
フェノバルビタール フェノバール®	30 mg/錠 原末 100 mg/g/散 エリキシル(内用剤)： 2,000 mg/500 mL/瓶	1日 30～200 mg 1日 1～4回	ヒト推定致死量 1～10 g ヒト中毒発現血中濃度 >50 μg/mL 致死的血中濃度 80～120 μg/mL	T_{max}：6～8 hr $T_{1/2}$：(成人)50～140 hr 　　　(小児)37～73 hr 蛋白結合率：40～50% 分布容積：- L/kg 排泄：尿(約25%)、糞(-%)
アモバルビタール イソミタール®	原末	1日 0.1～0.3 g 1日 1～3回	ヒト推定致死量 1.6～8 g 致死的血中濃度 30～60 μg/mL	T_{max}：2～4 hr $T_{1/2}$：約23 hr 蛋白結合率：-% 分布容積：- L/kg 排泄：尿(33～51%)、糞(-%)
ペントバルビタールカルシウム ラボナ®	50 mg/錠	1日 50～200 mg	ヒト推定致死量 1.5～7.5 g ヒト換算量 30～150 錠 致死的血中濃度 10～25 μg/mL	T_{max}：約1 hr $T_{1/2}$：15～50 hr 蛋白結合率：-% 分布容積：- L/kg 排泄：尿(-%)、糞(-%)
プリミドン プリミドン®	250 mg/錠 995 mg/g/細粒	1日 0.25～2 g	ヒト中毒発現血中濃度 >15 μg/mL マウス 600～800 mg/kg ヒト換算量 120 錠(250 mg錠)	T_{max}：12 hr(未変化体) $T_{1/2}$：6～12 hr 蛋白結合率：20% 分布容積：- L/kg 排泄：尿(72%)、糞(-%)

表Ⅱ-4b　ベゲタミン®

商品名	成分・含有量(1錠中)	致死量
ベゲタミン®-A配合錠	クロルプロマジン塩酸塩　25 mg プロメタジン塩酸塩　12.5 mg フェノバルビタール　40 mg	マウス経口 LD_{50}　170.0 mg(2.2錠)/kg ヒト換算経口致死量　110錠
ベゲタミン®-B配合錠	クロルプロマジン塩酸塩　12.5 mg プロメタジン塩酸塩　12.5 mg フェノバルビタール　30 mg	マウス経口 LD_{50}　169.6 mg(2.2錠)/kg ヒト換算経口致死量　110錠

5 炭酸リチウム ★★

商品名・剤形

リーマス® 100・200 mg/錠，リチオマール® 100・200 mg/錠

中毒量・致死量

ヒト血中リチウム中毒濃度 2.0 mEq/L 以上
ヒト血中リチウム致死濃度 3.5〜4.0 mEq/L 以上

中毒症状

悪心，嘔吐，下痢，口渇，めまい，発熱，発汗，多尿，振戦，筋硬直，筋攣縮，運動障害，言語障害，脱力，傾眠，焦燥感，錯乱，倦怠感，頭痛，耳鳴，かすみ目，甲状腺機能異常，腱反射亢進，感情不安，せん妄，記憶障害，失禁，痙攣，ミオクローヌス，錐体外路障害，アテトーシス，脳波異常(全般性徐波)，心電図異常(T波の陰転化，QT延長など)，不整脈，徐脈，血圧低下，心不全，肺水腫，肺炎，脱水，高体温，乏尿，急性腎不全，昏睡，呼吸停止

体内動態

T_{max}：約 3 hr，$T_{1/2}$：約 19 hr，蛋白結合率：0％，分布容積：0.4〜0.9 L/kg，排泄：尿中排泄(約 60％以上)

処置法

胃洗浄，下剤，強制利尿(腎機能が保たれている場合には，D-マンニトールなどの浸透圧利尿薬と等張電解質液を用いる)，血液透析または腹膜灌流(重症の場合や腎機能が低下している場合)，呼吸管理，対症療法〔痙攣(ジアゼパム筋・静注)，ショック(ドパミン塩酸塩点滴静注，ノルアドレナリン皮下・点滴静注)，錐体外路障害(ビペリデン筋注)，悪性症候群(ダントロレンナトリウム静注など)〕．

▶ **アドバイス**

- 本剤は活性炭に吸着されないため，経口での活性炭，血液浄化法での活性炭カラムは使用しない．
- 血液透析後は再度，血中リチウム濃度が上昇することがあるため，透析後 24 時間は経過観察が必要である．
- フロセミドやサイアザイド系利尿薬はリチウムの腎での再吸収を促進するため，治療に使用しないほうがよい．

6 ブロムワレリル尿素（ブロモバレリル尿素）

商品名・剤形
ブロバリン®原末：一般大衆薬の解熱鎮痛薬や催眠鎮静薬の多くに含まれている．ただし，単剤のリスロン®S（100 mg/錠）は2001年に販売中止となっている．

中毒量・致死量
ヒト経口中毒量　3〜6 g，ヒト経口致死量　10〜30 g

中毒症状
悪心，嘔吐，腹痛，頭痛，傾眠，昏迷，意識障害，情動不安，錯乱，興奮，ふらつき，しびれ，筋緊張低下，麻痺，ミオクローヌス，四肢の不全麻痺，深部反射消失，咽頭・喉頭反射の消失による誤嚥，呼吸抑制，チアノーゼ，呼吸停止，喘鳴，頻脈，冷感，血圧低下，紅斑，ショック，昏睡（舌根沈下で窒息することあり），腎機能障害，血液凝固障害．

体内動態
T_{max}：30 min，$T_{1/2}$：2.5 hr（ラット），蛋白結合率：低い，分布容積：0.4 L/kg，排泄：尿中排泄（50％）．

処置法
呼吸管理，腹部X線撮影（妊婦には注意），薬剤塊がないときは胃洗浄，薬剤塊があるときは内視鏡下で細かく砕き，生食などで溶解して回収する．吸着薬，下剤，輸液（生食点滴投与，ナトリウム制限患者へは塩化アンモニウムを点滴静注），血液透析および血液吸着（重症の場合），対症療法〔痙攣（ジアゼパム筋・静注），ショック（ドパミン塩酸塩点滴静注，ノルアドレナリン皮下・点滴静注）〕．

▶ アドバイス

- 大量服用の場合には，薬物塊を生ずることがあるため，あらかじめ腹部X線やCT撮影を行い，その大きさや場所を確認する．
- アルコールはブロムワレリル尿素の作用を増強するため，服用しているかどうかを確認しておく．
- 意識がはっきりしている場合でも，突然の心停止や呼吸停止を生ずることがある．
- 覚醒後に幻視，全身性痙攣発作，神経炎，神経痛が起きることがある．

7 バルプロ酸ナトリウム ★

商品名・剤形
デパケン® 100・200 mg/錠,200・400 mg/g/細粒,100・200 mg/R 錠,50 mg/mL/シロップ
バレリン® 100・200 mg/錠,50 mg/mL/シロップ
ハイセレニン® 100・200 mg/錠,200・400 mg/g/細粒
セレブ® 50 mg/mL/シロップ

中毒量・致死量
ヒト中毒発現血中濃度　200 μg/mL 以上
マウス経口 LD_{50}　1,179 mg/kg
ヒトにおいて血中濃度 2,120 μg/mL で生存例がある.

中毒症状
悪心,嘔吐,腹痛,下痢,頭痛,めまい,傾眠,腱反射減弱,不穏,疲労感,脱力感,筋攣縮,振戦,神経過敏,精神障害,錯乱,興奮,視覚異常,浮腫,鼻血,血小板減少,出血時間延長,低フィブリノーゲン血症,低血糖,アニオンギャップ開大を伴うアシドーシス,高ナトリウム血症,低カルシウム血症,縮瞳,大発作などの痙攣,血圧低下,脳水腫(48 時間後位に出現することがある),呼吸抑制,呼吸停止,高アンモニア血症,肝障害,意識障害,昏睡.

体内動態
(デパケン顆粒)T_{max}:0.5～1 hr,$T_{1/2}$:8～15 hr,蛋白結合率:90%,分布容積:0.1～0.22 L/kg,排泄:尿中 60～70%,糞中 7～13%

処置法
胃洗浄,吸着薬・下剤(反復投与が有効),輸液(電解質の補正も行う),血液透析および血液吸着(重症の場合),呼吸管理,対症療法〔痙攣(ジアゼパム筋・静注),血圧低下(ドパミン塩酸塩点滴静注,ノルアドレナリン皮下・点滴静注など)〕.

▶ アドバイス
- 大量服用の場合の半減期は約 30 時間と言われている.
- ナロキソン塩酸塩の静注が,昏睡の改善に有効であると言われている.

8 カルバマゼピン

商品名・剤形
テグレトール® 100・200 mg/錠，500 mg/g/細粒
テレスミン® 200 mg/錠，500 mg/g/細粒

中毒量・致死量
ヒト中毒発現血中濃度 10 μg/mL 以上で運動失調，眼振，30 μg/mL 以上で重症となる．
ヒト経口致死量 6〜10 g，ただし80 gでも生存例がある．
ヒト致死的血中濃度 120 μg/mL 以上

中毒症状
悪心，嘔吐，胃・腸の蠕動運動低下，頭痛，めまい，顔面紅潮，運動失調，傾眠，不穏，情動不安，見当識障害，振戦，興奮，不随意運動，強直性痙攣発作，眼振，散瞳，複視，霧視，視覚障害，不規則呼吸，呼吸抑制，無呼吸，頻脈，不整脈，伝導障害(QRS・QTの延長)，徐脈，房室ブロック，心筋障害，チアノーゼ，血圧低下または上昇，高体温，無尿，乏尿，一過性の皮膚紅潮，高血糖，水中毒，低ナトリウム血症，アセトン尿症，意識障害，昏睡，ショック，死亡することがある．

体内動態
T_{max}：4〜24 hr，$T_{1/2}$：3〜24 hr(長期連用者)，約 36 hr(健常人)，蛋白結合率：70〜80%，分布容積：1.4 L/kg，排泄：尿中72%，糞中28%

処置法
胃洗浄(長時間経過していても有効と思われる)，吸着薬・下剤(反復投与が有効)，輸液，血液透析および血液吸着(重症の場合)，循環管理，呼吸管理，対症療法〔痙攣(ジアゼパム筋・静注)，血圧低下(ドパミン塩酸塩点滴静注，ノルアドレナリン皮下・点滴静注など)〕．

▶ アドバイス

- 本剤は三環系抗うつ薬と化学構造式が類似しているため，抗コリン作用を中心とした同様の中毒症状が出現する．最低24時間は経過観察が必要である．
- 高齢の女性では，本剤の血中濃度がさほど上昇していなくても，徐脈や房室ブロックを認めることがある．

9 フェニトイン

商品名・剤形
アレビアチン® 25・100 mg/錠，100 mg/g/散
ヒダントール® 25・100 mg/錠，100 mg/g/散

中毒量・致死量
ヒト中毒発現血中濃度　20 μg/mL 以上
ヒト経口中毒量　20 mg/kg 以上
ヒト推定経口致死量　2〜5 g

中毒症状
悪心，嘔吐，上腹部痛，眼振，運動失調，振戦，腱反射亢進，筋緊張低下，構音障害，嗜眠，不安，緊張，めまい，瞳孔反射消失，散瞳，眼内灼熱感，複視，霧視，外転筋麻痺，呼吸抑制，血糖上昇，血圧低下，不整脈，ショック，鼻出血，SLE 様症状，剥脱性皮膚炎，肝障害（肝細胞壊死），血液障害（白血球・血小板の減少），意識障害，昏睡，死亡することがある．

〈血中濃度と中毒症状〉20 μg/mL 以上で眼振，25〜30 μg/mL で運動失調，歩行困難，40 μg/mL 以上で傾眠，構音障害，70 μg/mL 以上で昏睡をきたす．

体内動態
T_{max}：4.2 hr，$T_{1/2}$：16.6 hr，蛋白結合率：約 90％，分布容積：50.1 L，排泄：尿中 94％

処置法
胃洗浄（意識障害のあるときは気管挿管後に行う），吸着薬・下剤（反復投与が有効），輸液（肝保護薬を加える，ただし強制利尿は蛋白結合率が高いため無効と考えられる），呼吸管理，血液透析と血液吸着（重症の場合），対症療法〔血圧低下（ドパミン塩酸塩点滴静注またはノルアドレナリン皮下・点滴静注），呼吸抑制（ドキサプラム塩酸塩静注・点滴静注など）〕

▶ アドバイス
- 本剤の中毒が疑わしいときには血中濃度測定を行い，高値であれば判明する．
- 眼振は中毒量で高頻度に発現するため，診断の一助となる．
- 本剤の長期服用患者では，他剤（ワルファリンカリウムなど）との併用にて血中濃度が上昇し中毒症状が出現することがある．

10 アセトアミノフェン(別名:パラセタモール)

商品名・剤形
ナパ® 原末,200 mg/g/ドライシロップ
カロナール® 原末,200・300 mg/錠,200・500 mg/g/細粒
(一般大衆薬)タイレノール®(300 mg/錠)
その他,多くの感冒薬・解熱薬などに配合される.

中毒量
成人 5〜15 g,小児 150 mg/kg 以上.
肝障害発現血中濃度 4時間値 200 μg/mL,12時間値 50 μg/mL をプロットし24時間まで外挿したラインより上.

致死量
成人経口 13〜25 g

中毒症状
悪心・嘔吐,下痢,めまい,耳鳴,発汗,低体温,蒼白,傾眠,倦怠感,興奮,せん妄,痙攣,心悸亢進,血圧低下,代謝性アシドーシス,低血糖,過呼吸,呼吸抑制,呼吸困難,呼吸不全,昏睡,ショック,DIC,摂取後2〜3日に発症する重篤な肝障害(劇症肝炎),腎障害(近位尿細管壊死),心筋壊死.

体内動態
T_{max}:約4 hr(過量時),$T_{1/2}$:12 hr 以上(過量時),蛋白結合率:10〜25%,分布容積:0.8〜1.0 L/kg,排泄:尿中排泄(大部分)

処置法
胃洗浄(摂取後4時間位まで有効),吸着薬・下剤,強制利尿,解毒薬〔アセトアミノフェンの血中濃度が図Ⅱ-1のノモグラムの直線より上,または経口摂取量5 g 以上の場合にアセチルシステイン(260頁)を経口投与する〕,血液透析と血液吸着(重症の場合),対症療法〔痙攣(ジアゼパム筋・静注),ショック(ドパミン塩酸塩点滴静注,ノルアドレナリン皮下・点滴静注),肝不全(血漿交換や肝移植など)〕

▶ アドバイス
- チトクロームP450酵素系のCYP2E1でアセトアミノフェンが代謝され,肝毒性の本体であるN-アセチルパラベンゾキノニミンとなる.酒類(エタ

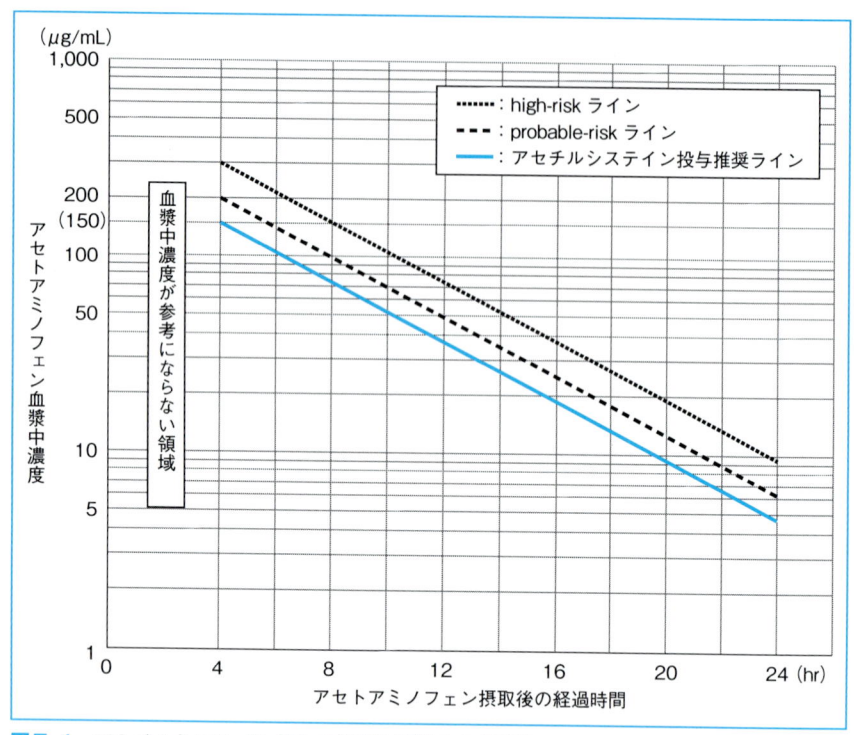

図Ⅱ-1　アセチルシステイン投与の指標と肝障害の予測（Rumack-Matthew のノモグラム）

一般に，アセトアミノフェンを摂取して4時間後に血中濃度がピークに達すると考えられている．したがって，摂取後4時間以内の測定値は，消化管からの吸収がまだ続いているため，肝障害との相関はない．
ハイリスクライン（······：high-risk ライン）：このラインより上であれば，致死的な急性の肝不全・腎不全を呈する可能性が高くなる．
肝毒性発現ライン（－－：probable-risk ライン）：アセトアミノフェンを摂取して4時間後・200 μg/mL と 12 時間後・50 μg/mL を結ぶ線で，患者の測定値がこのラインより上であれば，重篤な肝障害を呈する可能性が高く，積極的な治療が必要である．
治療ライン（—：アセチルシステイン投与推奨ライン）：このラインより上であれば，特異的な解毒薬である N-アセチルシステインの投与が勧められる．
(Smilkstein MJ, et al.: Efficacy of oral N-acetylcysteine in the treatment of acetaminophen overdose. Analysis of the national multicenter study (1976 to 1985). N Engl J Med 319：1557-1562, 1988；アセチルシステイン®内用液の添付文書）

ノール）の大量常用者はこの CYP2E1 が誘導されているため，肝障害のリスクが高くなることが予測される．
- すぐに血中濃度が測定できない場合には下記の式を用いる．

$$血中濃度(\mu g/mL) = 0.59 \times 摂取量(mg/kg)$$

11 アスピリン ★★

商品名・剤形
アスピリン：原末，バイアスピリン® 100 mg/錠
アスピリン・ダイアルミネート配合剤：バファリン配合錠A81 81 mg/錠，バファリン配合錠A330 330 mg/錠
（一般大衆薬）多くの感冒薬・解熱薬などに配合される．

中毒量
150 mg/kg 以上，ただし，300 mg/kg 以上では重症となる．

致死量
500 mg/kg 以上

中毒症状
悪心，嘔吐，心窩部痛，消化性潰瘍，消化管出血，口渇，下痢，頭痛，めまい，耳鳴，難聴，顔面紅潮，嗜眠，興奮，せん妄，錯乱，幻覚，運動失調，発熱（高熱），発汗，倦怠感，脱水，低体温，過呼吸，過換気，振戦，痙攣，脳浮腫，昏睡，ショック，肺水腫，チアノーゼ，呼吸不全，心悸亢進，腎障害，肝障害，低血糖，呼吸性アルカローシスとアニオンギャップ開大の代謝性アシドーシスの混合，凝固異常（プロトロンビン時間の延長など），低カリウム血症

体内動態
T_{max}：4〜10 hr，$T_{1/2}$：9 hr（過量投与・未治療では 18〜36 hr），蛋白結合率：50〜80%，分布容積：0.1〜0.21 L/kg，排泄：尿中排泄（アルカリ性尿で増加し，酸性尿で減少）

処置法
胃洗浄，吸着薬・下剤，強制利尿，尿のアルカリ化，血液透析および血液吸着（重症の場合），呼吸管理，対症療法〔痙攣（ジアゼパム筋・静注），ショック（ドパミン塩酸塩点滴静注，ノルアドレナリン皮下・点滴静注など）〕．

▶ アドバイス
- アスピリン服用後，かなり時間が経過していても吸収されずに胃内で塊を形成したり，ゼリー状となって残存している場合が多いため，長時間経過していても胃洗浄を行うことが望ましい．ただし，消化管穿孔に注意すること．
- 呼吸管理としては，短時間の呼吸減少による血液 pH の低下に注意する．
- 本剤は他のサリチル酸製剤と同様に，体内で加水分解されサリチル酸となる．

12 ロキソプロフェン，イブプロフェン ★★

商品名・剤形
ロキソプロフェン：ロキソニン® 60 mg/錠，100 mg/g/細粒
イブプロフェン：ブルフェン® 100・200 mg/錠，200 mg/g/顆粒
その他，多くの一般大衆薬にも含まれる．

中毒量・致死量
ロキソプロフェン：ラット経口 LD_{50} ♂150 mg/kg，♀145 mg/kg
　　　　　　　　　ヒト換算経口致死量　121 錠
イブプロフェン：マウス経口 LD_{50} ♂830 mg/kg，♀900 mg/kg
　　　　　　　　ヒト換算経口致死量　208 錠(200 mg)

中毒症状
悪心，嘔吐，上腹部痛，消化管出血，消化性潰瘍，下痢，軟便，口内炎，口渇，低体温，頭痛，めまい，ふらつき，耳鳴，難聴，眼振，不眠，倦怠感，脱力感，錯乱，手足のしびれ，血圧低下，心悸亢進，ほてり，浮腫，低カリウム血症，血液障害(顆粒球減少，血小板減少，溶血性貧血，ヘモグロビン減少，ヘマトクリット減少)，腎障害，肝障害(AST・ALTの上昇，黄疸)，無呼吸，意識障害，昏睡．

体内動態
〈ロキソプロフェン〉T_{max}：約 0.5 hr，$T_{1/2}$：約 1.5 hr，蛋白結合率：97%，分布容積：− L/kg，排泄：尿中排泄(約 50%)
〈イブプロフェン〉T_{max}：2.1 hr，$T_{1/2}$：1.8 hr，蛋白結合率：99%，分布容積：0.12±0.04 L/kg，排泄：尿中排泄(約 60%)

処置法
胃洗浄，吸着薬・下剤，輸液，対症療法〔消化性潰瘍(H_2-blocker，PPI など)，血圧低下(ドパミン塩酸塩点滴静注，ノルアドレナリン皮下・点滴静注など)〕．
*尿のアルカリ化については 71 頁参照

▶アドバイス
- 同じプロピオン酸系に属するケトプロフェン，フルルビプロフェン，ナプロキセン，プラノプロフェン，アルミノプロフェン，チアプロフェン酸，オキサプロジン，ザルトプロフェンの過量投与による中毒は本剤に準ずる．

13 テオフィリン,カフェイン

商品名・剤形
テオフィリン：テオドール® 　50・100・200 mg/錠，200 mg/g/顆粒，20 mg/mL/シロップ，200 mg/g/ドライシロップ
　　　　　　テオロング® 　50・100・200 mg/錠，500 mg/g/顆粒
　　　　　　ユニフィル® 　100・200・400 mg/LA 錠
カフェインは多くの一般大衆薬や嗜好品に含まれる．

中毒量・致死量
テオフィリン：150 mg/kg 以上，血中濃度　20 μg/mL 以上，80〜100 μg/mL で重症
　　　　　　　致死量　500 mg/kg 以上
カフェイン：1 g 以上
　　　　　　致死量　約 10 g

中毒症状
悪心，嘔吐，腹痛，下痢，頭痛，めまい，耳鳴，不眠，不安，興奮，せん妄，幻覚，尿量増加，振戦，痙攣，心悸亢進，洞性頻脈，不整脈，血圧低下，体温上昇，発汗，高血糖，知覚異常，意識障害，過呼吸，倦怠感，呼吸性アルカローシス，代謝性アシドーシス，低カリウム血症，昏睡，ショック，心停止．

体内動態
〈テオフィリン〉T_{max}：4〜6 hr，$T_{1/2}$：3〜8 hr，蛋白結合率：55〜65％，分布容積：0.45 L/kg，排泄：尿中排泄(酸性尿で増加し，アルカリ性尿で減少)
〈カフェイン〉T_{max}：約 1 hr，$T_{1/2}$：3.5 hr，蛋白結合率：17％，分布容積：0.4〜0.6 L/kg，排泄：尿中排泄(酸性尿で増加し，アルカリ性尿で減少)

処置法
胃洗浄，吸着薬・下剤(反復投与が有効)，輸液，尿の酸性化*，血液透析および血液吸着(重症の場合)，呼吸管理，対症療法〔痙攣(ジアゼパム筋・静注)，頻脈(プロプラノロール塩酸塩など)〕．*尿の酸性化は 71 頁参照

▶ アドバイス
- テオフィリンの場合，徐放性製剤が多いため，胃洗浄はかなり時間が経過していても有効と考えられる．

14 抗ヒスタミン剤（ジフェンヒドラミン塩酸塩など） ★★

商品名・剤形
ジフェンヒドラミン塩酸塩：レスタミン® 10 mg/錠，ドリエル® 25 mg/錠
d-クロルフェニラミンマレイン酸塩：ポララミン® 2 mg/錠，0.4 mg/1 mL/シロップ，2 mg/1 g/ドライシロップ，10 mg/g/散

致死量
ジフェンヒドラミン塩酸塩：マウス経口 LD_{50}　164 mg/kg
　　　　　　　　　　　　　　ヒト換算経口致死量　328錠（25 mg錠）
d-クロルフェニラミンマレイン酸塩：マウス経口 LD_{50}　133 mg/kg
　　　　　　　　　　　　　　ヒト換算経口致死量　3,324錠（2 mg錠）

中毒症状
口渇，悪心，嘔吐，便秘，下痢，食欲不振，散瞳，顔面紅潮，発熱（小児），皮膚乾燥，めまい，頭痛，霧視，耳鳴，傾眠，倦怠感，不眠，鼻・咽頭の乾燥，抑うつ，脱力感，尿閉，せん妄，神経過敏，幻覚，筋運動失調，振戦，錯乱，痙攣，意識障害，昏睡，呼吸困難，血圧上昇，頻脈，心室性不整脈，心室細動，血圧低下，ショック，心停止．

体内動態
〈ジフェンヒドラミン塩酸塩〉T_{max}：90～120 min，$T_{1/2}$：3～10 hr，蛋白結合率：75～99％，分布容積：3～4 L/kg，排泄：尿中（46％）
〈d-クロルフェニラミンマレイン酸塩〉：T_{max}：約2 hr，$T_{1/2}$：12～15 hr，蛋白結合率：72％，分布容積：6 L/kg，排泄：尿中（34％）

処置法
胃洗浄（抗コリン作用により服用後長時間経過しても有効と思われる），吸着薬，下剤の投与，輸液，呼吸管理，循環管理，対症療法〔痙攣（ジアゼパム筋・静注），ショック（ドパミン塩酸塩点滴静注，ノルアドレナリン皮下・点滴静注）〕．

▶ アドバイス
- 他の抗ヒスタミン薬（H_1，H_2ともに）も本項に準ずる．
- 上記の治療に抵抗する重症例には，血液透析・血液吸着を施行する場合がある．
- アルコール，アトロピン硫酸塩や三環系抗うつ薬などの抗コリン作用のある薬剤との併用で中毒症状が増強される．

15 ジスチグミン臭化物（コリンエステラーゼ阻害薬）

商品名・剤形
ウブレチド® 5 mg/錠，点眼剤：25・50 mg/5 mL/本
ウブテック® 5 mg/錠

致死量
マウス経口 LD_{50} 10.5 mg/kg
ヒト換算経口致死量 105錠

中毒症状
悪心，嘔吐，腹痛，下痢，尿失禁，尿道痛，流涎，発汗，気道分泌過多，舌のしびれ，縮瞳，骨格筋線維性攣縮，発熱，耳鳴，痙攣，肺水腫，呼吸困難，動悸，胸部圧迫感，コリン作動性クリーゼ（悪心・嘔吐，腹痛，下痢，唾液分泌過多，発汗，徐脈，縮瞳，呼吸困難，重篤な場合は意識障害を伴う），死亡．

〈検査所見〉血清コリンエステラーゼ値の低下

体内動態
T_{max}：1.58 hr，$T_{1/2}$：4.47 hr（α相），69.5 hr（β相），蛋白結合率：－%，分布容積：45.9±7.98 L，排泄：尿中（6.5%），糞中（88.0%）

処置法
〈常用量連用の場合〉輸液，拮抗薬（アトロピン硫酸塩を 0.5〜1 mg を静注し，効果なければ増量する），呼吸管理（酸素吸入，気道確保，人工呼吸など），対症療法〔痙攣（ジアゼパム筋・静注），ショック（ドパミン塩酸塩点滴静注，ノルアドレナリン皮下・点滴静注など）〕．
〈多量服用の場合〉上記の処置に加えて，胃洗浄，吸着薬・下剤の投与を行う．

▶ **アドバイス**

- 同じコリンエステラーゼ阻害薬のネオスチグミン臭化物（ワゴスチグミン®），アンベノニウム塩化物（マイテラーゼ®），ピリドスチグミン臭化物（メスチノン®），ドネペジル塩酸塩（アリセプト®）なども本剤の中毒に準ずる．
- 本剤で治療開始後，2週間以内でのコリン作動性クリーゼの発現が多く報告されている．
- 高齢者では肝・腎機能の低下や，体重が減少していることが多く，中毒が生じやすい．

16 抗コリン薬(硫酸アトロピン)

商品名・剤形
硫酸アトロピン　原末，日点アトロピン点眼液　50 mg/5 mL/本，リュウアト®　眼軟膏：35 mg/3.5 g

中毒量・致死量
ヒト経口中毒量　5～10 mg
ヒト経口推定致死量　成人＞100 mg，小児＞10 mg
500 mg服用しても早期の適切な処置にて生存した例あり

中毒症状
口渇，皮膚温上昇・乾燥・発赤，嗄声，悪心，嘔吐，嚥下困難，弛緩性便秘，失見当識，錯乱，興奮，記銘障害，幻覚，狂躁状態，せん妄，言語障害，不穏，情緒不安，高熱，頭痛，頭重感，めまい，四肢麻痺，顔面紅潮，運動失調，筋無力，筋硬直，痙攣，血圧上昇，頻脈，血圧低下，呼吸数増加，鼾(かん)音性呼吸，散瞳，光線嫌悪，眼圧上昇，視力障害，眼振，複視，頻尿，尿閉，呼吸抑制，昏睡，対光反射消失，ショック，白血球増多症(特に小児)．

体内動態
T_{max}：1 hr，$T_{1/2}$：3.8 hr，蛋白結合率：50%，排泄：尿(約85%)

処置法
呼吸管理，胃洗浄(長期間経過しても有効と思われる)，吸着薬，下剤，輸液，拮抗薬〔軽症時にはベタネコール塩化物(ベサコリン®散)を経口，重症時にはネオスチグミンメチル硫酸塩(ワゴスチグミン®)の静注など〕，対症療法〔興奮または痙攣(ジアゼパム筋・静注など)〕．

▶ アドバイス

- アトロピン硫酸塩は腎排泄型であるので，腎機能障害があると常用量でも中毒が起きる場合がある．
- 他の抗コリン薬〔コランチル®，パドリン®，バップフォー®，ブラダロン®，ポラキス®など(表Ⅱ-5)〕の中毒でも，ほとんどがアトロピン硫酸塩と同様の中毒症状を示すと考えられ，処置法もこれに準ずる．
- トロピカミド(ミドリン®点眼液)を，もし経口した場合には本中毒に準ずる．
- チョウセンアサガオの全草を摂取した場合も本中毒と同様である．

表II-5　その他の主な抗コリン薬

一般名・商品名	含有量・剤形	薬用量	毒性（経口致死量）	体内動態
ブチルスコポラミン臭化物 ブスコパン®	10 mg/錠	1回 10〜20 mg 1日 3〜5回	マウス 3,000 mg/kg ヒト換算致死量 15,000 錠	T_{max}：2 hr $T_{1/2}$：− hr 吸収率：8% 蛋白結合率：− % 分布容積：128 L/kg 排泄：尿（−%），糞（−%）
N-メチルスコポラミンメチル硫酸塩 ダイピン®	1 mg/錠	1回 1〜2 mg 1日 3〜4回	マウス ♂3,230 mg/kg ♀3,010 mg/kg ヒト換算致死量 150,500 錠	T_{max}：− hr $T_{1/2}$：− hr 蛋白結合率：− % 分布容積：− L/kg 排泄：尿（−%），糞（−%）
プロパンテリン臭化物 プロ・バンサイン®	15 mg/錠	1回 15 mg 1日 3〜4回	マウス 620 mg/kg ヒト換算致死量 2,066 錠	T_{max}：− hr $T_{1/2}$：− hr 蛋白結合率：− % 分布容積：− L/kg 排泄：尿（約58.8%）（24 hr）
チメピジウム臭化物 セスデン®	30 mg/カプセル 60 mg/g/細粒	1回 30 mg 1日 3回	マウス 713 mg/kg ヒト換算致死量 1,188 カプセル （30 mg カプセル）	T_{max}：− hr $T_{1/2}$：− hr 蛋白結合率：− % 分布容積：− L/kg 排泄：尿（−%），糞（−%）
オキサピウムヨウ化物 エスペラン®	10 mg/錠	1回 10〜20 mg 1日 3回	ラット 494 mg/kg ヒト換算致死 2,470 錠	T_{max}：− hr $T_{1/2}$：− hr 蛋白結合率：− % 分布容積：− L/kg 排泄：尿（<0.1%）

（次頁に続く）

表Ⅱ-5 (続き)

一般名・商品名	含有量・剤形	薬用量	毒性（経口致死量）	体内動態
ブトロピウム臭化物 コリオパン®	5 mg/カプセル 10 mg/錠 20 mg/g/顆粒	1回 10 mg 1日 3回	マウス 1,600 mg/kg ヒト換算致死量 8,000 錠 (10 mg 錠)	T_{max}：－ hr $T_{1/2}$：－ hr 蛋白結合率：－ % 分布容積：－ L/kg 排泄：尿（約 1%），糞（約 99%）
ピペリドレート塩酸塩 ダクチル® ダクチラン®	50 mg 錠 50 mg 錠	1日 150〜200 mg 3〜4回に分服	マウス 1,040 mg/kg ヒト換算致死量 1,040 錠 (50 mg 錠)	T_{max}：－ hr $T_{1/2}$：－ hr 蛋白結合率：－ % 分布容積：－ L/kg 排泄：尿（－ %），糞（－ %）

17 ジゴキシン，メチルジゴキシン

商品名・剤形

ジゴキシン：ジゴシン® 0.125・0.25 mg/錠，エリキシル：5 mg/100 mL/瓶，1 mg/g/散
　　　　　　ハーフジゴキシン® 0.125 mg/錠
メチルジゴキシン：ラニラピッド® 0.05・0.1 mg/錠

中毒量　ジゴキシン：血中濃度 2.0 ng/mL 以上

致死量

ジゴキシン：10 mg 以上，ヒト換算経口致死量 40錠（0.25 mg 錠）以上
メチルジゴキシン：マウス経口 LD_{50}　♂11.1 mg/kg　♀12.3 mg/kg
　　　　　　　　　ヒト換算経口致死量 5,550錠（0.1 mg 錠）

中毒症状

食欲不振，悪心，嘔吐，よだれ，腹痛，下痢，発汗，めまい，頭痛，失見当識，錯乱，不眠，失語，せん妄，幻覚，嗜眠，痙攣，筋力低下，視覚異常，疲労倦怠感，脱力，不安，抑うつ，神経痛，知覚異常，動悸，不整脈，頻脈，房室ブロック，高度の徐脈，血圧低下，ショック．

体内動態

〈ジゴキシン〉 T_{max}：2 hr，$T_{1/2}$：36～44 hr，蛋白結合率：20～40%，分布容積：10 L/kg，排泄：尿中（50～60%），糞中（30%）

〈メチルジゴキシン〉 T_{max}：1 hr，$T_{1/2}$：20～40 hr，蛋白結合率：10～30%，分布容積：9.45 L/kg，排泄：尿中（52.9%），糞中（31.8%）

処置法

胃洗浄，吸着薬（活性炭またはコレスチラミン）・下剤の反復投与*，輸液，循環管理，血液吸着（重症の場合），呼吸管理，対症療法〔高カリウム血症（カリメート®など），痙攣（ジアゼパム筋・静注），徐脈（アトロピン硫酸塩皮下・筋・静注），不整脈（リドカイン静注など）〕．

*吸着薬・下剤の反復投与は 257 頁～参照

▶ **アドバイス**

- 血清カリウム値は，急性中毒時には上昇し，慢性中毒では低下する．
- 大量摂取の場合には，無症状でも 12～24 時間は循環管理が必要である．

18 カルシウム拮抗薬（ジヒドロピリジン系）

商品名・含有量（表Ⅱ-6 参照）
中毒量・致死量（表Ⅱ-6 参照）
中毒症状

悪心，嘔吐，口渇，食欲不振，上腹部痛，下痢，便秘，胃部不快感，頭痛，頭重，顔面紅潮，のぼせ，めまい，傾眠，不眠，熱感，発汗，倦怠感，胸内苦悶，昏迷，胸部痛，頻脈，動悸，血圧低下，房室ブロック，振戦，痙攣，下肢浮腫，四肢のしびれ，高血糖，低カリウム血症，頻尿，肝障害，ショック，昏睡

体内動態（表Ⅱ-6 参照）
処置法

胃洗浄，吸着薬，下剤，輸液，循環管理，カルシウム注射製剤の投与，対症療法〔血圧低下（ドパミン塩酸塩点滴静注，ノルアドレナリン皮下・点滴静注），徐脈・房室ブロック（アトロピン硫酸塩皮下・筋・静注），痙攣（ジアゼパム筋・静注，フェノバルビタール静注など）〕．

▶ アドバイス

- 大量摂取時は無症状でも6時間，中毒症状がある場合は24時間，バイタルサイン，心電図，尿量などを管理すること．
- 本剤は一般的に，分布容積が大きく，蛋白結合率が高いため，血液浄化法は無効である．
- 徐放剤の大量摂取では症状が1週間持続することがある．
- アムロジピンベシル酸塩を420 mg服用し，横紋筋融解症と急性腎不全を併発した症例がある．
- アムロジピンベシル酸塩とARB（angiotensinⅡ receptor blocker）のカンデサルタンシレキセチルを多量服用し，低血圧の遷延と急性腎不全を併発した症例がある．
- ベンゾチアゼピン系カルシウム拮抗薬のジルチアゼム塩酸塩も基本的に本剤の中毒に準ずるが，中毒症状のなかで頻脈ではなく，徐脈となる点が主に異なる．

表Ⅱ-6a　主なジヒドロピリジン系カルシウム拮抗薬

一般名・商品名	含有量・剤形	薬用量	毒性(経口致死量)	体内動態
アムロジピンベシル酸塩 アムロジン® ノルバスク®	2.5・5・10 mg/錠・OD錠 2.5・5・10 mg/錠・OD錠	1日1回 2.5～5 mg 1日最大投与量 10 mg	ラット 37 mg/kg ヒト換算量 370錠(5 mg OD錠)	T_{max}：7.7 hr $T_{1/2}$：39 hr 蛋白結合率：97.1% 分布容積：21 L/kg 排泄：尿(約38%)、糞(約60%)(168 hr)
シルニジピン アテレック®	5・10 mg錠	1日1回 1日最大投与量 20 mg	ラット >2,000 mg/kg ヒト換算量 >10,000錠(10 mg錠)	T_{max}：1.8～2.2 hr $T_{1/2}$：α相1.1 hr, β相5.2 hr 蛋白結合率：－% 分布容積：－L/kg 排泄：尿(約11%)、糞(約91%)(ラット72 hr)
ニカルジピン塩酸塩 ペルジピン®	10・20 mg錠 100 mg/g散 20-40 mg/LAカプセル	錠，散 1回10～20 mg 1日3回 カプセル 1回20～40 mg 1日2回	ラット 557 mg/kg ヒト換算量 1,393錠(20 mg錠)	T_{max}：30～60 min $T_{1/2}$：1.5 hr 蛋白結合率：90% 分布容積：0.64 L/kg 排泄：尿(約0.01%)、糞(－%)(24 hr)
ニフェジピン アダラート® アダラートL® アダラートCR®	5・10 mg/カプセル 10・20 mg/L錠 10・20・40 mg/CR錠	1回10 mg 1日3回 1回20 mg 1日2回 1回40 mg 1日1回 1日最大投与量 60 mg	マウス 1,850 mg/kg ヒト換算量 4,625錠(20 mgCR錠)	T_{max}：1 hr $T_{1/2}$：α相約1 hr, β相約2.6 hr 蛋白結合率：90% 分布容積：－L/kg 排泄：尿(約70～80%)、糞(約20%)(24 hr以内)

(次頁に続く)

表Ⅱ-6a （続き）

一般名・商品名	含有量・剤形	薬用量	毒性(経口致死量)	体内動態
ベニジピン塩酸塩 コニール®	2・4・8 mg/錠	2〜4 mg 1日1回 1日最大投与量 8 mg	ラット 87.6 mg/kg ヒト換算量 1,095錠(4 mg錠)	T_{max}：1〜2 hr $T_{1/2}$：1〜1.7 hr 蛋白結合率：98% 分布容積：− L/kg 排泄：尿(約35%)、糞(約36%) (48 hr)
アゼルニジピン カルブロック®	8・16 mg/錠	1日1回 8〜16 mg 1日最大投与量 16 mg	マウス 979 mg/kg ヒト換算量 3,059錠(16 mg錠)	T_{max}：2〜3 hr $T_{1/2}$：α相1.4 hr、β相14〜20 hr 蛋白結合率：90〜91% 分布容積：− L/kg 排泄：尿(約26%)、糞(約63%) (168 hr)

表Ⅱ-6b ベンゾチアゼピン系カルシウム拮抗薬

一般名・商品名	含有量・剤形	薬用量	毒性(経口致死量)	体内動態
ジルチアゼム塩酸塩 ヘルベッサー®	30・60 mg/錠	1回30〜60 mg 1日3回 1日最大投与量 180 mg	ラット 560 mg/kg ヒト換算量 933錠(30 mg錠)	T_{max}：3〜5 hr $T_{1/2}$：4.5 hr 蛋白結合率：60〜75% 分布容積：160 L 排泄：尿(−%)、糞(−%)
ヘルベッサーR®	100・200 mg/Rカプセル	1回100 mg 1日1回 1日最大投与量 200 mg		

19 ACE 阻害薬, ARB ★

商品名・剤形（表Ⅱ-7 参照）
中毒量・致死量（表Ⅱ-7 参照）
中毒症状
〈ACE 阻害薬〉食欲不振, 悪心, 嘔吐, 胃部不快感, 腹痛, 下痢, 便秘, 起立性低血圧, 動悸, 不整脈, 息切れ, 胸痛, 胸部不快感, Raynaud 様症状, 嗄声, 発熱, 脱力感, 倦怠感, 筋肉痛, 口渇, 口内炎, 頭痛, 頭重, めまい, ふらつき, 傾眠, しびれ, 知覚異常, 顔面紅潮, 耳鳴, ネフローゼ症候群, 白血球減少, 好酸球増加, 貧血, 血小板減少, 代謝性アシドーシス, 高カリウム血症, 低ナトリウム血症, 高血糖, 肝障害, 血圧低下, 循環不全, 意識障害
〈ARB〉悪心, 嘔吐, 胃不快感, 心窩部痛, 胃潰瘍, 腹痛, 下痢, 頭痛, めまい, 不眠, 眠気, 倦怠感, ほてり, 浮腫, 筋肉痛, 鼻出血, 胸痛, 頻尿, 高カリウム血症, 動悸, 起立性低血圧, 血圧低下, 肝・腎障害

体内動態（表Ⅱ-7 参照）
処置法
〈ACE 阻害薬〉胃洗浄, 吸着薬, 下剤, 輸液（肝保護薬を加える）, 循環管理（心電図と血圧モニター）, 血液透析・血液吸着（重症の場合）, 対症療法〔高カリウム血症（カリメート®の投与または GI 療法）, 血圧低下（ドパミン塩酸塩点滴静注, ノルアドレナリン皮下・点滴静注の投与）〕.
〈ARB〉胃洗浄, 吸着薬, 下剤, 輸液, 血液吸着（重症の場合, ただし, 血液透析は無効）, 対症療法〔高カリウム血症（カリメート®の投与または GI 療法）, 血圧低下（ドパミン塩酸塩点滴静注, ノルアドレナリン皮下・点滴静注の投与）〕.

▶ **アドバイス**

〈ACE 阻害薬および ARB〉
- カリウム保持性利尿薬・カリウム製剤と本剤との併用により, 血清カリウム値の上昇がみられることがある.
- フロセミドやトリクロルメチアジドなどの降圧利尿薬で治療を受けている患者に本剤を初めて併用した場合, 降圧効果が増強されることがある.

〈ACE 阻害薬〉
- カリジノゲナーゼ製剤との併用で, 過度の血圧低下が生ずる可能性がある.

表Ⅱ-7a　ACE 阻害薬

一般名・商品名	含有量・剤形	薬用量	毒性（経口致死量）	体内動態
カプトプリル カプトリル®	50 mg/g 細粒 12.5・25 mg/錠 18.75 mg/R カプセル	細粒・錠 1日 37.5〜75 mg 3 回分服 1日最大投与量 150 mg	ラット 4,225 mg/kg ヒト換算量 8,450 錠（25 mg 錠）	T_{max}：40 min $T_{1/2}$：0.43 hr 蛋白結合率：低い 分布容積：0.7 L/kg 排泄：尿（約 80%）
エナラプリルマレイン酸塩 レニベース®	2.5・5・10 mg/錠	1日 1回 5〜10 mg	ラット 2,973 mg/kg ヒト換算量 29,730 錠（5 mg 錠）	T_{max}：3〜6 hr $T_{1/2}$：6〜17 hr 蛋白結合率：50% 以下 分布容積：— L/kg 排泄：尿（約 43%），糞（約 27%）（代謝物として）
アラセプリル セタプリル®	12.5・25・50 mg/錠	1日 25〜75 mg 1〜2 回分服 1日最大投与量 100 mg	イヌ >1,600 mg/kg ヒト換算量 >3,200 錠（25 mg 錠）	T_{max}：1〜4 hr $T_{1/2}$：3.5〜4.9 hr 蛋白結合率：60.8±3.8% 分布容積：111 L/kg 排泄：尿（約 60〜70%），糞（—%）
リシノプリル水和物 ロンゲス®	5・10・20 mg/錠	1日 1回 10〜20 mg	イヌ >6,000 mg/kg ヒト換算量 30,000 錠（10 mg 錠）	T_{max}：6〜7 hr $T_{1/2}$：2.6〜4.5 hr 蛋白結合率：約 10% 分布容積：128 L/kg 排泄：尿（21〜27%），糞（—%）（72 hr）
イミダプリル塩酸塩 タナトリル®	2.5・5・10 mg/錠	1日 1回 5〜10 mg	ラット 3,536 mg/kg ヒト換算量 35,360 錠（5 mg 錠）	T_{max}：2 hr $T_{1/2}$：1.7 hr 蛋白結合率：85% 分布容積：— L/kg 排泄：尿（約 25.5%），糞（—%）（24 hr）

（次頁に続く）

表II-7a (続き)

一般名・商品名	含有量・剤形	薬用量	毒性 (経口致死量)	体内動態
テモカプリル塩酸塩 エースコール®	1・2・4 mg/錠	1日1回 2〜4 mg 1日最大投与量 4 mg	マウス >5,000 mg/kg ヒト換算量 >125,000 錠 (2 mg錠)	T_{max}：1.0〜1.6 hr $T_{1/2}$：α相 1.6 hr，β相 14.5 hr 蛋白結合率：92.7% 分布容積：− L/kg 排泄：尿 (約 8.9〜31.9%)，糞 (−%) (24 hr)

表II-7b ARB

一般名・商品名	含有量・剤形	薬用量	毒性 (経口致死量)	体内動態
ロサルタンカリウム ニューロタン®	25・50・100 mg/錠	1日1回 25〜50 mg 1日最大投与量 100 mg	マウス 1,000 mg/kg ヒト換算量 1,000 錠 (50 mg錠)	$T_{1/2}$：1.5〜2.5 hr 蛋白結合率：−% 分布容積：34 L/kg 排泄：尿 (約 35%)，糞 (約 58%)
カンデサルタンシレキセチル ブロプレス®	2・4・8・12 mg/錠	1日1回 4〜8 mg 1日最大投与量 12 mg	マウス >2,000 mg/kg ヒト換算量 8,333 錠 (12 mg錠)	T_{max}：5.0±1.1 hr $T_{1/2}$：α相 2.2 hr，β相 9.5 hr 蛋白結合率：99%以上 分布容積：1.29 L/kg 排泄：肝排泄型
バルサルタン ディオバン®	20・40・80・160 mg/錠	1日1回 40〜80 mg 1日最大投与量 160 mg	マウス >2,000 mg/kg ヒト換算量 >1,250 錠 (80 mg錠)	T_{max}：2〜3 hr $T_{1/2}$：4〜6 hr 蛋白結合率：16.9±6.9 L 排泄：尿 (約 13.2%)，糞 (約 85.7%) (168 hr 以内)

(次頁に続く)

表Ⅱ-7b（続き）

一般名・商品名	含有量・剤形	薬用量	毒性（経口致死量）	体内動態
テルミサルタン ミカルディス®	20・40・80 mg/錠	1日1回 40 mg 1日最大投与量 80 mg	マウス >2,000 mg/kg ヒト換算量 >2,500錠（40 mg錠）	T_{max}：3.6±1.2 hr $T_{1/2}$：20.9±10.6 hr 蛋白結合率：98%以上 分布容積：－ L/kg 排泄：尿（約0.5%）、糞（約102%）（144 hr以内）
オルメサルタンメドキソミル オルメテック®	5・10・20・40 mg/錠	1日1回 10〜20 mg 1日最大投与量 40 mg	マウス >2,000 mg/kg ヒト換算量 >2,500錠（40 mg錠）	T_{max}：1.7 hr $T_{1/2}$：10.6 hr 蛋白結合率：－% 分布容積：34.92 L 排泄：尿（約12.6%）、糞（約77.2%）（12 hr以内）
イルベサルタン アバプロ®	50・100 mg/錠	1日1回 50〜100 mg 1日最大投与量 200 mg	マウス >2,000 mg/kg ヒト換算量 >1,000錠（100 mg錠）	T_{max}：1.6 hr、$T_{1/2}$：13.6 hr 蛋白結合率：96.6% 分布容積：－ L/kg 排泄：尿（0.3〜1.3%）、糞（－%）

20 抗不整脈薬

商品名・剤形

ジソピラミド：リスモダン®　50・100 mg/カプセル，150 mg/R 錠
　　　　　　　1日 300 mg，1日 3回
メキシレチン塩酸塩：メキシチール®　50・100 mg/カプセル
　　　　　　　1日 300 mg，1日 3回，1日最大投与量 450 mg
シベンゾリンコハク酸塩：シベノール®　50・100 mg/錠
　　　　　　　1日 300〜450 mg，1日 3回
アミオダロン塩酸塩：アンカロン®　100 mg/錠
　　　　　　　1日 200〜400 mg，1日 2回

中毒量・致死量

ジソピラミド：マウス経口 LD_{50}　♀409 mg/kg
　　　　　　ヒト換算経口致死量　204.5 カプセル（100 mg カプセル）
　　　　　　ヒト中毒発現血中濃度　>5 μg/mL
メキシレチン塩酸塩：マウス経口 LD_{50}　♂310 mg/kg
　　　　　　ヒト換算経口致死量　155 カプセル（100 mg カプセル）
　　　　　　ヒト中毒発現血中濃度　0.8〜2.0 μg/mL
　　　　　　ヒト致死濃度　34〜37 μg/mL
シベンゾリンコハク酸塩：マウス経口 LD_{50}　♀180 mg/kg
　　　　　　ヒト換算経口致死量　90 錠（100 mg 錠）
アミオダロン塩酸塩：マウス経口 LD_{50}　>3,000 mg/kg
　　　　　　ヒト換算経口致死量　>1,500 錠

中毒症状

〈ジソピラミド〉悪心，嘔吐，食欲不振，便秘，下痢，口渇，口内・顔面・下肢などの灼熱感，眼の乾き，霧視，複視，眼圧上昇，散瞳，排尿困難（尿閉，尿量減少），頭痛，めまい，錯乱，感覚障害，眠気，せん妄，振戦，痙攣，失神発作，アシドーシス，チアノーゼ，呼吸抑制，血圧低下，心室性頻拍，洞性徐脈，刺激伝導異常，致死的不整脈（Torsades de pointes），心不全，心拍出量低下，脳酸素圧低下，血糖低下，昏睡，呼吸停止，ショック，死亡

〈メキシレチン塩酸塩〉悪心，嘔気，嘔吐，しゃっくり，複視，霧視，眼振，味覚異常，知覚異常，嗜眠状態，不眠，錯乱，めまい，頭のふらつき，手指の

振戦，痙攣(てんかん発作)，低血圧，心悸亢進，洞性徐脈，脚ブロック，心室性不整脈，心房細動，心室細動，ショック，心拍動停止

〈シベンゾリンコハク酸塩〉悪心・嘔吐，口渇，排尿困難，霧視，視調節障害，低血糖(血中濃度が非常に高い場合)，心電図変化(特にQRS幅の著しい延長)，徐脈，心原性ショック(心抑制作用による)，血圧低下，呼吸抑制，呼吸停止，心室細動，昏睡，まれに筋無力症(呼吸筋を含む)，重篤な肝・腎障害(本剤による循環不全のため)

〈アミオダロン塩酸塩〉悪心・嘔吐，食欲不振，流涎，頭痛，振戦，紅潮，全身倦怠感，発汗，不随意運動，歩行障害，運動失調，めまい，知覚異常，不整脈(QT延長，房室ブロック，脚ブロック，Torsades de pointesなど)，血圧低下

体内動態

〈ジソピラミド〉T_{max}：2〜4 hr，$T_{1/2}$：7 hr，分布容積：0.8 L/kg，蛋白結合率：30％以下，排泄：尿(約73％)，24 hr後

〈メキシレチン塩酸塩〉T_{max}：3 hr，$T_{1/2}$：10 hr，分布容積：5〜7 L/kg，蛋白結合率：60〜68％，排泄：尿(約60％)，24 hr以内

〈シベンゾリンコハク酸塩〉T_{max}：1.3〜1.5 hr，$T_{1/2}$：5.28±0.60 hr，蛋白結合率：50.5〜53.4％，分布容積：420 L，排泄：尿(55〜62％)，48 hr以内

〈アミオダロン塩酸塩〉T_{max}：4.6 hr，$T_{1/2}$：13.4 hr，分布容積：106±38 L/kg，蛋白結合率：96％，排泄：主に糞中

処置法

胃洗浄，吸着薬，下剤，輸液(肝保護薬を加える)，強制利尿，対症療法〔徐脈(アトロピン硫酸塩静注)，心室性不整脈(リドカイン静注：メキシレチンの中毒の場合は同系のため避ける，フェニトイン静注)，血圧低下(ドパミン塩酸塩点滴静注，ノルアドレナリン皮下・点滴静注など)〕．

重症時は血液透析(ただし，シベンゾリンコハク酸塩に血液透析は有効ではない)，血液吸着，心停止にはペースメーカーによるペーシングを試みる．

アミオダロン塩酸塩の場合には，コレスチラミンまたはコレスチミドを経口投与すると，排泄が促進される．

▶アドバイス

- ジソピラミドの中毒の場合，不整脈があっても同じクラスIaのプロカインアミド塩酸塩やキニジン硫酸塩は投与禁忌である．
- ジソピラミドを8.4 g服用し，8時間後に心停止をきたした例がある．

21 カリウム薬

商品名・剤形
塩化カリウム：末，K.C.L.®　エリキシル：50 g/500 mL，スローケー®　600 mg/
　　　　　　錠，KCL注キット「テルモ」　10・20 mEq/10・20 mL/シリンジ
L-アスパラギン酸カリウム：アスパラカリウム®　300 mg/錠，500 mg/g/散，
　　　　　　注射剤：10 mEq/10 mL/A

中毒量　ヒト中毒発現血中カリウム濃度　>5.0 mEq/L
　　　　7 mEq/L以上で不整脈など心症状が好発

致死量
塩化カリウム：マウス経口 LD_{50}　383 mg/kg
　　　　　　ヒト換算経口致死量　19.15 g（末）
　　　　　　マウス静注 LD_{50}　117 mg/kg
　　　　　　ヒト換算静注致死量　5,850 mg（KCLキット「テルモ」20 mEq
　　　　　　換算で4キット）
L-アスパラギン酸カリウム：ラット経口 LD_{50}　7,937 mg/kg
　　　　　　　　　　　　ヒト換算経口致死量　400 g
　　　　　　　　　　　　ラット静注 LD_{50}　667 mg/kg
　　　　　　　　　　　　ヒト換算静注致死量　33.3 g

中毒症状
悪心，嘔吐，下痢，腹痛，脱力，筋力低下，弛緩性麻痺，四肢麻痺，四肢末端のしびれ感・重感，口唇周囲の知覚異常，精神錯乱，昏迷，代謝性アシドーシス，腎不全，呼吸麻痺，心電図異常（テント状T波，P波消失，QRS延長），心室粗動，心室細動，血圧低下，心停止

体内動態
〈塩化カリウム〉排泄：尿中へ85％，胃腸液へ12％，残りは汗や分泌物中

処置法
重篤な高カリウム血症の場合には，心電図監視下で，直ちに次の処置を行う．① 8.5％グルコン酸カルシウムを10～20 mL緩徐に静注し，心電図異常が改善しなければ再投与，② GI療法，③ 炭酸水素ナトリウム静注，④ 陽イオン交換樹脂の注腸，⑤ 血液透析，⑥ フロセミド筋・静注など．経口の場合は ①～⑥ に併せて，胃洗浄や吸着薬・下剤の投与を行う．

22 オピオイド

商品名・剤形（表Ⅱ-8参照）
中毒量・致死量（表Ⅱ-8参照）
中毒症状
（多くの麻薬に共通）
〈急性中毒〉悪心，嘔吐，口渇，胃腸運動低下，便秘，めまい，顔面紅潮，発汗，多幸感，注意力・思考力の低下，意識レベルの低下，幻覚，幻想，不安感，尿量減少，痙攣，体温下降，呼吸抑制，肺水腫，縮瞳，散瞳（低酸素血症のため），昏睡，血圧低下，チアノーゼ，循環不全，不整脈，徐脈
〈禁断症状〉あくび，流涙，くしゃみ，鼻漏，発汗，悪寒，鳥肌，振戦，痙攣，恐怖感，せん妄，不安焦燥，不眠，不快感，食欲不振，嘔吐，下痢，腹痛，疝痛，体重の著しい減少，散瞳，呼吸頻数，血圧上昇，虚脱
体内動態（表Ⅱ-8参照）
処置法
〈経口時〉胃洗浄，吸着薬，下剤，輸液，拮抗薬（ナロキソン塩酸塩静注），呼吸管理（酸素吸入，気道確保，人工呼吸など），対症療法，保温
〈皮下・静注時〉輸液，拮抗薬（ナロキソン塩酸塩静注），呼吸管理（酸素吸入，気道確保，人工呼吸など），対症療法，保温

▶ **アドバイス**

- トライエージ®DOAで，尿中のオピオイド化合物をスクリーニングできる．
- オピオイド化合物の多くはナロキソン塩酸塩より作用時間が長いため，これによって中毒症状が消失しても12時間後まで経過観察が必要である．
- ナロキソン塩酸塩の投与によっても症状が改善しない場合には，別の原因物質を疑う．
- オピオイド化合物の多くは分布容積が大きいため，血液浄化法（血液透析，血液吸着など）は無効と思われる．
- ロペラミド塩酸塩（ロペミン®）の過量服用も本剤中毒に準ずる．

表Ⅱ-8 主なオピオイド（麻薬）

一般名・商品名	含有量・剤形	薬用量	毒性（経口致死量）	体内動態
モルヒネ塩酸塩 塩酸モルヒネ® アンペック® オプソ® モルヒネ硫酸塩 MSコンチン®	末、10 mg/錠 10・50・200 mg/1・5・5 mL/A 10・20・30 mg/坐剤 内服液：5・10 mg/2.5・5 mL/包 10・30・60 mg/徐放錠	モルヒネ塩酸塩 経口1回10〜15 mg 1日15 mg モルヒネ硫酸塩 経口1日20〜120 mg 徐放製剤	ヒト経口致死量 70〜500 mg （MSコンチン10 mg錠換算7〜50錠） ヒト静注致死量 258 mg/kg ヒト皮下致死量 456 mg/kg	T_{max}：− hr $T_{1/2}$：2.1〜2.6 hr 蛋白結合率：34.0〜37.5％ 分布容積：− L/kg 排泄：尿（遊離型 8.5〜9.3％、抱合型 66〜70％）
フェンタニル デュロテップ®	MTパッチ 2.1・4.2・8.4・12.6・16.8 mg/枚	オピオイド鎮痛薬からの切り替え	ラット 2.3 mg/kg ウサギ血中致死濃度 >30 ng/mL	T_{max}：12〜24 hr $T_{1/2}$：17 hr 蛋白結合率：84.4％ 分布容積：3〜8 L/kg 排泄：尿（イヌ 約40.2％）、糞（約52.2％）
オキシコドン塩酸塩 オキシコンチン® オキノーム®	5・10・20・40 mg/錠 2.5・5・10 mg/包	成人 1日10〜80 mg 1日2回経口投与	ラット 50 mg/kg イヌ致死量 >300 mg/kg ヒト換算致死量 >30錠（オキシコンチン10 mg錠）	T_{max}：2.4±1.4 hr $T_{1/2}$：5.7±1.1 hr 蛋白結合率：45〜46％ 分布容積：11.0 L/kg 排泄：尿（約5.5±2.5％）、糞（−％）
コデインリン酸塩	10・100 mg/g散 5・20 mg/錠	1回 20 mg 1日 60 mg	マウス 290 mg/kg ヒト推定致死量 800〜1,000 mg	T_{max}：0.8 hr $T_{1/2}$：2.2 hr 蛋白結合率：45〜46％ 分布容積：3.97±1.2 L/kg 排泄：尿（約5〜15％）、糞（−％）

23 ピル（低用量経口避妊薬）　★

商品名・剤形

オーソ®M-21・ルナベル®（エチニルエストラジオール0.035 mg・ノルエチステロン1.0 mg配合錠，1日1錠），トリキュラー®21（エチニルエストラジオール0.03～0.04 mg・レボノルゲストレル0.05～0.125 mg配合錠，錠剤の色によって含有量が異なる．1日1錠），マーベロン®21（エチニルエストラジオール0.03 mg・デソゲストレル0.15 mg配合錠，1日1錠）

中毒量・致死量

ラット経口LD_{50} ♂♀5 g/kg以上（レボノルゲストレル含有低用量経口避妊薬として）

中毒症状

幼少児の誤飲などで，数錠服用してもほとんど無害である．

〈多量誤飲の場合〉悪心，嘔吐，食欲不振，下痢，腹痛，胃痛，便秘，口内炎，口渇，頭痛，眠気，倦怠感，めまい，神経過敏，動悸，血圧上昇，熱感，腰痛，肩こり，冷感，不正出血，乳房痛

体内動態

（エチニルエストラジオールとして）T_{max}：1 hr，$T_{1/2}$：11.2 hr，蛋白結合率：95％，分布容積：－，排泄：尿（55.2％），糞（36.8％）

処置法

通常の誤飲では経過観察のみでよい．

〈多量誤飲の場合〉胃洗浄，吸着薬・下剤，輸液，対症療法

▶ **アドバイス**

- 低用量経口避妊薬は中毒の視点からは極めて安全である．
- 性ステロイドホルモンであるため，一時的に多量に服用したとしてもその作用を発現するまでには一定の時間が必要である．
- 女児が長期に大量服用すると思春期早発や骨端線早期閉鎖などが，男児が長期服用すると女性化症状を生ずることがある．
- 中用量混合ホルモン製剤（ソフィア®など）も本剤中毒に準ずる．

24 点鼻用血管収縮薬 ★

商品名・剤形

プリビナ®(点鼻液, ナファゾリン硝酸塩 0.5 mg/mL), トラマゾリン®(点鼻液, トラマゾリン塩酸塩 1.18 mg/mL), ナシビン®(点鼻・点眼液, オキシメタゾリン塩酸塩 0.5 mg/mL)

中毒量・致死量

ナファゾリン硝酸塩：ウサギ経口 LD_{50}　50 mg/kg
　ヒト換算経口致死量　500 mg(小児 10 kg あたり)〔製剤として 1,000 mL〕
トラマゾリン塩酸塩：マウス経口 LD_{50}　195 mg/kg
　ヒト換算経口致死量　1,950 mg(小児 10 kg あたり)〔製剤として 1,653 mL〕
オキシメタゾリン塩酸塩：ラット経口 LD_{50}　1.0 mg/kg
　ヒト換算経口致死量　10 mg(小児 10 kg あたり)〔製剤として 20 mL〕

中毒症状

〈軽症〉発汗, 頭痛, 頭のふらつき, めまい, 傾眠, 口渇, 悪心, 食欲不振
〈中等症〉意識障害, 昏睡, 皮膚の蒼白および厥冷(四肢の末端から次第に中心へと冷えること), 心悸亢進, 呼吸抑制, 体温低下, 四肢の振戦, 痙攣, 興奮
〈重症〉徐脈, 血圧上昇から下降, 呼吸停止, 昏睡, 縮瞳(初期), 散瞳(回復期)

体内動態

〈トラマゾリン塩酸塩〉作用発現時間：3 min, 作用持続時間：7 hr
〈オキシメタゾリン塩酸塩〉作用持続時間：6 hr

処置法

〈過用量〉保温と安静
〈大量服用〉胃洗浄, 吸着薬, 下剤, 輸液, 呼吸管理, 対症療法〔血圧上昇(フェントラミンメシル酸塩筋・静注), 痙攣・興奮(ジアゼパム筋・静注)〕.

▶ **アドバイス**

- 吸収が極めて速く, 胃洗浄は一般的に無効である(ナファゾリン硝酸塩).
- 症状は摂取後 3 分〜1.5 時間で発現する.
- 症状がない場合でも 7 時間程度経過観察が必要である.
- 小児では, 傾眠や呼吸抑制などの症状が現れやすい.

25 マキロン®

商品名・剤形

マキロン® 100 mL 中:ナファゾリン塩酸塩 100 mg, ジブカイン塩酸塩 100 mg, クロルフェニラミンマレイン酸塩 200 mg, ベンゼトニウム塩化物 100 mg

添加物(エタノール, pH 調節剤, 香料, チモール, l-メントール)

現在販売されているマキロン® S(100 mL 中, ベンゼトニウム塩化物 100 mg, アラントイン 200 mg, クロルフェニラミンマレイン酸塩 200 mg)にはナファゾリン塩酸塩は含まれておらず, 毒性は低いと思われる.

中毒量・致死量

マウス LD_{50}　48.2 mL/kg(マキロン® として)
ヒト換算経口致死量　2,410 mL(マキロン® として)

中毒症状

悪心, 嘔吐, めまい, 発汗, 傾眠, 顔面蒼白, 徐脈, 血圧の上昇または下降, 意識障害, 昏睡, 痙攣, 不整脈, 狭心症様症状, チアノーゼ, 呼吸抑制, 肺水腫, 肝機能異常, 体温低下

体内動態

〈ナファゾリン塩酸塩〉症状発現時間:10 min〜1.5 hr, 持続時間:2〜6 hr, $T_{1/2}$:2〜4 hr

処置法

呼吸管理, 循環管理, 胃洗浄(気管挿管後に行う), 吸着薬, 下剤, 輸液(肝保護薬を加える), 対症療法〔痙攣(ジアゼパム筋・静注), 血圧低下(ドパミン塩酸塩点滴静注, ノルアドレナリン皮下・点滴静注など)〕.

▶ **アドバイス**

- マキロン® などのイミダゾリン系薬剤, 局所麻酔薬, 抗ヒスタミン薬の配合外皮用薬は少量でも中毒症状を呈することがあり, 注意が必要である.
- 小児で約 2 mL の誤飲例があり, 発汗, 傾眠, 顔面蒼白, 徐脈, 血圧低下がみられた.
- 本剤の作用発現は早く, 摂取直後から症状がみられる.
- 症状がない場合でも 6 時間は経過観察が必要である.

26 ヨードチンキ

商品名・剤形
ヨードチンキ（各社）（液 100 mL 中ヨウ素 6 g，ヨウ化カリウム 4 g，70％エタノール適量），希ヨードチンキ（各社）（液，ヨードチンキの 1/2 濃度），ヨーチン（各社）（液 100 mL 中ヨウ素 6 g，ヨウ化カリウム 4 g，メタノール変性アルコール 70 mL），希ヨーチン（各社）（液，ヨーチンの 1/2 濃度）

中毒量・致死量
ヒト推定経口致死量（ヨードチンキ）　30～50 mL

中毒症状
主として胃腸症状，口中金属性味覚，口腔・食道の灼熱感，反射性嘔吐と激しい胃腸炎，口渇，下痢（血性のことあり），腹痛，頭痛，めまい，精神錯乱，せん妄，昏迷，昏睡，声門浮腫，吸引性肺炎，肺浮腫，発熱，咽頭浮腫による呼吸困難，窒息，頻脈，血圧低下，チアノーゼ，ショック，腎障害，腎不全

処置法
禁催吐，胃洗浄（腐食が進行している場合は禁忌，1％バレイショデンプン液または 1％チオ硫酸ナトリウム液または牛乳にて行う．直ちに使用できないときには微温湯でも可），解毒薬（1％チオ硫酸ナトリウム液 100 mL を経口投与），輸液，対症療法，血液透析（重症の場合のみ），循環管理〔血圧低下（ドパミン塩酸塩点滴静注，ノルアドレナリン皮下・点滴静注など）〕，呼吸管理（酸素吸入，気管挿管，人工呼吸など）．

▶ アドバイス

- 大量摂取の場合はエタノールやメタノールの中毒も同時に出現するため，それぞれ 249 頁，206 頁参照．
- 大量摂取では消化管腐食を示すことがあり，その回復期には食道・幽門部に狭窄を生ずることがある．
- ポビドンヨード（イソジン®など）は，刺激性が少なくエタノール類も配合されていないため毒性は本剤よりもかなり低い．
- ヨードにより，一時的に唾液腺やリンパ節に腫脹を生ずることがある．
- 本剤と類似するヨードホルムガーゼ（各社）の創部充填により，見当識障害，傾眠，不眠，せん妄などの精神神経症状を伴う中毒が出現することがある．

27 クロルヘキシジングルコン酸塩 ★

商品名・剤形

ヒビテン®(5％消毒液，20％グルコネート液)，ヒビスクラブ®(4％消毒液)，ヒビディール®(0.05％消毒液)，ヒビソフト®(0.2％エタノール溶液消毒液)

中毒量・致死量

ラット経口 LD_{50}　2,000 mg/kg (クロルヘキシジングルコン酸塩として)
ヒト換算経口致死量　2,000 mL (ヒビテン®5％液として)

中毒症状

原液または希釈液の大量服用時には次の症状が現れる．
悪心，嘔吐，口腔びらん，食道壊死，咽頭浮腫，下痢，腹痛，肺水腫，気管支喘息，徐脈，肝障害，ARDS(急性呼吸窮迫症候群)

体内動態

消化管からの吸収はごくわずかであるため，尿中には少量，糞中には大部分が排泄される．ラットへ静注した場合には，その 45〜70％ が 48 時間以内に胆汁へ排泄され，半減期は 4 日間である．

処置法

〈経口の場合〉催吐は禁忌(誤嚥の恐れがあるため)．摂取直後であれば，希釈(水または牛乳 200〜300 mL などを飲ませる)，胃洗浄，下剤，輸液，胃粘膜保護薬(アルサルミン® など)の投与，対症療法

〈誤嚥の場合〉呼吸管理，循環管理，対症療法〔ARDS には ECMO(extracorporeal membrane oxygenation)，血漿交換など〕，抗菌薬の投与など

〈眼に入った場合〉直ちに流水で十分に洗眼，ヒアレイン® 点眼液，抗菌薬点眼液などの投与．

▶ アドバイス

- 希釈液の少量誤飲程度では，ほとんど中毒症状は現れない．
- 誤嚥や誤って静注した場合には，ARDS を発症することがある．
- 誤って静注した場合には溶血を起こし危険である．
- 内耳への注入で難聴，膀胱への注入で血尿，眼に入った場合には角膜損傷が起きることがある．
- 誤って浣腸に用いた場合に大腸炎，大腸潰瘍を形成した報告がある．

28 クレゾール石鹸液 ★★

商品名・剤形
1 L 中クレゾール 500 mL，植物油 300 mL，水酸化カリウム 63 g，エタノール 50 mL，常水・精製水を適量含有する

致死量
ヒト経口推定致死量　180〜250 mL

中毒症状
〈少量経口時〉悪心，嘔吐，下痢，口腔・食道・胃粘膜の腐食に伴う灼熱感と疼痛，粘膜白色変性，咽頭浮腫，上気道の狭窄，頭痛，めまい
〈多量（16 mL 以上）経口時〉吐血，食道潰瘍，下血，痙攣，筋線維性攣縮，腱反射消失，せん妄，興奮，不穏，縮瞳，体温低下，代謝性アシドーシス，メトヘモグロビン血症，貧血，溶血，血圧低下，チアノーゼ，不整脈，ショック，呼吸麻痺，肺水腫，昏睡，心停止，肝・腎（急性尿細管拡張による）障害
〈皮膚に付着した場合〉白色または茶褐色の化学熱傷

体内動態
T_{max}：− hr，$T_{1/2}$：1.5 hr，蛋白結合率：高い，分布容積：大きい，排泄：尿（約 90％），24 時間以内

処置法
〈経口時〉胃洗浄（腐食が進行している場合は穿孔を起こすことがあるため禁忌），希釈剤（牛乳 200〜300 mL またはオリーブ油 30 mL），吸着薬，下剤，粘膜保護薬（アルロイドG® など），輸液（乳酸リンゲル液など），呼吸管理，対症療法〔メトヘモグロビン血症（メチレンブルー，ビタミンCの投与など）〕，血液吸着（重症の場合）
〈皮膚に付着した場合〉汚染部位を大量の水で洗い流す．熱傷と同じ処置をする．全身症状が出現したときには輸液，呼吸管理，対症療法などを行う．

▶ **アドバイス**
- 皮膚や粘膜から吸収されやすく，広範囲に付着した時には全身症状が出現し重症化することがあるため，速やかな洗浄が必要である．
- 医療従事者はクレゾールに直接触れないようにゴム手袋，眼保護用のゴーグルを着用することが望ましい．

29 甘草含有漢方薬エキス製剤 ★

品名・成分

下記に甘草の1日量が3.0g以上のツムラ製品を示す〔（　）内は1日量の甘草の含有量〕。
芍薬甘草湯(6g)，甘麦大棗湯(5g)，小青竜湯(3g)，人参湯(3g)，桂枝人参湯(3g)，黄連湯(3g)，桔梗湯(3g)，芎帰膠艾湯(3g)，炙甘草湯(3g)

中毒量・致死量

ラット経口 LD_{50}　＞6～15 g/kg（抽出エキスとして）
ヒト換算経口致死量　＞300～750 g

中毒症状

偽アルドステロン症（低カリウム血症，血圧上昇，ナトリウム・体液の貯留，浮腫，体重増加など），ミオパシー（脱力感，四肢痙攣・麻痺など），仮性Bartter症候群（低カリウム血症，代謝性アルカローシス，レニン活性とアンジオテンシンⅡの増加，血圧とアルドステロンは正常範囲）

処置法

〈大量服用時〉胃洗浄，吸着薬，下剤，輸液，対症療法

30 附子含有漢方薬エキス製剤 ★

品名・成分
（　）内は1日量の附子（ブシ末）の含有量（ツムラ製品）．
牛車腎気丸(1 g)，麻黄附子細辛湯(1 g)，大防風湯(1 g)，八味地黄丸(0.5 g)，桂枝加朮附湯(0.5 g)，真武湯(0.5 g)

中毒量・致死量
ラット経口 LD_{50}　＞15 g/kg（抽出エキスとして）
ヒト換算経口致死量　＞750 g

中毒症状
四肢のしびれ，めまい，衰弱感，熱感，ほてり，発汗，よだれ，悪心など
〈大量服用時〉動悸，不整脈，血圧下降，痙攣

処置法
胃洗浄，吸着薬，下剤，輸液，循環管理，対症療法

▶ **アドバイス**
- 大量に摂取したときには，トリカブトの項目（234頁）を参照のこと．
- 附子の低毒性化の処理（修治）には，オートクレーブにかけるなど，種々の方法があり，それらの違いにより毒性の強弱がある．

31 地黄, 川芎, 麻黄含有漢方薬エキス製剤 ★

品名・成分
地黄：八味地黄丸，四物湯，牛車腎気丸，炙甘草湯，三物黄芩湯，潤腸湯，竜胆瀉肝湯
川芎：葛根湯加川芎辛夷，当帰芍薬散，抑肝散，酸棗仁湯
麻黄：麻黄湯，麻杏甘石湯，小青竜湯，葛根湯

中毒量・致死量
ラット経口 LD_{50}　＞15 g/kg（抽出エキスとして）
ヒト換算経口致死量　＞750 g

中毒症状
〈地黄，川芎〉食欲不振，胃部不快感，悪心，嘔吐，腹痛，軟便，下痢
〈麻黄〉食欲不振，悪心，下痢，発汗過多，頻脈，動悸，不眠

処置法
たいていの場合はほとんど処置の必要がない．
〈大量服用時〉胃洗浄，吸着薬，下剤，輸液，対症療法

32 酸棗仁湯, 抑肝散, 抑肝散加陳皮半夏 ★

品名・成分
酸棗仁湯：ツムラ酸棗仁湯エキス顆粒, 快眠精錠, コンレス錠, スリーパン錠, 爽明仙カプセル, JPS漢方顆粒-66号, パルミン錠, ホスロール, ラクミン錠, ストレスチン錠

抑肝散：オーカン, ツムラ抑肝散, アロパノール錠・顆粒

抑肝散加陳皮半夏：漢方ノイロン錠, スノーブル錠, 抑肝眩悸散

中毒量・致死量
ラット経口 LD_{50}　>15 g/kg（抽出エキスとして）

ヒト換算経口致死量　>750 g

中毒症状
眠気, 脱力感, 意識レベルの低下, 無呼吸, 血圧低下, 動物実験において酸棗仁エキスにヘキソバルビタールの催眠延長, 運動抑制などの鎮静作用が認められている.

処置法
コーヒー, 緑茶などを飲ませる程度でよい.

〈大量服用時〉胃洗浄, 吸着薬, 下剤, 輸液, 対症療法

▶ アドバイス
- （その他の漢方薬全般に対して）29〜32以外の漢方薬は毒性が極めて低く, 多量摂取しても特に問題はないと考えられる.

33 メタンフェタミン塩酸塩(覚醒剤)

商品名・剤形
ヒロポン® 末, 1 mg/錠, 注射液：3 mg/1 mL/A

中毒量・致死量（個体差が大きい）
ヒト経口致死量　1,000 mg, ヒト静注致死量　120 mg(40A)

中毒症状
〈急性中毒〉口渇, 金属味覚, 食欲不振, 悪心, 嘔吐, 下痢, 腹痛, 不穏, めまい, 振戦, 反射亢進, 多弁, 緊張過敏, 疲弊, 急速呼吸, 不眠, 発熱, 精神錯乱, 攻撃性, 性欲亢進, 不安, せん妄, 幻覚, 恐慌状態, 離人症体験, 舞踏病, 頭痛, 悪寒, 蒼白または紅潮, 動悸, 狭心痛, 不整脈, 血圧上昇または下降, 散瞳, 脱水, 強度の発汗, 循環虚脱, 脳および冠血管障害, 代謝性アシドーシス, ミオグロビン血症, 尿閉, 過高熱(39℃以上), 横紋筋融解症
〈慢性中毒〉精神症状の現れる頻度が高い. 体重減少, 皮膚炎, 幻覚, 幻聴, 躁状態などの統合失調症に似た症状が現れる.

体内動態　T_{max}：2～4 hr(経口), $T_{1/2}$：6～15 hr(経口), 蛋白結合率：10～20％, 排泄：尿(90～95％), 48時間以内

処置法
〈経口時〉胃洗浄, 吸着薬, 下剤, 輸液, 対症療法〔痙攣・興奮(ジアゼパム筋・静注など), 舞踏病(クロルプロマジンなど), 幻覚・不穏(ハロペリドール筋・静注など), ミオグロビン血症(輸液, フロセミド, ハプトグロビン), 尿のアルカリ化, 過高熱(クーリングマットなどで冷却, レスピレータを付け, 臭化パンクロニウム静注), 代謝性アシドーシス(炭酸水素ナトリウム静注), 心室性不整脈(リドカイン静注), 頻脈(プロプラノロールなど)〕, 血液透析・血液吸着(重症の場合)
〈注射時〉上記の処置に準ずる(胃洗浄, 吸着薬・下剤の投与を除く).

▶ **アドバイス**

- スクリーニング法としてトライエージ®DOAがあるが, 感冒薬などに配合されている麻黄により偽陽性を示すことがあるため注意を要する.
- 本剤の俗名はシャブ, ポン, ヤク, ネタ, Ice Crystal, キンギョ, スピード, ホワイトなどと呼ばれ, 最近は皮下注ではなく, 吸入することが多い.

2 農薬

1 有機リン系殺虫剤(メタミドホス含む)

商品名・含有量・剤形
表Ⅱ-9 参照

致死量
表Ⅱ-9 参照

中毒症状
〈軽症〉ムスカリン様症状(悪心,嘔吐,腹痛,下痢,唾液分泌過多,気道分泌物増加,多汗,流涙,流涎,軽度の縮瞳,胸部圧迫感),ニコチン様症状(頻脈),中枢神経系症状(不安感,全身倦怠感,頭痛,めまい)など
〈中等症〉軽症の諸症状に加えて,ムスカリン様症状(縮瞳,視力減弱,徐脈,急性膵炎),ニコチン様症状(筋の線維性攣縮,歩行困難),中枢神経系症状(興奮,錯乱,言語障害)など
〈重症〉ムスカリン様症状〔高度(ピンポイント)の縮瞳,尿失禁,肺水腫,呼吸困難〕,ニコチン様症状(全身痙攣,血圧上昇),中枢神経系症状(意識混濁),ショックなど.

処置法
胃洗浄(気管挿管後に行う),吸着薬・下剤,輸液,拮抗薬(アトロピン硫酸塩静注),解毒薬(パム®静注),呼吸管理,循環管理,血液透析・血液吸着(重症の場合),対症療法〔痙攣(ジアゼパム筋・静注またはチオペンタールナトリウム静注など)〕

▶ **アドバイス**

- 吐物や呼気に有機溶剤臭がある(キシレン,トルエンなど).このため灯油やベンジンと間違えることがある.
- 皮膚からの吸収が強いため,皮膚に接触した場合には直ちに石鹸で洗う(アルカリに弱いため).処置の際には,ゴム手袋を使用するなど注意すること.
- 服毒後数日〜1週間程度に中毒症状の遅発もしくは再燃現象が認められるこ

とがある．
- 服毒後10～14日程度で末梢神経障害を発生する成分がある（DEP, EPN, MPP, マラチオンなど）．
- 血清コリンエステラーゼ活性値が正常にもどるまで数週間～数か月かかる．
- 慎重投与の薬剤：アミノフィリン，フェノチアジン系抗精神病薬，スキサメトニウム塩化物，レセルピン，カテコールアミン剤など．
- 有機リン系農薬の検出キットとしてニトロベンジルピリジンを用いた簡便なものが発売されている〔有機りん系農薬検出キット（関東化学）〕．ただし，ブロムワレリル尿素にも反応するため，症状や他の検査値などとともに判断することが必要である．

表II-9 主な有機リン殺虫剤（毒性の強い順）　　　＊製造中止となっている製品

一般名	商品名（含有量・剤形）	経口毒性
エチルチオメトン	エカチンTD粒剤（5％）＊ ダイシストン粒剤（5％）	ラット　♀2.6 mg/kg ヒト換算経口致死量　2.6 g（5％粒剤）
パラチオン	ホリドール＊	ラット　♀3.6 mg/kg ヒト換算経口致死量　180 mg
メタミドホス	無登録農薬（中国ギョーザ混入事件の原因成分）	ラット　7.5 mg/kg ヒト換算経口致死量　375 mg
EPN	EPN乳剤（45％） EPN水和剤（25％） EPN粉剤1.5（1.5％）	ラット　♀24 mg/kg ヒト換算経口致死量　2.7 mL（45％乳剤）
カズサホス	ラグビーMC粒剤（3％）	ラット　♀30 mg/kg ヒト換算経口致死量　50 g
イソフェンホス	アミドチッド粒剤（5％）＊	ラット　♀35 mg/kg ヒト換算経口致死量　35 g
DMTP	スプラサイド乳剤40（40％） スプラサイド水和剤（36％） スプラサイドM（乳剤）（30％）	ラット　♀40 mg/kg ヒト換算経口致死量　5 mL（40％乳剤）
CVP	ビニフェート乳剤50（50％）＊ ビニフェート乳剤（24％）＊ ビニフェート粉剤（1.5％）＊ ビニコート乳剤（24％）＊	ラット　♂45 mg/kg ヒト換算経口致死量　4.5 mL（50％乳剤）

（次頁に続く）

表Ⅱ-9 （続き）　　　　　　　　　　　　　　　　　　　　*製造中止となっている製品

一般名	商品名(含有量・剤形)	経口毒性
DDVP (ジクロルボス)	DDVP 乳剤 75(75%) DDVP 乳剤 (50%) DDVP 乳剤 50(50%) DDVP50(%)乳剤(50%) デス 75(乳剤) (75%) デス(乳剤) (50%) デッパー乳剤 75(75%) デッパー乳剤 (50%) ラビック 75 乳剤(75%) ラビック(乳剤) (50%) ホスビット乳剤 75(75%) ホスビットジェット(くん煙剤)(15%)* VP 乳剤 50(50%) VP スモーク(くん煙剤)(30%) ホスビット乳剤(50%) ジェット VP(くん煙剤)(30%) サンスモーク VP(くん煙剤)(18%) 園芸用バポナ殺虫剤(くん蒸剤) 　　　　　　　　　　(16.7%) バポナ殺虫プレート(くん蒸剤)(16%) バナプレート(くん蒸剤)(16%)	ラット　♀50〜300 mg/kg ヒト換算経口致死量　3.3〜20 mL(75%乳剤)
モノクロトホス	アルフェート粒剤(5%)	マウス　♂53.8 mg/kg ヒト換算経口致死量　53.8 g
ホスチアゼート	アオバ液剤(30%) ネマトリン粒 10(10%) ネマトリン粒剤(1%) ネマトリンエース粒剤(1.5%)	ラット　♀57 mg/kg ヒト換算経口致死量　9.5 mL(30%液剤)
エチオン	エチオン乳剤(50%)* トモチオン乳剤(50%)*	マウス　60 mg/kg ヒト換算経口致死量　6 mL(50%乳剤)
チオメトン	エカチン(乳剤)(25%)*	マウス　♀70 mg/kg ヒト換算経口致死量　14 mL
プロパホス	カヤフォス粒剤 5(5%)*	ラット　♀72.5 mg/kg ヒト換算経口致死量　72.5 g
クロルピリホス	ダーズバン DF(水和剤)(72%)* ダーズバン乳剤 40(40%)* ダーズバン水和剤 25(25%)* ダーズバンくん煙剤(15%) ダーズバン微粒剤 F(3%)	マウス　♂88 mg/kg ヒト換算経口致死量　6.1 g(72%水和剤)

(次頁に続く)

表II-9 （続き） *製造中止となっている製品

一般名	商品名(含有量・剤形)	経口毒性
イソキサチオン	カルホス乳剤(50%) カルホス水和剤(40%) カルホス粉剤3(3%) カルホス微粒剤F(3%) カルホス粉剤(2%) カルホスベイト(粒剤)(0.5%) カルモック(粒剤)(0.5%) ネキリトンK(粒剤)(0.5%)	マウス ♂112 mg/kg ヒト換算経口致死量　11.2 mL(50%乳剤)
スルプロホス	ボルスタール乳剤(50%)	ラット ♀120 mg/kg ヒト換算経口致死量　12 mL
BRP	ジブロムロッド乳剤(50%)	マウス　121 mg/kg ヒト換算経口致死量　12.1 mL
ホサロン	ルビトックス乳剤(35%) ルビトックス粉剤(4%)	マウス ♀134 mg/kg ヒト換算経口致死量　19.1 mL(35%乳剤)
ECP	VC乳剤(75%) VC粉剤3(3%)	ラット ♀136 mg/kg ヒト換算経口致死量　9.1 mL(75%乳剤)
EDDP	ヒノザン水和剤(30%) ヒノザン乳剤30(30%) ヒノザン粉剤25DL(2.5%) ヒノザン粉剤DL(1.5%)	ラット ♀150 mg/kg ヒト換算経口致死量　25 g(30%水和剤)
ジメチルビンホス	ランガード粒剤(3%) ランガード粉剤(2%) ランガード粉剤DL(2%)	ラット ♀155 mg/kg ヒト換算経口致死量　258.3 g(3%粒剤)
ジメトエート	ジメトエート乳剤(43%) ジメトエート粉剤(5%) ジメトエート粒剤(5%) カミキリン(乳剤)(20%)	マウス ♂158 mg/kg ヒト換算経口致死量　18.4 mL(43%乳剤)
ダイアジノン	ダイアジノン水和剤(45%) ダイアジノン乳剤40(40%) ダイアジノン水和剤34(34%) ダイアジノンSLゾル 　（マイクロカプセル剤）(25%) ダイアジノン粒剤5(5%) ダイアジノン粉剤3(3%) ダイアジノン粉剤3DL(3%) ダイアジノン微粒剤F(3%) ダイアジノン粒剤3(3%) ダイアジノン粉剤2(2%) エキソジノン乳剤(30%)	マウス ♂177 mg/kg ヒト換算経口致死量　19.7 g(45%水和剤)
ピラクロホス	ボルテージ乳剤(50%) ボルテージ水和剤(35%) ボルテージ粒剤6(6%)	ラット ♂237 mg/kg ヒト換算経口致死量　23.7 mL(50%乳剤)

（次頁に続く）

表 Ⅱ-9 （続き）　　　　　　　　　　　　　　　＊製造中止となっている製品

一般名	商品名(含有量・剤形)	経口毒性
PAP	エルサンエアー(乳剤)(50％) エルサン乳剤(50％) エルサン水和剤 40(40％) エルサン粉剤 5(5％)＊ エルサン粉剤 3(3％)＊ エルサン粉剤 3DL(3％) エルサン粉剤 2(2％) エルサン粉剤 2DL(2％) パプチオン乳剤(50％) パプチオン水和剤 40(40％) パプチオン粉剤 3(3％) パプチオン粉剤 2(2％)	ラット　255 mg/kg ヒト換算経口致死量　25.5 mL(50％乳剤)
MPP	バイジット乳剤(50％) バイジット水和剤 40(40％) バイジット粒剤(5％) バイジット粉剤(3％) バイジット粉剤 2DL(2％) バイジット粉剤 2(2％) ファインケム B 乳剤(50％) ファインケム油剤 D(0.67％) T-7.5 バイセプト乳剤 50(50％) マウント T-7.5A 油剤(20％) マウント T-7.5B 油剤(0.67％)	マウス　♂272 mg/kg ヒト換算経口致死量　27.2 mL(50％乳剤)

（次頁に続く）

表Ⅱ-9　（続き）　　　　　　　　　　　　　　　　　　　　　　＊製造中止となっている製品

一般名	商品名(含有量・剤形)	経口毒性
MEP （フェニトロチオン）	スミパイン乳剤(80%)＊ スミパイン MC(23.5%) スミチオン乳剤 70(70%)＊ スミチオン乳剤(50%)＊ スミチオン乳剤 50(50%) スミチオン水和剤 40(40%)＊ スミチオン MC(20%) スミチオン 100（乳剤）(5%) スミチオンゾル(5%) スミチオン粉剤 3(3%) スミチオン粉剤 3DL(3%) スミチオン微粒剤 F(3%) スミチオン粉剤 2(2%)＊ スミチオン粉剤 2DL(2%) スミチオンスプレー（液剤）(0.1%) パインサイド S 油剤 C(40%) パインサイド S 油剤 D(0.7%) バークサイドオイル（油剤）(40%) バークサイド E（乳剤）(10%) バークサイド F（油剤）(0.7%) ガットキラー乳剤(15%) サッチューコート S（乳剤）(15%) サッチューコート S セット（乳剤）(15%) ガットサイド S（乳剤）(1%)	ラット　♂330 mg/kg ヒト換算経口致死量　20.6 mL(80%乳剤)
メスルフェンホス	ネマノーン注入剤（油剤）(50%)	ラット　♂390 mg/kg ヒト換算経口致死量　39 g
ホルモチオン	アンチオ粒剤 5(5%)	ラット　♀424 mg/kg ヒト換算経口致死量　424 g
ピリダフェンチオン	オフナック水和剤(50%) オフナックフロアブル(水和剤)(40%) オフナック乳剤(40%) オフナック粒剤(5%) オフナック粉剤(2%) オフナック粉剤 DL(2%) オフナックベイト（粒剤）(1%)＊ オフナック 100（乳剤）(4%)	マウス　458.7 mg/kg ヒト換算経口致死量　45.9 g(50%水和剤)
アセフェート	オルトラン水和剤(50%) オルトラン液剤(15%)＊ オルトラン乳剤(10%) オルトラン粒剤(5%)	マウス　♂480 mg/kg ヒト換算経口致死量　48 g(50%水和剤)

（次頁に続く）

表Ⅱ-9 （続き）　　　　　　　　　　　　　　　　　　　　　＊製造中止となっている製品

一般名	商品名(含有量・剤形)	経口毒性
プロフェノホス	エンセダン乳剤(40%)	ラット ♂510 mg/kg ヒト換算経口致死量　63.8 mL
DEP	ディプテレックス水溶剤80(80%) ディプテレックス乳剤(50%) ディプテレックス乳剤10(10%) ディプテレックス粉剤(4%) ディプテレックス粉剤DL(4%) ディプテレックス微粒剤(4%) ネキリトン(粒剤)(1%)	ラット ♀540 mg/kg ヒト換算経口致死量　33.8 g(80%水溶剤)
CYAP	サイアノックス乳剤(50%)＊ サイアノックス水和剤(40%)＊ サイアノックス粉剤(3%)＊ サイアノックス粉剤3(3%)＊	ラット ♂580 mg/kg ヒト換算経口致死量　58 mL(50%乳剤)
アミプロホスメチル	トクノールM水和剤(60%)	ラット ♀640 mg/kg ヒト換算経口致死量　53.3 g
ブタミホス	タフラー乳剤80(80%) タフラー水和剤(40%) クレマート乳剤(50%) クレマートU粒剤(3%)＊ ヒエトップ粒剤(5%)	ラット ♀845 mg/kg ヒト換算経口致死量　52.8 mL(80%乳剤)
ピリミホスメチル	アクテリック乳剤(45%)＊	マウス ♂1,050 mg/kg ヒト換算経口致死量　116.7 mL
プロチオホス	グリーンT-7.5乳剤(50%) トクチオン乳剤(45%) トクチオン水和剤(32%) トクチオン細粒剤F(3%) トクチオン粉剤(2%) T-7.5グリーンA油剤(20%) T-7.5グリーンB油剤(0.67%)	ラット ♀1,390 mg/kg ヒト換算経口致死量　139 mL(50%乳剤)
マラソン	マラソン乳剤(50%) マラソン乳剤50(50%)＊ マラソン油剤20(20%) マラソン100(乳剤)(5%) マラソン粉剤3(3%) マラソン粉剤2(2%)＊ マラソン粉剤1.5(1.5%)	ラット ♂1,390 mg/kg ヒト換算経口致死量　139 mL(50%乳剤)
SAP (ベンスリド)	ジェイサン乳剤(50%) ロンバー乳剤(50%)	マウス ♂1,540 mg/kg ヒト換算経口致死量　154 mL(50%乳剤)

(次頁に続く)

表Ⅱ-9 （続き） ＊製造中止となっている製品

一般名	商品名（含有量・剤形）	経口毒性
IBP （イプロベンホス）	キタジンP乳剤（48%） キタジンP粒剤（17%） キタジンP粉剤30DL（3%） キタジンP粉剤20（2%）	マウス ♀1,633 mg/kg ヒト換算経口致死量　170.1 mL（48%乳剤）
クロルピリホスメチル	レルダン乳剤40（40%）＊ レルダン乳剤25（25%） レルダン粉剤2DL（2%）＊	ラット ♀1,828 mg/kg ヒト換算経口致死量　228.5 mL（40%乳剤）
エテホン	エスレル10（液剤）（10%）＊	マウス ♂2,960 mg/kg ヒト換算経口致死量　1,480 mL
CVMP （テトラクロルビンホス）	ガードサイド水和剤（50%） ガードサイドゾル（水和剤）（50%） ガード粉剤DL（1.5%）	ラット ♂4,000 mg/kg ヒト換算経口致死量　400 g（50%水和剤）

2 カーバメート系殺虫剤

商品名・含有量・剤形
表Ⅱ-10 参照

中毒量・致死量
表Ⅱ-10 参照

中毒症状
〈軽症〉悪心，嘔吐，腹痛，下痢，唾液分泌過多，多汗，全身倦怠感，頭痛，めまい，流涙，軽度の縮瞳，気道分泌物増加，胸部圧迫感など
〈中等症〉軽症の諸症状に加えて，縮瞳，興奮，錯乱，筋の線維性攣縮，言語障害，歩行困難，視力減弱，徐脈，房室ブロックなど
〈重症〉意識混濁，対光反射消失，高度(ピンポイント)の縮瞳，全身痙攣，尿尿失禁，血圧上昇，呼吸困難，肺水腫，ショックなど.

処置法
胃洗浄，吸着薬・下剤，輸液，拮抗薬(アトロピン硫酸塩静注)，呼吸管理，血液透析・血液吸着(重症な場合)，対症療法〔痙攣(ジアゼパム筋・静注またはチオペンタールナトリウム静注)，血圧低下(ドパミン塩酸塩点滴静注またはノルアドレナリン皮下・点滴静注など)〕

▶ **アドバイス**

- 突然呼吸停止が起きることがあるため，大量摂取例においては気管挿管してから胃洗浄を行う．
- パム®は無効なので使用しない．ただし，オキサミル，ピリミカーブ，カルボスルファン中毒でアトロピン硫酸塩静注が反応しない重症例には試してみる価値があると思われる．
- 中毒症状の持続時間は通常6時間以内と短い．
- 妊婦，貧血，肝疾患のある患者では，一般的に非特異性コリンエステラーゼ活性が低下しているので中毒になりやすい．
- 使用注意薬剤：アドレナリン作動薬，アミノフィリン，フェノチアジン系薬，スキサメトニウム塩化物，レセルピン．

表Ⅱ-10 主なカーバメート系殺虫剤（毒性の強い順）　　*製造中止となっている製品

一般名	商品名（含有量・剤形）	経口毒性
メソミル	ランネート45水和剤（45%）* ランネート45DF（水和剤）（45%） ランネート微粒剤F（1.5%）	ラット　♀30 mg/kg ヒト換算経口致死量　3.3 g（45%水和剤）
オキサミル	バイデートL粒剤（0.8%）	ラット　♂31.7 mg/kg ヒト換算経口致死量　198.1 g
PHC （プロポキスル）	サンサイド水和剤（50%）* サンサイド粒剤（5%）* サンサイド粒剤3（3%）* コガネキラー乳剤（25%）*	マウス　44.5 mg/kg ヒト換算経口致死量　4.5 g（50%水和剤）
チオジカルブ	リラークDF（水和剤）（78%） ラービン水和剤75（75%） ラービンフロアブル（水和剤）（32%）* ラービン粉剤3DL* ラービンベイト2（粉剤）（2%）	ラット　♀57.4 mg/kg ヒト換算経口致死量　3.7 g（78%水和剤）
カルボスルファン	ガゼットMCフロアブル* （マイクロカプセル剤）（20%） ガゼットエース粒剤（7%）* ガゼット粒剤（3%） アドバンテージ粒剤（5%） アドバンテージS粒剤（3.2%）*	ラット　♂101 mg/kg ヒト換算経口致死量　25.3 g（20%マイクロカプセル剤）
ベンフラカルブ	オンコルマイクロカプセル（20%） オンコル粒剤（5%） オンコル粒剤5（5%） オンコル粒剤1（1%） グランドオンコル粒剤（8%） ホームガーデン粒剤（1%）	マウス　♀102 mg/kg ヒト換算経口致死量　25.5 g（20%マイクロカプセル剤）
ピリミカーブ	ピリマー水和剤（48%）	ラット　♀127 mg/kg ヒト換算経口致死量　13.2 g
MIPC （イソプロカルブ）	みみんず水和剤（45%）* ミブシン粒剤（4%）	マウス　♀128 mg/kg ヒト換算経口致死量　14.2 g（45%水和剤）
エチオフェンカルブ	アリルメート乳剤（50%）* アリルメート液剤（10%）* アリルメート粒剤2（2%）* アリルメート液剤AL（0.05%）*	ラット　♀210 mg/kg ヒト換算経口致死量　21 mL（50%乳剤）
XMC （マクバール）	マクバール水和剤（50%） マクバール粉剤3DL（3%） マクバールベイト（粉剤）（3%） マクバール粉剤2（2%） マクバール粒剤2DL（2%） 金鳥ナメクジ粒剤（3%） ナメジゴクZ（粉剤）（3%）	マウス　245 mg/kg ヒト換算経口致死量　24.5 g（50%水和剤）

（次頁に続く）

表Ⅱ-10　（続き）　　　　　　　　　　　　　　　　　　　＊製造中止となっている製品

一般名	商品名(含有量・剤形)	経口毒性
BPMC （フェノブカルブ）	バッサ乳剤(50%)＊ バッサ乳剤 50(50%) バッサ粒剤(4%)＊ バッサ粉剤 30DL(3%)＊ バッサ粉剤(2%)＊ バッサ粉剤 DL(2%) バッサ粉剤 2DL(2%) ミミダス(粒剤)(1%)	マウス　♀333 mg/kg ヒト換算経口致死量　33.3 mL(50%乳剤)
アラニカルブ	オリオン水和剤 40(40%) ランブリン乳剤 30(30%)	マウス　♀412 mg/kg ヒト換算経口致死量　51.5 g(40%水和剤)
NAC （カルバリル）	ミクロデナポン水和剤 85(85%) セビン水和剤 50(50%) セビン粉剤 2(2%) デナポン水和物 50(50%) デナポン粒剤 5(5%) デナポン粉剤 5(5%) デナポン粉剤 3(3%) デナポン粉剤 2(2%) デナポン 5%ベイト(粉剤)(5%)＊ セビモール(水和剤)(40%)＊	マウス　438 mg/kg ヒト換算経口致死量　25.8 g(85%水和剤)

3 ピレスロイド系殺虫剤 ★★

商品名・含有量・剤形
タイプⅠ・Ⅱなど表Ⅱ-11(155頁)，12(157頁)，13(157頁)参照

中毒量・致死量
表Ⅱ-11(155頁)，12(157頁)，13(157頁)参照

中毒症状
〈経口の場合〉悪心，嘔吐，上腹部痛，胃出血，下痢*，めまい，顔面蒼白，頭痛，脱力感，口唇・舌のしびれ感，全身倦怠感，筋攣縮，手足の振戦*，軽度の運動失調*，興奮状態，唾液分泌過多**，胸部圧迫感，呼吸促進，呼吸困難，肺水腫，間代性痙攣，失禁，意識障害，昏睡
〈吸入の場合〉くしゃみ，鼻炎，頭痛，悪心，耳鳴，喘息，不安，悪夢，昏睡
〈皮膚に付いた場合〉刺激**，灼熱感**，知覚異常**，疼痛，紅色粟粒疹**，浮腫
〈眼に入った場合〉疼痛，流涙，羞明，結膜の充血・浮腫．
*タイプⅠに特異的な症状，**タイプⅡに特異的な症状

処置法
〈経口の場合〉胃洗浄，吸着薬・下剤，輸液，呼吸管理，対症療法〔痙攣(ジアゼパム筋・静注，フェノバルビタール静注)，唾液分泌過多(アトロピン硫酸塩静注)〕，解毒薬(タイプⅡに対してはチオ硫酸ナトリウムの静注が有効)
〈吸入の場合〉新鮮な空気の場所へ移す，対症療法．
〈皮膚に付いた場合〉石鹸と水で十分に洗浄後，ステロイド軟膏などの塗布．
〈眼に入った場合〉流水で15分間以上十分に洗浄後，ヒアレイン®点眼薬，抗菌薬点眼液などの投与．

▶ アドバイス

- 全身症状は48時間程度経過後に出現することがあるため，経過観察が必要である．
- フェノチアジン系抗精神病薬は，本剤の痙攣発作閾値を下げるため投与禁忌である．

表Ⅱ-11 主なピレスロイド剤〈タイプⅠ〉（毒性の強い順）　*製造中止となっている製品

一般名	商品名（含有量・剤形）	経口毒性
テフルトリン	フォース粒剤(0.5%)	ラット　♀22.4 mg/kg ヒト換算経口致死量　224 g
エトフェンプロックス	サニーフィールド乳剤(30%) トレボン水和剤(20%) トレボン乳剤(20%) トレボンエアー（乳剤）(10%) トレボンEW（乳剤）(10%) トレボンサーフ（油剤）(4%) トレボン粒剤(1.5%) トレボン粉剤DL(0.5%) ベニカエース液剤(5%) ムシムシ100（乳剤）(1.5%)*	ラット　40 mg/kg ヒト換算経口致死量　6.7 mL(30%乳剤)
ビフェントリン	テルスターフロアブル(水和物) (7.2%) テルスター水和剤(2%) テルスターくん煙剤(2%)* テルスタースプレー(液剤)(0.003%) バークリッジ殺虫スプレー（液剤） (0.003%)*	ラット　♀47 mg/kg ヒト換算経口致死量　32.6 g(7.2%水和剤)
ハルフェンプロックス	アニバース乳剤(10%)* アニバースMC（マイクロカプセル） (5%)*	マウス　♀121 mg/kg ヒト換算経口致死量　60.5 mL(10%乳剤)
アレスリン	カダンA（エアゾル）(0.19%)	マウス　410 mg/kg ヒト換算経口致死量　10,789.5 g
ペルメトリン	アディオン水和剤(20%) アディオン乳剤(20%) アディオンフロアブル(水和物) (10%) エンバーMC(10%) リブレースMC(10%) ガーデンアースA(2%) 園芸用キンチョールE（エアゾル） (0.2%) サンフラバーA（エアゾル）(0.2%) カダンAP（エアゾル）(0.15%) カダンV（エアゾル）(0.01%) ガードベイトA（粒剤）(0.1%) 花木用ハンドスプレー（液剤） (0.03%) キックパールAL（液剤）(0.02%) ベジタメートAL（液剤）(0.01%)	ラット　♀464 mg/kg ヒト換算経口致死量　116 g(20%水和物)

（次頁に続く）

表Ⅱ-11　（続き）　　　　　　　　　　　　　　　　　　　　　　＊製造中止となっている製品

一般名	商品名(含有量・剤形)	経口毒性
ピレトリン	除虫菊乳剤 3(3%) ピレオール(乳剤)(3%) バイベニカ乳剤(1.5%) バイベニカ(エアゾル)(0.08%) バラギクパニック(乳剤)(0.1%) PGP(0.08%)	ラット　♀519 mg/kg ヒト換算経口致死量　865 g(3%)
レスメトリン	カダン G(エアゾル)(0.1%)＊ カダン C(エアゾル)(0.15%)＊ カダン CX(エアゾル)(0.15%)＊	ラット　2,500 mg/kg ヒト換算経口致死量　125,000 g(0.1%エアゾル)
シラフルオフェン	シラトップ EW(乳剤)(38%) シラフルパイン EW(乳剤)(20%)＊ MR.ジョーカー水和剤(20%) MR.ジョーカー EW(乳剤)(19%) MR.ジョーカー粒剤(1%)＊ MR.ジョーカー粉剤 DL(0.5%)	ラット　5,000 mg/kg ヒト換算経口致死量　657.9 mL(38%乳剤)

表Ⅱ-12　主なピレスロイド剤〈タイプⅡ〉（毒性の強い順）　*製造中止となっている製品

一般名	商品名（含有量・剤形）	経口毒性
シハロトリン	サイハロン水和剤（5％） サイハロン乳剤（5％）	マウス ♂41 mg/kg ヒト換算経口致死量　41 g（5％水和物）
トラロメトリン	スカウトフロアブル（乳剤）（1.6％） スカウトフロアブル（水和剤）（1.4％）*	マウス ♂54 mg/kg ヒト換算経口致死量　168.8 mL（1.6％乳剤）
フルバリネート	マブリック水和剤 20（20％） マブリック EW（乳剤）（19％） マブリックジェット（くん煙剤）（15％）	マウス ♂156 mg/kg ヒト換算経口致死量　39 g（20％水和剤）
フェンバレレート	スミサイジン乳剤 3（3％）	マウス ♀230 mg/kg ヒト換算経口致死量　383.3 mL
シフルトリン	バイスロイド乳剤（5％） バイスロイド EW（乳剤）（5％） バイスロイド液剤 0.5（0.5％）* バイスロイド液剤 AL（0.005％）	マウス ♂113 mg/kg ヒト換算経口致死量　113 mL（5％乳剤）
シペルメトリン	ゲットアウト WDG（水和剤）（9％） アグロスリン水和剤（6％） アグロスリン乳剤（6％）	ラット ♂1,490 mg/kg ヒト換算経口致死量　827.8 g（9％水和物）
アクリナトリン	アーデント水和剤（3％）	ラット　5,000 mg/kg ヒト換算経口致死量　8,333.3 g
シクロプロトリン	シクロサール乳剤 10（10％）* シクロサール U 粒剤 2（2％） シクロバック粒剤（5％）	ラット　5,000 mg/kg ヒト換算経口致死量　2,500 mL（10％乳剤）

表Ⅱ-13　主なピレスロイド剤〈中間型〉（毒性の強い順）　*製造中止となっている製品

一般名	商品名（含有量・剤形）	経口毒性
フェンプロパトリン	ベンスモーク（くん煙剤）（15％）* ロディーくん煙顆粒（くん煙剤）（10％） ロディー水和剤（10％） ロディー乳剤（10％）	ラット ♂60 mg/kg ヒト換算経口致死量　20 g（15％くん煙剤）
フルシトリネート	ペイオフ ME 液剤（4.4％）*	マウス ♂61.5 mg/kg ヒト換算経口致死量　69.9 g

4 カルタップ剤

商品名・含有量・剤形
パダン®粉剤(2%含有)，パダン®粉剤DL(2%含有)，パダン®微粒剤F(製造中止，2%含有)，パダン®粒剤4(4%含有)，パダン®1キロ粒剤(14%含有)，パダン®水溶剤(50%含有)，パダン®SG水溶剤(50%含有)，パダン®〔水溶剤〕(50%含有)

中毒量・致死量
マウス経口 LD_{50}　150 mg/kg
ヒト換算経口致死量　15 g(50%水溶剤)

中毒症状
悪心，嘔吐，口腔・咽頭の疼痛・発赤，口腔粘膜びらん，唾液分泌過多，顔面紅潮，浮腫，下痢，手足の振戦，血圧低下，間代性痙攣(ときに強直性痙攣を起こす)，気道分泌過多，喀痰，呼吸困難，昏睡，アシドーシス，心停止，皮膚症状(発赤，瘙痒感，かぶれ)，眼症状(流涙，結膜炎，縮瞳，重症では散瞳)．

処置法
胃洗浄(意識障害のあるときは気管挿管して行う)，吸着薬・下剤，輸液(グルタチオン注射用液を加える)，対症療法〔気道分泌過多(アトロピン硫酸塩静注)，痙攣(ジアゼパム筋・静注)，皮膚刺激症状(ステロイド軟膏)，眼刺激症状(ヒアレイン®点眼液，抗菌薬点眼液など)〕

▶ アドバイス
- 代謝は速やかで90%以上が，24時間で無毒化し排出される．
- 症状が有機リン系殺虫剤と類似するが，血清コリンエステラーゼ値が低下しないことにより鑑別する．
- 動物実験にて，神経筋接合部の遮断に対して，L-システインが有効であったことが確認されている．

5 クロロニコチニル剤

商品名・含有量・剤形

本剤の中には以下の3つの成分があり，その代表的な製剤を示す．
アセタミプリド剤：モスピラン® 水溶剤（20％含有）
イミダクロプリド剤：アドマイヤー® 顆粒水和剤（50％含有）
ニテンピラム剤：ベストガード® 水溶剤（10％含有）

中毒量・致死量

アセタミプリド剤：マウス経口 LD_{50}　♀184 mg/kg
　　　　　　　　ヒト経口換算致死量　46 g（モスピラン® 水溶剤20％）
イミダクロプリド剤：マウス経口 LD_{50}　98 mg/kg
　　　　　　　　　ヒト経口換算致死量　9.8 g
　　　　　　　　　（アドマイヤー® 顆粒水和剤50％）
ニテンピラム剤：マウス経口 LD_{50}　867 mg/kg
　　　　　　　　ヒト経口換算致死量　433.5 g（ベストガード® 水溶剤10％）

中毒症状

〈イミダクロプリド剤〉嘔気，嘔吐，口渇，皮膚の乾燥，散瞳，振戦，痙攣，筋肉の弛緩，全身麻痺，頻脈，血圧上昇，呼吸困難，異常呼吸，自発呼吸停止，急性腎不全．

体内動態

〈イミダクロプリド剤〉Tmax：2hr，排出：尿中　70〜80％，糞中　20％（48時間以内）

処置法

胃洗浄，吸着薬・下剤，輸液，呼吸管理，対症療法〔痙攣（ジアゼパム筋・静注，チオペンタールナトリウム静注など）〕，血液吸着（重症の場合）

▶ アドバイス

- アトロピン硫酸塩は症状を悪化させるため投与禁忌．
- ニコチン様アセチルコリン受容体に作用して，神経の伝達を遮断するため，その活動性の低下により，散瞳，筋弛緩，全身麻痺などの抗コリン様症状が現れると考えられている．

6 クロルピクリン剤

商品名・含有量・剤形
クロールピクリン®（99.5％含有），クロールピクリン錠剤®（70％含有），ドロクロール®（80％含有），ドジョウピクリン®（80％含有），クロピク80®（80％含有）

中毒量・致死量
ラット経口 LD_{50}　250 mg/kg，ヒト換算経口致死量　12.56 g（99.5％）
ヒト急性吸入毒性：流涙濃度　0.3 ppm，歩行失調　4 ppm，
　　　　　　　　　致死濃度　119 ppm・30 分間

中毒症状
〈吸入した場合〉頭痛，めまい，咽頭痛，咳嗽，気管支肺炎，肺水腫，呼吸困難，悪心，嘔吐，嗜眠状態，複視，振戦，筋線維性攣縮，痙攣，失語症，せん妄，意識障害，代謝性アシドーシス，メトヘモグロビン血症，肝・腎障害
〈皮膚に付着した場合〉皮膚炎（水疱，びらんなど），化学熱傷
〈眼に入った場合〉眼痛，流涙，結膜充血・浮腫
〈経口の場合〉悪心，嘔吐，腹痛，下痢などを伴う胃腸炎，食道・胃びらんと潰瘍，毛細血管透過性亢進による肺水腫，ショックによる死亡例がある．

処置法
〈吸入の場合〉呼吸管理，曝露された皮膚・口・目・鼻の水洗，輸液，対症療法〔痙攣（ジアゼパム筋・静注またはチオペンタールナトリウム静注），呼吸症状（気管支拡張薬または呼吸促進薬），メトヘモグロビン血症（メチレンブルー，ビタミンＣの注射または経口投与），皮膚に付着した場合（ステロイド軟膏），眼に入った場合（ヒアレイン®点眼液，抗菌薬点眼液など）〕
〈経口の場合〉胃洗浄（気管挿管後に行う），吸着薬，下剤，輸液，対症療法〔消化性潰瘍予防（H_2-blocker の注射剤とマルファ®配合内服液やアルロイドＧ®内用液の経口投与），血圧低下（ドパミン塩酸塩点滴静注またはノルアドレナリン皮下・点滴静注など）〕

▶ アドバイス
- 他の患者と隔離して換気のよい部屋へ移す（医療スタッフは専門マスクやゴーグルを装着し，曝露しないよう注意する）．
- 強い刺激臭のある着衣は，直ちに脱がせビニール袋に密封し保管する．

7 石灰硫黄合剤 ★★

剤形・含有量
液剤，全硫化態硫黄 22％含有

中毒量・致死量
ヒト経口中毒量　約 50 mL（製品として）
ヒト経口致死量　100 mL（製品として）

中毒症状
〈経口の場合〉上部消化管の刺激に伴う症状〔悪心，嘔吐，胃痛，腹痛，下痢など（吐物，吐息に硫黄臭あり）〕，上部消化管のびらん・潰瘍・穿孔（数週間後に瘢痕性狭窄や萎縮を生じることがある），頭痛，めまい，振戦，意識障害，咽頭炎，咳嗽，肺炎，肺水腫，呼吸抑制，肝・腎障害，代謝性アシドーシス，スルフヘモグロビン血症，著しいチアノーゼ，ショック，末梢神経炎
〈皮膚に付着した場合〉発赤，水疱形成，びらん，潰瘍
〈眼に入った場合〉結膜炎

処置法
〈経口の場合〉牛乳か水を飲ませる，胃洗浄，吸着薬・下剤，呼吸管理，強制利尿，輸液，対症療法〔消化管粘膜刺激症状（粘膜保護薬），代謝性アシドーシス（炭酸水素ナトリウム静注），血圧低下（ドパミン塩酸塩点滴静注，ノルアドレナリン皮下・点滴静注など）〕，交換輸血・血液吸着（特に重症の場合），解毒薬として亜硝酸アミルの吸入，亜硝酸ナトリウムの静注（重症の場合）
〈皮膚に付着した場合〉石鹸と水で 15 分間以上洗浄する．
〈眼に入った場合〉流水で 15 分間以上洗浄する．ヒアレイン® 点眼液，抗菌薬点眼液などを投与する．

▶ アドバイス

- アルカリ（pH 約 11）による皮膚粘膜刺激作用，角質溶解作用が出現する．
- 本剤は，胃酸と反応し，硫化水素が発生する．硫化水素はチトクロムオキシダーゼ活性を阻害し，細胞の機能を低下させる．
- 入浴剤のムトウハップ®（販売中止）も同様の主成分であり，本中毒に準ずる．

8 パラコート剤

商品名・含有量・剤形

パラコートジクロライド剤(24％含有)：グラモキソン $S_1^®$(製造中止)，パラゼット $SC^®$(製造中止)
パラコートジクロライド剤(5％含有)・ジクワットジブロマイド剤(7％含有)合剤：プリグロックス $L^®$，マイゼット$^®$

中毒量・致死量

パラコートジクロライド剤(24％含有)：ヒト経口推定致死量　2.4〜4.8 mL (24％)
パラコート・ジクワット合剤：ヒト経口推定致死量　約 40 mL(製品原液として)

中毒症状

〈摂取直後〜1日目〉激しい嘔吐，腹痛，下痢，嚥下困難，局所刺激からくる粘膜の炎症，びらん，疼痛(口腔，咽頭，食道，胃など)，吐血，口腔の粘膜欠損，黄白色潰瘍形成，痙攣，多量服用の場合のショック．
〈2〜3日目〉肝(黄疸など)・腎(乏尿など)障害，肺水腫，肺出血，膵炎，循環器障害(血圧上昇，頻脈，上室性不整脈が出現し，のちに血圧低下を起こす)
〈3〜10日目〉間質性肺炎，肺線維症に至る，肺機能障害(咳嗽，喀痰，呼吸困難など)
〈その他〉皮膚炎，爪変色，結膜炎，角膜炎，鼻出血．

処置法

初期症状がないか，あるいは軽くても直ちに以下の処置を行う．胃洗浄，吸着薬(ケイキサレート$^®$またはカリメート$^®$の懸濁液)・下剤，血液吸着および血液透析，大量輸液，対症療法〔消化管粘膜のびらん・炎症(粘膜保護薬，H_2-blocker)，呼吸器症状(ステロイドパルス療法，免疫抑制薬[シクロホスファミド]，ビタミンE・Cの大量投与)〕，酸素吸入はできる限り遅らせ，必要なときには最小限とする．

▶ **アドバイス**

- 尿中パラコート定性の測定は，患者の予後や適切な処置への指標となるため必ず経時的に行うこと．

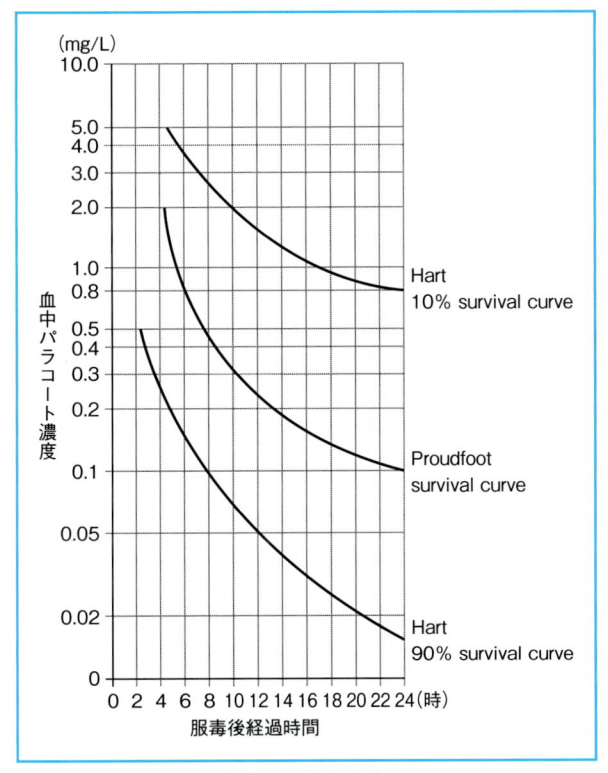

図Ⅱ-2 パラコート血中濃度と救命曲線

(浅野　泰, 他:救急医学 11:965-972, 1987 より引用)
パラコート血中濃度の測定は, 比色法および HPLC 法で求めることができる. グラフにパラコート血中濃度と服毒後経過時間をプロットしていくと, 予後の指標とできる.

- 激しい嘔吐のため, 口唇, 手指, 衣類が青緑色に着色していると本剤を疑う必要がある.
- ナファモスタットメシル塩酸(フサン®)は血液吸着の際, 活性炭へのパラコートの吸着を抑制するため併用は厳禁である.

9 グリホサート剤

商品名・含有量・剤形

〈41％含有製剤〉ラウンドアップ®（液剤），グリホエキス®液剤，サンフーロン®液剤，エイトアップ®液剤，グリホス®，クサブロー®，フリーパス®，クサクリーン®液剤，草枯らし®，ターンアウト®液剤，草ノコラーズ®，ヤシマカルナクス®，マルガリーダ®

〈その他〉ラムロード®（51％），ラウンドアップマックスロード®（48％，カリウムを多く含むため危険），ポラリス液剤®（20％），ラウンドアップライトロード®（20％），ランドマスタープロ®（12％）など

中毒量・致死量

ヒト換算経口致死量　100 mL（ラウンドアップ®41％液剤）

中毒症状

〈経口の場合：少量（100 mL未満）〉咽頭部の疼痛・炎症，悪心，嘔吐，胃部不快感，腹痛，下痢．これらの胃腸症状も約1週間で回復．

〈大量（100 mL以上）服用〉口腔・気道の高度の浮腫，胃粘膜のびらん・出血，ときに麻痺性イレウス，激しい嘔吐・下痢による脱水，アシドーシス，膵炎，過呼吸，発汗，顔面紅潮，乏尿，急性腎炎，血圧低下，頻尿，筋肉痛，意識障害，全身浮腫，肺水腫，溶血，徐脈，呼吸不全，心不全，昏睡など．重篤の場合は多臓器不全により24〜72時間で死亡．

〈吸入した場合〉咽頭・喉頭痛，下痢など．

〈眼に入った場合〉一過性の結膜炎

処置法

〈経口の場合〉胃洗浄（意識障害があれば気管挿管してから行う），吸着薬・下剤，大量輸液，循環管理，対症療法，血液透析＋血液吸着（重症の場合）

〈吸入した場合〉新鮮な空気のところへ移す，対症療法

〈眼に入った場合〉流水で15分間以上十分に洗浄，対症療法

▶ **アドバイス**

- 本剤の毒性機序の特徴は，血管透過性の亢進や細胞膨化による低容量性ショック惹起作用であり，これは配合されている界面活性剤によるものと考えられる．

10 グルホシネート剤 ★★

商品名・含有量・剤形

バスタ®液剤(18.5%), バスタ®液剤0.2(0.2%), ハヤブサ®(液剤)(8.5%), ザッソージ®(液剤)(0.17%), クサカットゾル®(水和物)〔DCMUとの合剤〕(10%)

中毒量・致死量

バスタ®液剤(18.5%液剤):ラット経口LD_{50} 1.5〜3 g/kg
　　　　　　　　　　　　　ヒト換算経口致死量 50〜100 mL(製品として)

ハヤブサ®(8.5%液剤):ラット経口LD_{50} 4 g/kg
　　　　　　　　　　　ヒト換算経口致死量 約140 mL(製品として)

中毒症状

嘔気, 嘔吐, 胃炎, 腹痛, 下痢, 口腔粘膜のびらん, 顔面蒼白, めまい, 興奮, 振戦, 痙攣, 歩行困難, 浮腫, 意識障害, 健忘, 眼振, 縮瞳, 発熱, 気道分泌の亢進, 血圧低下, ショック, 循環不全, 昏睡, 呼吸抑制(突然の呼吸停止や間欠的無呼吸など)など.

処置法

胃洗浄, 吸着薬・下剤, 強制利尿, 対症療法〔痙攣(ジアゼパム筋・静注またはフェノバルビタール静注), 血圧低下(ドパミン塩酸塩点滴静注またはノルアドレナリン皮下・点滴静注など)〕, 呼吸管理, 血液透析＋血液吸着(重症の場合には早期に行う)

▶ アドバイス

- 摂取後早期は症状が乏しいが, 遅発性に呼吸抑制や意識障害が出現することがある. このため, 軽症, 無症状であっても, 絶対に帰宅させずに, 2〜3日間は入院させて経過観察することが必要である.
- バスタ®液剤は50 mL以上の摂取で重篤な症状が出現する.
- 一般名が似ているグリホサート剤と間違えないように注意すること. 本剤はグルタミンと化学構造が類似しているため, 種々の中枢神経障害(痙攣や意識障害など)を惹起すると考えられており, グリホサート剤と作用点が異なる.

11 DCPA・NAC 合剤 ★★

成分・含有量・剤形
クサノン A® 乳剤（製造中止）
DCPA（アニリン系除草剤）25％，NAC（カーバメート系殺虫剤）5％，キシレン 60％，界面活性剤 10％

中毒量・致死量
ラット経口 LD_{50} ♀1,930 mg/kg
ヒト経口換算致死量　96.5 g（製品として）

中毒症状
〈経口の場合〉嘔気，嘔吐，口腔・咽頭粘膜の発赤・びらん，腹痛，下痢，顔面蒼白，流涎，意識障害，縮瞳，痙攣，筋線維性攣縮，頻脈，呼吸抑制，過呼吸，チアノーゼ，代謝性アシドーシス，血清コリンエステラーゼ低下，肝・腎障害，メトヘモグロビン血症と溶血性貧血は服用後数日遅れて出現することが多い．
〈皮膚に付着した場合〉発赤，瘙痒感，皮膚炎

処置法
〈経口の場合〉胃洗浄（意識障害のあるときは気管挿管してから行う），吸着薬・下剤，輸液（肝保護薬を加える），対症療法〔代謝性アシドーシス（炭酸水素ナトリウム静注），メトヘモグロビン血症（メチレンブルー，ビタミンCの注射または経口投与），縮瞳・流涎（アトロピン硫酸塩静注）〕，呼吸管理，血液透析・血液吸着（重症の場合）
〈皮膚に付着した場合〉石鹸と水で十分に洗浄後，ステロイド軟膏塗布

▶アドバイス
- 有機溶媒臭が著明で，水に入れると乳化白濁する．
- 同一成分・含有量の製品として，シトメル®水和剤，クサダウン®乳剤，ワイダック®乳剤，ネコソギ®乳剤がある．

3 家庭用品

1 合成洗剤（台所用，洗濯用） ★

商品名・主成分・含有量
〈台所用合成洗剤〉ファミリー® フレッシュ，キュキュット®（パワージェル），ジョイ®（モイストケア），チャーミー®（泡のチカラ）など．
〈洗濯用合成洗剤〉アタック®，ニュービーズ®，トップ®（ナノックス），アリエール®，ボールド®，さらさ® など．
〈陰イオン系界面活性剤〉アルキルベンゼン系，高級アルコール系，オレフィン系
〈非イオン系界面活性剤〉脂肪酸系，高級アルコール系
台所用：16～32％含有
洗濯用：(粉末)10～27％含有，高密度品40～43％含有，(液体)25～50％含有

中毒量・致死量
(製品として)ラット経口LD_{50}　5 g/kg 以上，または5 mL/kg 以上

中毒症状
通常では重篤な中毒は起こらないが，口腔・咽頭の炎症と痛み，しゃっくり，悪心，嘔吐，下痢，腹痛，鼓腸
〈大量服用時〉歩行障害，体温低下，血圧低下，全身麻痺
〈非常に大量服用時〉中枢神経系の刺激興奮による全身の強直性痙攣→死亡
〈検査値〉AST，ALT，LDH などの上昇

処置法
通常の誤飲程度では積極的な処置は不要．牛乳(蛋白質と化学的に結合するため)を与える程度でよい．
〈大量服用時〉胃洗浄，吸着薬・下剤，輸液，対症療法

▶ **アドバイス**
- 業務用の台所用合成洗剤のなかには，ディッシュパワー® など強アルカリ性のものもあり，注意を要する〔住居用洗剤(アルカリ性)の項(169頁)参照〕．
- 嘔吐が激しい場合は泡が気道に入らないよう注意する．

2 住居用洗剤（酸性）

★★

商品名・含有量
サンポール®，ネオナイス®，強力トイレクリーナー® など．

主成分
有機酸，塩酸9〜9.5％（希塩酸），硫酸，界面活性剤
各種用途により配合が異なる．

中毒量・致死量
9.5％の塩酸として：マウス経口 LD_{50}　2〜3 mL/kg
　　　　　　　　　ヒト換算経口致死量　100〜150 mL
10倍希釈液（1％塩酸）として：ウサギ経口 LD_{50}　100 mL/kg
　　　　　　　　　ヒト換算経口致死量　5,000 mL

中毒症状
〈経口の場合〉口腔・食道・胃の腐食による激しい痛みと灼熱感，悪心，嘔吐，吐血，流涎，腹痛，鼓腸，下痢，潰瘍，穿孔（縦隔炎や腹膜炎を合併することがある），悪寒，発熱，蛋白尿，腎炎，血圧低下，ショック
〈眼に入った場合〉角膜炎，結膜炎，角膜混濁，角膜壊死，視力障害，失明

処置法
〈経口の場合〉催吐・胃洗浄は禁忌（消化管穿孔の危険性あり，ただし誤飲後30分以内であれば軟らかいチューブを用いて胃洗浄してもよい），牛乳を200〜300 mL投与，酸化マグネシウム懸濁液（微温），粘膜保護薬，輸液（絶食として高カロリー輸液），対症療法〔疼痛（ストロカイン®顆粒，ペンタゾシン，麻薬），腹膜炎などの炎症（抗菌薬など）〕
〈眼に入った場合〉流水で15分以上十分に洗浄，ヒアレイン®点眼液，抗菌薬点眼液などの投与

▶ **アドバイス**

- 声門浮腫による窒息に注意．回復期には食道狭窄や幽門狭窄を残すことが多い．
- 毒性の強さは服用量よりもその液のpHが重要である．
- 中和熱が傷害を悪化させるため，アルカリ剤の投与は禁忌である．
- 活性炭は無効であり，内視鏡検査の妨げとなるため投与しない．

2 住居用洗剤(アルカリ性) ★★

商品名・含有量
強力カビハイター®，トイレのルック®，おふろのルック®，マジックリン®，ジャバ®，カビキラー® など．

主成分
界面活性剤，次亜塩素酸ナトリウム(1～4％)，水酸化ナトリウム(0.5～4％)，過炭酸ナトリウム，メタケイ酸ナトリウム，モノエタノールアミン，ジエタノールアミンなど．各種用途により配合が異なる．

中毒量・致死量
製品溶液として：マウス経口 LD_{50}　5 mL/kg 以上
　　　　　　　　ヒト換算経口致死量　250 mL 以上

中毒症状
口腔粘膜の発赤・腫脹・壊死・出血，上部消化管の灼熱感・激しい疼痛，悪心，嘔吐，吐血，穿孔，腹痛，下痢，血便，呼吸困難，喉頭浮腫とそれによる窒息，肺水腫，血圧低下，脈拍微弱，意識障害，痙攣，ショック，心停止

処置法
胃洗浄は禁忌(消化管穿孔の危険性あり．ただし誤飲後30分以内であれば軟らかいチューブを用いて胃洗浄してもよい)，希釈剤(大量の牛乳を飲ませる)，緩和剤(オリーブ油を少量ずつ頻回投与)，粘膜保護薬(アルロイド®Gなどを頻回投与)，下剤，輸液(絶食して高カロリー輸液)，対症療法〔疼痛(ストロカイン®顆粒，ペンタゾシン，麻薬など)〕

▶アドバイス
- アルカリの場合は酸に比べて食道や胃の穿孔が遅れて生ずる場合が多い．このため患者の症状が外見上好転しているようでも，2～4日後に穿孔によるショックが起きる場合がある．なお回復期には食道狭窄や幽門狭窄を起こすことが多い．
- 食道狭窄や幽門狭窄の予防にステロイド剤を投与する．
- 毒性の強さは服用量よりもその液のpHが重要である．
- 中和熱が傷害を悪化させるため，酸性剤は投与禁忌である．
- 活性炭は無効であり，内視鏡検査の妨げとなるため投与しない．

4 塩素系漂白剤（次亜塩素酸ナトリウム）

商品名・含有量

キッチンハイター®，キッチンキレイキレイ® お台所の漂白・除菌リキッド，カネヨキッチンブリーチ®S，ドメスト® など

主成分

次亜塩素酸ナトリウム 4～6%含有：原液の液性は強アルカリ性（pH 11 以上），水酸化ナトリウム 1～2%含有

中毒量・致死量

マウス経口 LD_{50}　5 mL/kg 以上（4～6%液として）
ヒト経口換算致死量　250 mL 以上　幼児　5%液 15～30 mL

中毒症状

口腔・咽頭・食道・胃粘膜の障害に伴う灼熱感や疼痛，胃刺激による悪心・嘔吐・食道狭窄，喘音を伴う咽頭・声門や喉頭の浮腫を生じることもある，吐血，下血（まれに胃や食道に穿孔を起こすことがある）

〈重症〉呼吸困難，錯乱，肺炎，肺水腫，高ナトリウム血症，アシドーシス，循環不全，チアノーゼ，ショック，心停止

処置法

〈少量誤飲の場合〉使用濃度に希釈した液を誤飲した時，牛乳 200 mL を投与する（蛋白質により不活化するため）．

〈大量誤飲の場合〉製品原液をそのまま誤飲した時，服用後 1 時間以内であれば以下の処置を実施する．

胃洗浄（2%チオ硫酸ナトリウム液 1 L にて消化管の穿孔に注意して行う．直ちに使用できない場合は微温湯でも可），粘膜保護液（牛乳，マルファ® 配合内服液，アルロイド®G），輸液，対症療法〔疼痛（ストロカイン® 顆粒または錠剤を粉砕したものを投与）〕

▶ アドバイス

- 誤飲した場合は口腔内に塩素臭がある．
- 皮膚・粘膜の腐食作用は嚥下した絶対量よりも，液体の濃度に依存する．
- 酸性洗浄剤（酸性飲料）と塩素系漂白剤を混合あるいは同時に使用すると，塩素ガスが生じ危険である．

5　パーマネント液(第1液)

商品名・含有量
チオグリコール酸塩*(還元剤)：1〜14%(*ナトリウム塩，アンモニウム塩)
システイン：3〜7.5%
アンモニア水などのアルカリ化剤：2〜9%
水：適量
その他(ポリオキシエチレンラウリルエーテルなど)

中毒量・致死量
チオグリコール酸として：ラット経口 LD_{50}　150 mg/kg
　　　　　　　　　　　　　ヒト換算経口致死量　7.5 g

中毒症状
〈経口時〉口腔・咽喉粘膜のびらん(アルカリ性)，悪心，嘔吐，下痢，咳込み，腹部不快感，(実験例で中枢神経抑制，痙攣，麻痺，低血糖症状出現)，一般に重篤な全身性症状は現れにくい

〈濃厚液接触時〉皮膚傷害，水腫，紅斑，かゆみ，皮疹，アレルギー性皮膚炎(チオグリコール酸アンモニウム 50%以上の濃厚液が皮膚に付着しても，直ちに十分に水洗すれば傷害は少ない)

〈眼に入った時〉結膜刺激，アルカリによる角膜損傷

処置法
〈経口時〉希釈(牛乳や水を飲ませる)，胃洗浄(大量服用の場合のみ，穿孔には十分に注意して行う)，吸着薬・下剤，粘膜保護薬(アルロイド®G，マルファ®配合内服液など)，輸液，対症療法

〈濃厚液接触時の皮膚炎〉接触部位を流水で十分に洗浄した後，ステロイド軟膏の塗布

〈眼に入った場合〉流水で15分以上十分に洗浄した後，ヒアレイン®点眼液，抗菌薬点眼液などの投与

▶アドバイス
- 1液か2液かを十分に確認すること．
- 液性はアルカリ剤が加わっているため，pH 9程度である．

6 パーマネント液（第2液）

商品名・含有量
臭素酸カリウム（$KBrO_3$）：2～5％含有
臭素酸ナトリウム（$NaBrO_3$）：6～10％含有
まれではあるが，上記の成分の代わりに過ホウ酸ナトリウムや陽イオン界面活性剤を主成分とした商品もある．

中毒量・致死量
臭素酸塩として：経口推定致死量　成人　200～500 mg/kg
　　　　　　　　経口最小致死量　成人　4 g，小児　1～2 g

中毒症状
〈急性臭素酸中毒が生じる〉服毒後まもなく悪心，嘔吐，胃灼熱感，吐血，腹痛，下痢，腹部膨満感，血便，嗜眠状態，めまい，耳下腺腫脹，頻脈，血圧低下，腰痛，時に不可逆性の聴力障害をきたすことがある．急性腎不全，浮腫，乏尿あるいは無尿，痙攣，易刺激性，遅発性の視力障害，体温低下，肺浮腫，肝障害，末梢神経障害，溶血，メトヘモグロビン血症によるチアノーゼ，昏睡，ショック，DIC
〈臨床検査所見〉BUN上昇，尿沈渣に赤血球・白血球・蛋白質を検出
〈予後〉難聴と腎障害が永続する場合があり，死亡率約10％

体内動態
24時間以内にほとんどが腎より排泄される

処置法
胃洗浄，下剤，輸液（5％ブドウ糖液），解毒薬（10％チオ硫酸ナトリウムを1 mL/kgでゆっくり静注），血液透析・腹膜灌流は急性腎不全時に施行，対症療法〔メトヘモグロビン血症（メチレンブルー注，ビタミンC投与，血液交換），痙攣（ジアゼパム筋・静注，フェノバルビタール注），粘膜保護薬（アルロイド®G），末梢神経炎（アデホスコーワ®，メチコバール®），血圧低下（ドパミン塩酸塩点滴静注，ノルアドレナリン皮下・点滴静注など）〕

▶アドバイス
・2液は1液に比べて毒性が強いため，注意する必要がある．

7 染毛剤（ヘアダイ，ヘアカラー）

★
★

商品名
ビゲン香りのヘアカラー®，ブローネ®泡カラー，パオン®クリームカラー，ルシード®スタイルアップカラーなど

主成分
〈染料・カップラー〉パラフェニレンジアミンなど，用途，色調などにより各種成分が組み合わされている(0.3～3%程度含有)
〈その他の成分〉アンモニア水，過酸化水素(酸化剤として第2液に5～6%含有)
一般に第1液には染料類が第2液には酸化剤が含まれる．

中毒量・致死量
パラフェニレンジアミン：ヒト推定経口致死量　10 g
アンモニア水(5～6%液)：ヒト推定経口致死量　80～100 mL

中毒症状
〈経口の場合〉胃障害，嘔吐，心窩部痛，めまい，複視，顔面・頸部浮腫，鼻炎，気管支炎，喘息様症状，咽喉浮腫，発声不能，(重症の場合)急性肝障害，呼吸困難，昏睡，チアノーゼ，振戦，痙攣，横紋筋融解症，循環不全，急性腎不全，溶血，メトヘモグロビン血症を起こすこともある．
〈接触した場合〉接触性皮膚炎，頭皮の浮腫と皮膚炎
〈眼に入った場合〉結膜浮腫，流涙，結膜・角膜炎，眼瞼浮腫，角膜障害など

処置法
〈経口の場合〉胃洗浄，吸着薬・下剤，輸液(肝保護薬を加える)，対症療法〔痙攣(ジアゼパム筋・静注)，メトヘモグロビン血症(30%以上では1%メチレンブルー注投与)，溶血・ヘモグロビン尿(人ハプトグロビン点滴静注など)〕
〈接触した時の皮膚炎〉ステロイド軟膏塗布，抗ヒスタミン薬内服
〈眼に入った場合〉流水で15分以上十分に洗浄，ヒアレイン®点眼液，抗菌薬点眼液などの投与

▶ アドバイス

- メタアミノフェノール，パラアミノフェノール，オルトアミノフェノール，レゾルシンを含有する染毛剤にメトヘモグロビン血症がみられる．

8 香水, オーデコロン ★★

成分・含有量
〈香水〉主成分：香料　20％前後，エタノール　80％前後
〈オーデコロン〉主成分：香料　5％前後，エタノール　80％前後，精製水15％前後

中毒量・致死量
100％エタノールとして，成人は250 mL，幼小児は6〜30 mLを30分以内に服用すると危険である（個人差大）

中毒症状
（エタノール中毒と考えてよい）悪心，嘔吐，口渇，多尿，顔面紅潮，発汗，頭痛，心悸亢進，血圧低下，酩酊，身体失調，歩行困難，精神錯乱，言語障害，知覚喪失，視覚のみだれ，代謝性アシドーシス，ケトアシドーシス，低血糖，体温低下，散瞳，呼吸抑制，失禁，昏睡

処置法
〈ごく少量を誤飲した場合〉水分（お茶，ミルク，ジュースなど）の補給．ただし症状が発現した時には対症療法を行う
〈危険量を誤飲した場合〉胃洗浄（1時間以内ならば行う．ただし睡眠薬も同時に服用している場合には4時間以内有効），輸液（乳酸リンゲル液，5％ブドウ糖液，果糖液，ビタミンB群，肝保護薬を加える），アシドーシスの補正〔炭酸水素ナトリウム静注（メイロン®）〕，呼吸管理，循環管理，安静・保温，血液透析または腹膜透析（重症の場合）

▶ アドバイス
- 口腔内の香水，オーデコロンの匂いにより誤飲の確認ができる．
- 小児の誤飲では，強い匂いと口腔内刺激のため，たとえ服用してもごく少量と思われる．
- 乳幼児では低血糖が起こりやすく，低血糖性の痙攣を起こすことがある．

9 マニキュア剤, マニキュア除光液

商品名・含有量
〈マニキュア剤〉（ネイルラッカー，ネイルエナメル）
成分：ニトロセルロース・樹脂類　それぞれ 10〜15％，溶剤（アセトン，酢酸エチル，酢酸ブチルなど）　65〜75％，顔料など　適量
〈マニキュア除光剤〉（ネイルリムーバー）
成分：アセトン　20〜85％，酢酸アミル　30〜50％，その他

中毒量・致死量
アセトン：ヒト推定致死量　50〜75 mL
酢酸アミル：ヒト推定致死量　50 g
酢酸ブチル：ラット経口 LD_{50}　14.13 g/kg，ヒト換算経口致死量　706.5 g
酢酸エチル：ラット経口 LD_{50}　5.62 g/kg，ヒト換算経口致死量　281 g

中毒症状
粘膜の刺激，流涙と咳嗽，悪心，嘔吐，頭痛，錯乱，興奮，疲労感，心窩部圧迫感，心悸亢進
〈大量服用時〉代謝性アシドーシス，ケトーシス，喉頭・肺水腫，呼吸困難，消化管出血，意識障害，痙攣，脳浮腫，頻脈，血圧低下，肝・腎障害（中等度），誤嚥による化学性肺炎

処置法
〈経口の場合〉催吐禁忌（有機溶剤を誤嚥すると化学性肺炎を生じる可能性あり），胃洗浄（気管挿管して，1〜2％炭酸水素ナトリウム液で洗浄，直ちに使用できない場合は微温湯でも可），下剤，輸液（肝保護薬を加える），呼吸管理，対症療法〔アシドーシス（炭酸水素ナトリウム静注など）〕，血液透析（重症の場合）
〈吸入の場合〉呼吸管理（酸素吸入，人工呼吸など），輸液，対症療法

アドバイス
- アセトンを中心とした有機溶剤の中毒と考えてよい．
- アセトンの半減期は長いため，30 時間は観察が必要である．
- 活性炭の投与は嘔吐を誘発し，誤嚥のリスクを増大させるため，積極的に行う必要はない．

10 芳香剤（部屋用，トイレ用，自動車用など）

商品名・含有量

〈液体芳香剤〉主成分：香料　1～2％，非イオン系界面活性剤　約2％，エタノール　1～50％，色素・酸化防止剤　適量，水　適量

〈粒状芳香剤〉灰皿のにおい取りなど．主成分：香料　数％，シリカゲル 90％以上

〈ゲル状芳香剤〉主成分：香料　2～5％，カラゲニン　適量，水　適量

中毒量・致死量

ほとんど毒性がない．

中毒症状

ほとんど中毒症状が現れない．

〈経口の場合〉口腔，咽喉粘膜の刺激がある．もし大量に摂取した場合には嘔吐，下痢を生じる可能性がある．

処置法

積極的な処置を要しない．水，お茶などを飲ませて様子をみる．症状が発現したら対症療法を行う．

▶ **アドバイス**

- 刺激臭があり，大量に誤飲することは少ない．
- 液体芳香剤を大量服用した時は，エタノールの影響が出てくる可能性があるため「酒類」の項（249頁）を参照．
- 液体芳香剤の一部にメタノールを数％含有する製品（グレイスメイトポピー®，ペコロ®など）があるため，大量服用時には「メタノール」の項（206頁）を参照．
- トイレ用芳香ボールでは，パラジクロルベンゼンを含む製品も販売されているため，誤食した場合には「パラジクロルベンゼン」の項（182頁）を参照．

11 シリカゲル

商品名・含有量

〈シリカ青ゲル〉白色透明粒に青色粒が混じったもの（シリカゲルに5％の塩化コバルトを加えたもので，ある程度以上水分を吸着すると淡青色から淡赤色に変色する）
トーカイゲル®，ドライゲル®，ドライヤーン®，OCIゲル®，富士ゲル®など

中毒量・致死量

成人推定経口致死量　15 g/kg以上

中毒症状

家庭用の包装単位の誤食では中毒症状を呈しない．
〈大量誤食の場合〉以下の症状が発現．口腔内や消化管粘膜の刺激によるびらん，出血．シリカ青ゲルではコバルト塩による中毒が考えられる（消化管粘膜のびらん，悪心，嘔吐，腹痛，下痢，血便，顔面紅潮，中等度の血圧低下，耳鳴，可逆性難聴）．長期摂取により腎障害，甲状腺機能障害
〈眼に入った場合〉充血・浮腫・角膜潰瘍

処置法

〈通常の場合〉水分の摂取（大量の水，お茶，ジュースなど）
〈大量誤食時〉胃洗浄，下剤，輸液，胃粘膜保護薬（マルファ®配合内服液，アルロイド®G内用液，アルサルミン®など），コバルト塩の中毒にはバル®などのキレート薬の投与を行う．
〈眼に入った場合〉大量の水で洗眼する．

▶ **アドバイス**

- 生石灰，塩化カルシウムなど他の乾燥剤の誤食ではないことを確認する．
- 体内への吸収がほとんどないため，全身作用は通常みられない．
- 水を加えるとパチパチと音がする．

12 生石灰（酸化カルシウム）

商品名・含有量
〈酸化カルシウム（CaO）〉ドライパック®，ハイドライ®，ネオ・ドライヤー®，ライム®，パリットファイン®，キングドライ® など多数
生石灰は水分と反応して消石灰〔$Ca(OH)_2$〕となる．

中毒量・致死量
生石灰として：ヒト経口致死量　10 g
消石灰として：マウス経口 LD_{50}　7.3 g/kg
　　　　　　　ヒト換算経口致死量　365 g

中毒症状
〈経口の場合〉口内・消化管粘膜の脱水・炎症・発熱作用によるびらん・出血を起こす，粘膜腐食，潰瘍，疼痛，嚥下困難，食道狭窄
〈眼に入った場合〉（生石灰が新しい時）充血，浮腫，激痛，結膜炎，角膜潰瘍，失明
〈皮膚に接触した場合〉発赤，疼痛，水疱形成

処置法
〈経口の場合〉催吐禁忌，胃洗浄（腐食が進んでいる場合には禁忌），粘膜保護剤（アルロイド®G，アルサルミン® 内用液，牛乳など），下剤，対症療法〔止血（止血薬），感染予防（抗菌薬），食道狭窄の予防（ステロイド剤）〕
〈眼に入った場合〉流水で十分洗眼する，ヒアレイン® 点眼液，抗菌薬点眼液など
〈皮膚に接触した場合〉接触部位を流水で十分に洗浄し，ステロイド軟膏を塗布

▶ アドバイス
- 生石灰を含む乾燥剤に限り，パッケージに成分を表示する規定になっている．
- 水酸化カルシウムは消石灰と呼ばれ，運動場のライン引きや畑に散布される．
- 本剤は日本酒や弁当の加温剤にも使用されている．

13 ホウ酸団子（ゴキブリ団子）

商品名・含有量
〔ホウ酸末 500 g，玉ねぎ 300〜350 g，小麦粉 140 g，砂糖（白）35 g，牛乳 12 g〕から直径 30 mm×高さ 18 mm の団子を 70 個分作ることができる．1 個 10〜15 g（ホウ酸約 7 g 含有）

中毒量・致死量
ホウ酸として：中毒量　成人　1〜3 g
　　　　　　　経口致死量　乳児　2〜3 g，幼児　5〜6 g，成人　15〜30 g

中毒症状
悪心，嘔吐，上腹部痛，下痢，消化管出血（吐血，下血），顔面紅潮，頭痛，嗜眠，脱力感，不穏，振戦，痙攣，譫語，精神異常，興奮，発熱，代謝性アシドーシス，貧血，過呼吸，皮膚紅斑（斑状丘疹，蕁麻疹，猩紅熱様の発疹），視力障害，結膜炎，まれに腎障害・肝障害
〈重症〉中枢神経の高度抑制，昏睡，呼吸障害，チアノーゼ，ショック

体内動態
消化管から 1 時間以内にほとんどが吸収され，服毒後 24 時間で半分が腎より排泄され，残りは 5〜7 日以上要する．

処置法
催吐または胃洗浄（ホウ酸は消化管からの吸収が速いため，早期に行う必要がある），吸着薬，下剤，輸液（ビタミン B_2，肝保護薬を加える），呼吸管理，対症療法〔痙攣（ジアゼパム筋・静注），代謝性アシドーシス（炭酸水素ナトリウム静注），皮膚症状（ステロイド軟膏の塗布）〕，血液透析・腹膜灌流（重症の場合：小児は腹膜灌流が第一選択で，腎不全に陥れば血液透析）

▶ アドバイス
- ホウ酸を含む吐物は青緑色，下痢便は時間をおくと青緑色に変色する．
- 強制利尿は腎機能が保たれていれば可能（腎障害を助長する可能性あり）．
- 動物でホウ酸がビタミン B_6 を抑制するという報告があるため，ビタミン B_6 の補充も試みられている．
- ホウ酸の確認法としては，パックテスト®ほう素（共立理化学研究所）やクルクマ試験紙（アイシス社）を用いた簡便なものがある．

14 ボタン型電池 ★★

商品名・含有量
アルカリマンガン電池：電池記号 LR（陽極 MnO_2，電解質 KOH，陰極 Zn）
水銀電池：電池記号 MR，NR〔陽極 HgO，電解質 KOH（または NaOH），陰極 Zn〕
酸化銀電池：電池記号 SR〔陽極 AgO_2，電解質 KOH（または NaOH），陰極 Zn〕
空気電池：電池記号 PR〔陽極 O_2，電解質 KOH，陰極 Zn〕

中毒量・致死量
10 N（規定）前後の KOH（水酸化カリウム）液または NaOH（水酸化ナトリウム）液による腐食作用が主となるため，他の成分による中毒はあまり考えなくてよい．

中毒症状
〈誤飲の場合〉通常の場合はほとんどの消化管を 48 時間以内に通過し 7 日以内に自然に排泄され無症状である．食道や胃に長く停滞すると穿孔などが起こり危険な状態となる（まれに腸の Meckel 憩室などに入り込んでしまうことがある）．

人工胃液中での各種電池の崩壊時間

> 水銀電池：約 8 時間で崩壊
> アルカリマンガン電池：72 時間以上で崩壊
> 酸化銀電池：72 時間以上で崩壊

〈電池が損傷および崩壊した場合〉消化管粘膜に壊死や穿孔を起こす．症状としては嚥下痛，嚥下困難，上部消化管の灼熱感，悪心，嘔吐，腹痛，下痢，血便，呼吸困難，虚脱が出現することがある．鉄の溶出によると考えられる全身の発疹や黒色下痢便がみられることがある．

〈鼻腔・耳道に入った場合〉鼻腔内に入った場合には鼻部疼痛，頬部腫脹，発熱，鼻閉が出現し，鼻中隔穿孔を生じることがある．耳道に入った場合には鼓膜穿孔を生じることがある．

処置法
〈誤飲の場合〉
・電池の位置の確認：X 線検査（口腔から肛門まで）

- 食道内にある場合：内視鏡的に異物鉗子などで摘出する．その後，接触部位を生理食塩液などで十分に洗浄しておく．
  a. 消化液の量が少ないため滲出したアルカリ液が希釈されずに直接粘膜を刺激する．
  b. 電池が粘膜と接触し電流が流れて化学熱傷を起こす．

以上のような危険性があるので早期に摘出する必要があるが，困難な場合は胃へ落とす．

- 胃内にある場合：通常の食事をとらせ停滞時間を観察する．滲出したアルカリ液で胃粘膜の壊死，穿孔を起こす可能性がある．長く留まる場合には内視鏡的，磁石，外科的に摘出する．
- 胃を通過している場合：通常の食事をとらせ下剤などを使用して自然排泄を図る．下剤の効果が不十分な場合は繰り返し使用する．ただし1か所に8時間以上停滞している場合に激しい腹痛，腹膜炎症状などが出現した時には外科的手術を考える．

〈鼻腔・耳道に入った場合〉直ちに鑷子および鉗子を用い摘出する．摘出後は接していた粘膜を生理食塩液などで十分に洗浄する．なお摘出前には電気を通さない蒸留水で洗浄することが望ましい．穿孔を防ぐため数週間の丁寧な処置が必要である．

▶ アドバイス

- 電池は新品のものほど電気分解を起こし，崩壊しやすい．
- 半分以上消耗していれば1週間は崩壊しないと考えられている．
- 使用済のものは安全であると考えられている．
- コイン型リチウム電池（電池記号BRまたはCR）の誤飲についても，本中毒に準ずる．

15 パラジクロルベンゼン

商品名・含有量
アサヒパラ®，ニューネオパラ®，パラゾールノンカット® など

中毒量・致死量
ヒト推定経口致死量　0.5～5 g/kg
ヒト推定経口最小致死量　25 g
2か月乳児で3～6 g服用し死亡した例がある

中毒症状
〈大量誤飲時〉悪心，嘔吐，腹痛，下痢，腹部痙攣，血便，メトヘモグロビン血症，チアノーゼ，不安，興奮，運動失調，振戦，軽度の肝・腎障害
パラジクロルベンゼンに過敏な人は，アレルギー性紫斑病などに注意する．
〈パラジクロルベンゼンの揮発性蒸気に長期曝露された場合〉眼・粘膜の刺激，頭痛，めまい，アルコール中毒様興奮，肝・腎障害，溶血性貧血，肺水腫
〈皮膚に接触した場合〉熱傷，紅斑性皮膚炎

処置法
〈破片程度の誤飲の場合〉下剤のみ投与し様子をみる（ヒマシ油は投与禁忌），脂溶性であるため誤飲後2時間程度牛乳，油類，脂肪食は与えない．
〈大量服用の場合〉催吐（トコンシロップ®）または胃洗浄（なるべく口径の大きな胃チューブを用いて行う），下剤，輸液（肝保護薬を加える），対症療法〔メトヘモグロビン血症（1％メチレンブルー静注，ビタミンC静注など）〕

▶ アドバイス

- 経口摂取による重篤な中毒例はほとんど知られていないが，乳児では注意する必要がある．

> **Point パラジクロルベンゼン，ナフタリン，樟脳の鑑別**
>
> ビーカーに約60℃の温湯を入れ，それぞれの破片を投じると，以下のように鑑別できる．
> 　パラジクロルベンゼン：水底に沈み，水底で油状となる
> 　ナフタリン：水底に沈み，変化しない
> 　樟脳：水面に浮かび，激しく回転する

16 ワルファリン類（殺そ剤）

商品名・含有量（*販売中止）

〈ワルファリン製剤〉

水溶液：(2%含有)水溶性ラテミン錠®

粉末：(0.025%含有)ラテミン®*

(0.05%含有)デスモア®*

(0.5%含有)強力ローダン®，ラテミンコンク®

(1%含有)メリーネコクマリン®，チューモア「コンク」®，粉末ラテミン®

粒剤：(0.03%含有)固形ラテミン®

(0.1%含有)サンケイクマリン3号®，クマリン，クマラン®*，ヤソミン1®*，メリーネコ3号®，チューモア®*，ラットライス®(農薬外)，固型チューモア1号®，ヤソール®

(0.2%含有)ヤソミン®*，固型チューモア2号®，サンケイクマリン20®*

〈クロロファシノン製剤（長時間作用型）〉

(0.025%含有)ネズコ粒剤®

〈ダイファシノン製剤（長時間作用型）〉

(0.005%含有)ヤソヂオン®（粒剤）

〈ジフェチアロール製剤（長時間作用型）〉

(0.0025%含有)デスモアプロ®（粒剤）

中毒量・致死量

〈ワルファリン〉

ラット経口 LD_{50}　♂323 mg/kg，♀58 mg/kg

ヒト推定経口致死量　50 mg/kg（1回）

ヒト換算経口致死量　250 g（1%製剤）

（参考）最高投与量1回量 75 mg

〈クロロファシノン〉

ラット経口 LD_{50}　2.1 mg/kg

ヒト換算経口致死量　420 g（製品として）

〈ダイファシノン〉

ラット経口 LD_{50}　1.5 mg/kg

ヒト換算経口致死量　1,500 g（製品として）

〈ジフェチアロール〉

ラット経口 LD$_{50}$　♂0.62 mg/kg，♀0.42 mg/kg
ヒト換算経口致死量　840 g（製品として）

中毒症状

〈初期症状〉悪心，嘔吐，腹痛
実際の中毒では下記の症状はまれである
鼻出血，皮下出血，肘・膝関節の出血，歯齦出血，血尿，血痰，直腸出血，四肢の腫脹（筋肉内への出血による），脳出血，麻痺（中枢神経の出血による），持続性出血による出血性ショック，発声困難，嚥下困難，呼吸困難
〈検査所見〉プロトロンビン活性低下，プロトロンビン時間の延長，凝固時間の延長（重篤度の指標）

処置法

乳幼児が少量誤飲した程度では問題ない
〈100 mg 以上服用した場合〉下記の処置を行う
胃洗浄，吸着薬，下剤，輸液，ビタミン K$_1$ または K$_2$ の投与〔（通常 10〜30 mg）静注では 10 mg/ 分を超えない速さで行う（過量投与に注意）〕
〈出血が著明な場合〉新鮮凍結血漿または乾燥人血液凝固第Ⅸ因子複合体（ノバクト®M，クリスマシン®M など）

▶ アドバイス

- 投与注意薬剤としては，① 血漿蛋白との結合度が強いもの（アスピリンや他の消炎鎮痛薬，トリクロホスナトリウム，エトトインなど），② 代謝酵素を阻害するもの（カペシタビン，三環系抗うつ薬，アロプリノール，スルホニール尿素系糖尿病用薬，バクタ®，オメプラゾール，シメチジンなど），③ 消化管出血を助長するもの（アスピリンや他の消炎鎮痛薬など），④ ビタミン K 産生抑制によるもの（セフェム系抗菌薬など）などがあり，ワルファリンの毒性が増強されることがある．

17　保冷剤，冷却剤　★

商品名・含有量

〈ゲル化剤型〉以下の中に塩化カルシウム，塩化マグネシウム，食塩などが20%前後入っており，またエチレングリコールを8〜33%含む製品もある．
① 吸水多糖類を原料とするもの：スノーパック®，アイスパック® など
② 吸水性樹脂を原料とするもの
　　a. ポリビニルアルコール：アイスノン® など
　　b. スミカゲル：ドリップシート®，ユニクール® など

〈吸熱反応型〉硫酸アンモニウムを主成分(30〜90%)とするもので，氷結を防止するため尿素が添加されている．
コールドパック®，すぐひえ®，ひえっぺ，ヒヤロン® など

中毒量・致死量

吸水多糖類(コンニャクなど)：極めて毒性低い
ポリビニルアルコール：毒性低い
スミカゲル：マウス経口 LD_{50}　>10 g/kg，ヒト換算経口致死量　>500 g
硝酸アンモニウム：ラット経口 LD_{50}　4,820 mg/kg，ヒト換算経口致死量　241 g
尿素：ラット経口 LD_{50}　14.3 g/kg，ヒト換算経口致死量　715 g

中毒症状

〈ゲル化剤型〉大量服用にて嘔吐，下痢，腹部膨満感，エチレングリコールを含有する製品については207頁を参照．
〈吸熱反応型〉悪心，嘔吐，下痢，大量服用にて血圧低下，頭痛，メトヘモグロビン血症を起こすことがある．

処置法*

〈ゲル化剤型〉服用量が少なければ処置の必要なし(大量服用の場合には胃洗浄を行う)，エチレングリコールを含有する製品については207頁を参照
〈吸熱反応型〉服用量が少なければ処置の必要なし
(大量服用の場合)胃洗浄，吸着薬，下剤，輸液，対症療法〔メトヘモグロビン血症(1%メチレンブルー静注，ビタミンC静注)〕

▶ アドバイス

- 製品の表示成分をよく確認して処置すること．

18 防水スプレー ★

商品名・含有量

アメダス®，レインガード®，スコッチガード® など
〈撥水剤(0.5～5%)〉大半の製品(フッ素樹脂)，一部の製品(シリコン樹脂)
〈溶剤(30～90%)〉n-ヘプタン，n-ヘキサン，工業用ガソリンなど
〈噴射剤〉LPG ガス，炭酸ガスなど

中毒量・致死量

本剤の吸入毒性データは存在しないと思われる．
多くの中毒例ではスプレーを 200～500 mL 使用しているが，100 mL 未満でも中毒が発症している．

中毒症状

(噴霧後の中毒症状)使用中～3 時間後より出現．悪心，嘔吐，発熱，咳，呼吸困難，胸痛，頭痛，めまい，顔面蒼白，咽頭充血・発赤・疼痛，頻脈，意識低下，胸部 X 線ではスリガラス様陰影，肺炎，肺水腫，低酸素血症，間質性肺炎，白血球増多，CRP 上昇

処置法*

低酸素血症の治療には酸素吸入や人工呼吸(呼吸不全が著しい時)，輸液，抗菌薬投与(二次感染予防)，対症療法〔呼吸困難(気管支拡張薬)，間質性肺炎(ステロイド剤など)〕

▶ アドバイス

- 本剤を狭い場所で使用し，撥水剤などを吸入したために中毒が起きる．
- 本剤による中毒は，溶剤や噴射剤ではなく，撥水剤が最も重要な原因物質と考えられる．
- テント用で脂肪酸金属塩を主成分とする防水スプレーによる中毒も発生しているため，製品の種類や成分表示を確認して，適切な処置をすること．

19 タバコ

商品名・含有量
タバコ1本中：ニコチン 7～24 mg 含有（各銘柄により異なる）

中毒量・致死量
致死量：成人（経口）　30～60 mg（ニコチンとして），約2本
　　　　小児（経口）　10～20 mg（ニコチンとして），約1本
　　　　0.6～0.9 mg/kg ただし個体差は大きい

中毒症状
悪心，嘔吐，流涎，口内・咽頭の灼熱感，頭痛，頭重，めまい，顔面蒼白，動悸，胸部圧迫感，発汗，手指振戦，痙攣，精神錯乱，不眠，激しい嘔吐と下痢，腹痛，血圧（上昇→下降），頻脈→徐脈，瞳孔（縮瞳→散瞳），乏尿（ADHの分泌亢進），呼吸不全，心不全，昏睡

処置法
乳幼児の誤食で，特に症状がない場合は4時間程度の経過観察のみでよい．催吐（トコンシロップ®を投与する），または胃洗浄，吸着薬（トコンシロップ®内服後に投与する場合は嘔吐が完了した後に），下剤，輸液，呼吸管理，対症療法〔副交感神経刺激症状（アトロピン硫酸塩），痙攣（ジアゼパム筋・静注，フェノバルビタール静注），高血圧（フェントラミンメシル酸塩筋・静注など）〕

▶ アドバイス

- 幼小児がタバコを誤食した場合，重症となることはまれである．タバコを口に入れると，刺激性があるためすぐに出してしまう．仮に嚥下してもタバコの催吐作用により大部分吐き出してしまうことが多い．また消化管での吸収も少ない．
- タバコの滲出液（ジュース缶などを灰皿がわりに使用した後の液）の誤飲は危険である．葉タバコの20℃の水での1時間のニコチン溶出率は約50～70%である．
- 多量の水や牛乳の摂取は，タバコを胃から腸へ追いやり，ニコチンの吸収を高めるため控えたほうがよい．
- アルカリ性でニコチンの吸収が高くなるため制酸薬の投与は控える．

表Ⅱ-14 その他の主な家庭用品の毒性と処置法一覧

(表中の[一般的処置]は①胃洗浄, ②吸着薬, ③下剤, ④輸液, ⑤対症療法を示す.)

分類	中毒原因物質・主成分・含有量	経口毒性(致死量)	中毒症状	処置法
香粧品	日焼け止めのクリーム・ローション(★) パラミノ安息香酸またはサリチル酸塩を4%以下含有	パラアミノ安息香酸 ヒト推定経口致死量 0.5〜5 g/kg サリチル酸塩 ヒト推定経口致死量 50〜500 mg/kg	大量服用時には嘔気, 嘔吐, 腹痛が出現	・なめた程度であれば経過観察のみ ・大量服用時には[一般的処置]を行う ・サリチル酸塩含有の製品の大量服用については「アスピリン」の項(111頁)参照
	化粧水(★) エタノール 5〜30%含有	幼小児経口致死量 3.8 mL/kg(個人差大) (100%エタノールとして)	「酒類」の項(249頁)参照	「酒類」の項(249頁)参照
	洗口剤, 口臭防止剤(★) ・モンダミン® ・エチケット水はみがき® ・オンエアマウスウォッシュ® など エタノール 10〜50% グリセリンまたはソルビトール 5〜35%	幼小児経口致死量 3.8 mL/kg(個人差大) (100%エタノールとして) グリセリン, ソルビトール いずれもヒト推定経口致死量 15 g/kg以上	大量服用時には「酒類」の項(249頁)参照	・小児では本品が刺激が強いため大量に飲む可能性は低く, 経過観察のみでよい ・大量服用時には「酒類」の項(249頁)参照

(次頁に続く)

その他の主な家庭用品の毒性と処置法一覧

表Ⅱ-14 (続き) (表中の [一般的処置] は ①胃洗浄, ②吸着薬, ③下剤, ④輸液, ⑤対症療法を示す.)

分類	中毒原因物質・主成分・含有量	経口毒性 (致死量)	中毒症状	処置法
香粧品	口紅, リップクリーム(★) カンフル含有製品 (0.3～0.6%含有) ・オベラハープトリートメント リップ® ・シャインフローネリップ® ・メンソレータム薬用リップス ティック® など カンフル非含有製品 ・ニベアリップケア® ・薬用チャームリップ® など	カンフル 成人経口致死量 2 g 乳幼児経口致死量 70 mg/kg ヒマシ油 ヒト推定経口致死量 5～15 g/kg その他の成分 ヒト推定経口致死量 15 g/kg 以上	・カンフルを含有する製品を誤食した場合は「樟脳(カンフル)」の項(196頁)を参照 ・カンフル非含有製品の通常の誤食程度では中毒を起こすことはない ・大量服用時には悪心, 嘔吐, 下痢を起こすことあり	・カンフルを含有する製品を誤食した場合は「樟脳」の項(196頁)を参照 ・カンフル非含有製品の通常の誤食程度では処置不要 ・大量服用時には [一般的処置] を行う
	乳液・クリーム類 (−)	ほとんど毒性なし	・通常の誤飲では中毒は起こらない ・大量誤飲では悪心, 嘔吐, 下痢を起こすことがある	・通常の誤飲では処置不要 ・大量誤飲では [一般的処置] を行う
ベビー用品	紙おむつ (−) ・メリーズ® ・マミーポコ® ・パンパース® など 高分子吸収体	食べたり, しゃぶったりしても毒性なし	大量に誤食した場合, 吸収体の性質から口渇を生じる可能性がある	処置不要

(次頁に続く)

表Ⅱ-14 （続き）（表中の[一般的処置]は①胃洗浄、②吸着薬、③下剤、④輸液、⑤対症療法を示す。）

分類	中毒原因物質・主成分・含有量	経口毒性（致死量）	中毒症状	処置法
ベビー用品	ベビーオイル（★） ・ジョンソンベビーオイル® ・ピジョンベビーピュアオイル® など ミネラルオイル約80%含有	ミネラルオイル ヒト推定経口致死量 15 g/kg以上	・通常の誤飲程度では中毒を起こすことはない ・大量服用時には悪心、嘔吐、腹痛、下痢などが出現する可能性あり ・気道内に吸引すると化学性肺炎を生じる可能性がある	・通常の誤飲程度では処置不要 ・大量服用時には[一般的処置]を行う
	ベビーローション、ベビークリーム（-） ミネラルオイル30%含有	毒性低い	・通常の誤飲程度では中毒を起こすことはない ・大量服用時には悪心、嘔吐、腹痛、下痢などが出現する可能性あり	・通常の誤飲程度では処置不要 ・大量服用時には[一般的処置]を行う
文房具	鉛筆の芯（-）	ヒト推定経口致死量 15 g/kg以上	大量に誤食することは考えられないため中毒の可能性は極めて低い	処置不要
	色鉛筆の芯（-）	ほとんど無毒 タルク（滑石） ヒト推定経口致死量 15 g/kg以上	大量に誤食することは考えられないため中毒の可能性は極めて低い	処置不要

（次頁に続く）

表Ⅱ-14 (続き)（表中の[一般的処置]は①胃洗浄、②吸着薬、③下剤、④輸液、⑤対症療法を示す.）

分類	中毒原因物質・主成分・含有量	経口毒性（致死量）	中毒症状	処置法
文房具	接着剤（★★） ・ボンド ・セメダインC®など セルロース、合成樹脂、合成ゴム：25～40% 有機溶剤：60～75%	実質は有機溶剤の中毒と考えてよい. アセトン ヒト推定経口致死量 50～75 mL シクロヘキサン マウス経口LD₅₀ 813 mg/kg ヒト換算経口致死量 40.65 g イソプロパノール ラット経口LD₅₀ 5.8 g/kg ヒト換算経口致死量 290 g エタノール 哺乳類経口致死量 1.4 g/kg 酢酸ブチル ラット経口LD₅₀ 14.13 g/kg ヒト換算経口致死量 706.5 g	・粘膜の刺激、流涙と咳嗽、嗄声、悪心、嘔吐、頭痛、めまい、酩酊、錯乱、興奮、疲労感、心筒部圧迫感、心悸亢進、皮膚炎、末梢神経障害（n-ヘキサンを含むもの） ・重症：痙攣、昏睡、呼吸抑制、意識障害、昏睡、肝・腎障害 ・経口の場合は口腔・咽頭・食道の疼痛や炎症が現われる ・皮膚に長時間接触した場合には紅斑、疼痛、化学熱傷などが生じることがある	・小児の誤飲においては刺激臭、口腔刺激のためほとんど嚥下されることはなく、重症になることは少ない、輸液などをとって様子をみるとよい ・有機溶剤を含有するため催吐禁忌 ・大量に経口した場合　①胃洗浄（気管挿管して）（洗浄液は1～2%炭酸水素ナトリウム液、直ちに使用できない場合は微温湯でも可）、②下剤、③輸液（肝保護薬を加える）、④呼吸管理[強制換気（ケトン類は50%近くが未変化体で呼気中に排泄されるため）]、⑤対症療法 ・青少年などによる吸入の場合　上記の③～⑥の処置を行う ・化学熱傷は、一般の熱傷と同様に行う

（次頁に続く）

表Ⅱ-14（続き）（表中の[一般的処置]は①胃洗浄，②吸着薬，③下剤，④輸液，⑤対症療法を示す．）

分類	中毒原因物質・主成分・含有量	経口毒性（致死量）	中毒症状	処置法
文房具	瞬間接着剤（−） ・アロンアルファ®など α−シアノアクリレートモノマーを含有	マウス腹腔内 LD_{50} 6.76 mL/kg ヒト換算腹腔内致死量 338 mL	・経口の場合 ほとんど毒性なし（口腔内の水分により直ちに凝固するため接着力が消失し，樹脂の固まりが残る） ・皮膚などには強力に接着する	・経口の場合 口腔内を水ですすぎ，嚥下しても問題はない ・皮膚などを接着した場合 微温湯か消毒用エタノール，アセトンなどの溶剤で少しずつもみほぐし，などの溶剤で少しずつもみほぐす ・眼に入った場合 水ですぐに洗眼しビトアレイン®点眼薬をさし，湿ったガーゼを当て眼帯をしておく．ほぼ24時間で眼球より剥離し異物として取り除ける（眼をこすったりしない）
台所用品	携帯用固形燃料（メタノールを主とするもの）（★★） ・なべっこ®など メタノール約90％，油脂約10％	ヒト経口致死量	「メタノール」の項（206頁）を参照	「メタノール」の項（206頁）を参照
台所用品	携帯用固形燃料（メタアルデヒドを主とするもの）（★★★） メタアルデヒド100％	ヒト経口最小致死量 成人 24 g，小児 3 g	「メタアルデヒド」の項（194頁）を参照	「メタアルデヒド」の項（194頁）を参照
台所用品	廃油処理剤（★） ・固めるテンプル® ・油っ固®など 植物性樹脂	ヒト経口推定致死量 5〜15 g/kg	・少量の誤食では中毒を起こすことはない ・大量誤食では悪心，嘔吐，腹痛，下痢を起こすことあり	・少量の誤食では処置不要 ・大量誤食では[一般的処置]を行う

（次頁に続く）

表Ⅱ-14 (続き) (表中の[一般的処置]は①胃洗浄, ②吸着薬, ③下剤, ④輸液, ⑤対症療法を示す.)

分類	中毒原因物質・主成分・含有量	経口毒性(致死量)	中毒症状	処置法
カー用品	ウインドウォッシャー液(★★) メタノール20〜60%(3%の製品もある) エチレングリコール3〜4%(含まない製品もある) (メタノールは寒冷地用では不凍の目的により約60%含む特殊な製品もある) (pH 6.5〜10.0)	メタノール(100%)として ヒト経口致死量 約70〜280 g エチレングリコールとして ヒト経口推定致死量 約1.4 mL/kg	・「メタノール」の項(206頁)を参照 ・「エチレングリコール」の項(207頁)を参照	・「メタノール」の項(206頁)を参照 ・「エチレングリコール」の項(207頁)を参照
カー用品	不凍液(★★) (自動車のラジエーターの冷却液を凍結防止する液) 別名:クーラント エチレングリコール90%以上	エチレングリコールとして ヒト経口推定致死量 約1.4 mL/kg	「エチレングリコール」の項(207頁)を参照	「エチレングリコール」の項(207頁)を参照
カー用品	バッテリー補充液・強化液(−) 有機ゲルマニウム(0.05%以下)を含有するもの	ほとんど毒性なし	・通常の誤飲では中毒は起こらない ・大量誤飲では嘔吐,下痢を起こすことがある	・通常の誤飲では処置不要 ・大量誤飲では[一般的処置]を行う
殺虫剤	ヒドラメチルノン(2%以下)(★) ・アリの巣コロリ® ・コンバット® ・マックスフォース®	ラット経口 LD₅₀ 1,131 mg/kg ヒト経口推定致死量 56.55 g	・通常の誤食では中毒は起こらない ・小児の少量摂取で下痢など	・通常の誤飲では処置不要 ・大量誤飲では[一般的処置]を行う

(次頁に続く)

表Ⅱ-14（続き）（表中の[一般的処置]は①胃洗浄，②吸着薬，③下剤，④輸液，⑤対症療法を示す．）

分類	中毒原因物質・主成分・含有量	経口毒性（中毒量）	中毒症状	処置法
殺虫剤	蚊取線香，電気蚊取器用マット（★） ・金鳥の渦巻® ・キンチョウリキッド® ・ベープマット® ・アースノーマット®など 蚊取線香：アレスリン 電気蚊取器用マット：フラメトリン	蚊取線香（中毒量） 乳児（5 kg）→約2巻（26 g） 幼児（10 kg）→約3.5巻（45 g） 電気蚊取器用マット（中毒量） 乳児（5 kg）→約150枚 幼児（10 kg）→約300枚 （安全範囲は乳児30枚，幼児60枚）	・大量誤食では悪心，嘔吐，下痢，口唇・舌のしびれ感，めまい，顔面蒼白 ・重症例では振戦，痙攣，呼吸困難，意識障害 ・大量吸入の場合はくしゃみ，鼻炎，喘息，頭痛，耳鳴，悪心，結膜炎，乳幼児では痙攣，嘔吐，脈拍微弱・緩徐，結膜炎など	・通常の誤食では下剤の投与のみで経過観察 ・大量誤食時 ①胃洗浄，②吸着薬，③下剤，④輸液，⑤呼吸管理，⑥対症療法〔痙攣：ジアゼパム筋・静注，フェノバルビタール静注，フェニトイン〕 ・液体電気蚊取を誤飲した場合は水性か油性かを確認し，油性であれば「灯油」（203頁）と同様の処置を行う
	なめくじ駆除剤（★★） ・ナメトックス液®（0.3％） ・マイキラー®（30％） ・ナメハンター®（5％） ・ナメキール®（6％） ・ナメキット®（6％）など 成分：メタアルデヒド	メタアルデヒド ヒト経口推定中毒量 成人 0.3 g，小児 0.05 g ヒト経口最小致死量 成人 24 g，小児 3 g 商品 50 g以上摂取した場合は生命に危険あり	・中枢ならびに循環器症状は1～3時間の潜伏時間の後に発現する（乳幼児の誤飲ではほとんどが無症状，軽症では48時間以内に回復） ・悪心，嘔吐，睡液分泌過多，腹痛，下痢，発熱，発汗，筋痙攣，筋硬直，反射異常亢進，嗜眠状態，一時的な記憶喪失，錯乱，血圧低下，ショック，頻脈，チアノーゼ，意識障害，呼吸困難，呼吸不全，肺水腫，対光反射消失，昏睡，四肢の浮腫と紅斑，失禁，皮膚炎，顔面紅潮，肝障害（腎障害（急性黄色肝細胞壊死），代謝性アシドーシス，窒縮症），代謝性アシドーシス	・催吐は禁忌，痙攣を誘発するため1時間以降は禁忌 ①胃洗浄（1～2％炭酸水素ナトリウム液にて，直ちに使用できない場合には微温湯でも可），②吸着薬，③下剤，④輸液，保護薬を加える），⑤管理，⑥対症療法・痙攣（ジアゼパム筋・静注），代謝性アシドーシス（炭酸水素ナトリウム注）

（次頁に続く）

表Ⅱ-14（続き）（表中の［一般的処置］は①胃洗浄、②吸着薬、③下剤、④輸液、⑤対症療法を示す。）

分類	中毒原因物質・主成分・含有量	経口毒性（致死量）	中毒症状	処置法
殺虫剤	うじ殺し剤（★★） （オルトジクロルベンゼンを主とするもの）	オルトジクロルベンゼン マウス経口 LD_{50} 3,400〜3,900 mg/kg ヒト換算経口致死量 170〜195 g クレゾール ラット経口 LD_{50} 861〜1,454 mg/kg ヒト換算経口致死量 43.05〜72.7 g ダイアジノン（有機リン剤） ラット経口 LD_{50} 250 mg/kg ヒト換算経口致死量 12.5 g ジクロルボス（有機リン剤） マウス経口 LD_{50} 124 mg/kg ヒト換算経口致死量 6.2 g	経口の場合 ・（少量）口腔・食道・胃の粘膜の腐食に伴う灼熱感・疼痛・嘔吐、頭痛、悪心、めまい、嘔吐、下痢、発汗 ・（大量）上記の症状に加えて、不整脈、血圧低下、瞳孔縮瞳、体温低下、腱反射消失、呼吸困難、昏睡、ショック、チアノーゼ、肝・腎障害、溶血、血小板減少、メトヘモグロビン血症、アシドーシス ・有機リン剤を含有するものはニコチン様、ムスカリン様症状が現れる 接触した場合 皮膚・粘膜の刺激症状が現れる	・催吐はしない 経口後1時間以内で腐食が進んでいない場合 ①胃洗浄（穿孔と誤嚥に十分注意して）、②吸着薬、③下痢、④輸液（肝保護薬を加える）、⑤強制利尿（フロセミド）、⑥対症療法 [痙攣（ジアゼパム筋・静注、フェノバルビタール静注）] 経口後1時間以上でかなり腐食が進んでいる場合 ・胃洗浄は禁忌、①粘膜保護薬、以後上記②〜⑥までの処置を行う ・有機リン剤を含有するものは、アトロピン硫酸塩皮下・筋・静注とパム®静注を中心とした処置を併せて行う[「農薬」の「有機リン系殺虫剤」の項（143頁）を参照] 接触した場合 ステロイド外用剤の塗布

（次頁に続く）

表Ⅱ-14（続き）（表中の[一般的処置]は①胃洗浄，②吸着薬，③下剤，④輸液，⑤対症療法を示す．）

分類	中毒原因物質・主成分・含有量	経口毒性（致死量）	中毒症状	処置法
防虫剤	樟脳（カンフル）（★★） ・しょうのう（碁石型） ・藤澤樟脳®（角型） ・和服しょうのう®（板型） ・きものしょうのう® ・くすの木しょうのう®	乳幼児経口致死量　1 g 成人経口致死量　2 g （20 gでも生存例あり） （大人1 g以上，乳幼児0.5 g以上飲んだ時には入院させ厳重に監視する必要がある）	口腔・咽喉部灼熱感，悪心，嘔吐，皮膚紅潮，頻脈，腹部疝痛，熱感顔面痙攣，頭痛，めまい，興奮錯乱，せん妄，幻覚，筋反射増大，振戦，てんかん様痙攣，呼吸抑制，呼吸不全，遅い呼吸，意識障害，昏睡，ショック	催吐は禁忌（痙攣を誘発するおそれがある） ①胃洗浄（細かい破片を誤食したと思われる場合は微温湯で，誤食のものをそのまま誤食した場合は気管挿管を行ったあと5%エタノール液で行う）．②吸着薬，③下剤（ヒマシ油は禁忌），④輸液，⑤対症療法（痙攣にはジアゼパム筋・静注，フェノバルビタール静注，フェニトイン静注），⑥呼吸管理，⑦血液吸着（重症例）
	シャボン玉液（−） 容量 30 mL/瓶以下	ほとんど無毒	・通常の誤飲では中毒を起こすことはない ・大量服用時に口腔・咽頭の炎症，悪心，下痢，しゃっくり，鼓腸が起こることがある	・通常の誤飲では処置不要 ・大量服用時には[一般的処置]を行う
その他	花火（★） （おもちゃ花火，線香花火） 硝酸カリウム：硫黄：木炭 =7：1：2	硝酸カリウム ウサギ経口 LD$_{50}$　1,901 mg/kg ヒト換算経口致死量　95.05 g	・通常の誤食では中毒を起こすことはない ・大量服用時には悪心，嘔吐，腹痛，下痢，脱力，チアノーゼ，メトヘモグロビン血症，全身痙攣などが出現する	・通常の誤食では処置不要 ・大量服用時には[一般的処置]を行う（メトヘモグロビン血症に対してはメチレンブルー，ビタミンCを投与を行う）

（次頁に続く）

その他の主な家庭用品の毒性と処置法一覧

表Ⅱ-14 (続き) (表中の[一般的処置]は ① 胃洗浄, ② 吸着薬, ③ 下剤, ④ 輸液, ⑤ 対症療法を示す.)

分類	中毒原因物質・主成分・含有量	経口毒性(致死量)	中毒症状	処置法
その他	ろうそく (-)	・ほとんど無毒 ・1本程度では中毒を起こさない	・通常の誤食では中毒を起こすことはない ・大量服用時には悪心, 嘔吐, 下痢などを起こす可能性あり	・通常の誤食程度では処置不要 ・大量服用時には[一般的処置]を行う
	芳香洗浄剤(置くだけタイプ)(★) ・ブルーレット置くだけ®など 30 g/個(中性) ※なかにはホウ酸や塩素系漂白剤を含有しているものもあるため, 注意が必要である	マウス経口 LD$_{50}$ 5 g/kg ヒト換算経口致死量 250 g	・通常の誤食程度では中毒は起こらない ・大量に服用した場合は「洗濯用合成洗剤」の項(167 頁)参照	・通常の誤食程度では積極的な処置は不要 ・大量に服用した場合は「洗濯用合成洗剤」の項(167 頁)参照
	線香, お香 (-)	・毒性極めて低い ・3 g/kg 程度でも中毒症状なし	・通常の誤食程度では中毒は起こらない ・大量服用時には悪心, 嘔吐, 下痢, 消化不良などを起こすことあり	・通常の誤食程度では[一般的処置]を行う
	粘着式ゴキブリ駆除用品 (-) ゴキブリホイホイ®	無毒	無	処置不要

(次頁に続く)

表Ⅱ-14（続き）（表中の[一般的処置]は①胃洗浄，②吸着薬，③下剤，④輸液，⑤対症療法を示す．）

分類	中毒原因物質・主成分・含有量	経口毒性（致死量）	中毒症状	処置法
その他	脱酸素剤（活性酸化鉄）（-） ・エージレス®	エージレス FX-200 マウス LD_{50} 36 g/kg 以上 ヒト換算経口致死量 1,800 g 以上 エージレス ZP-200 マウス LD_{50} 53 g/kg 以上 ヒト換算経口致死量 2,650 g 以上 エージレス・アイ（酸素検知剤） ラット LD_{50} 16 g/kg 以上 ヒト換算経口致死量 800 g 以上	・中毒症状は現れないと考えられる ・微粉の吸入は肺塵埃症の原因となる	口をすすいだ後にお茶，コーヒーなどを飲ませる（タンニンと結合させて吸収を阻害する）
	鮮度保持剤（アルコール蒸散剤）（-） ・オイテックL® ・オイテックCA® ・アンチモールドマンダー ・アンチモールドマイルド	オイテックL マウス経口 LD_{50} ♂18.022 g/kg ヒト換算経口致死量 901.1 g オイテックCA マウス経口 LD_{50} ♂13.046 g/kg ヒト換算経口致死量 652.3 g	・通常の誤食程度では中毒症状は現れないと考えられる ・大量服用時にはエタノール中毒が出現する可能性がある ・全身の熱感，嘔吐，顔面紅潮，発汗，悪心，嘔吐，口渇などの症状が出現することがある	・少量の場合は水分あるいは牛乳を投与し 2〜3 時間経過観察する ・大量服用時のみ[一般的処置]を行う ・「酒類」の項（249 頁）を参照
	体温計の水銀（金属水銀）（-）	経口の場合ほとんど毒性がない（胃液その他の体液に不溶性のため，極めて少量しか吸収されない）	**経口の場合** ほとんど無毒で症状が現れない	**経口の場合** ・下剤や牛乳（排泄促進）を投与する ・虫垂に長く停滞していれば虫垂切除を考慮 ・大量誤飲の場合には，上記の処置に加えてキレート薬（ペニシラミン，チオプロニン，バル®）を投与する

（次頁に続く）

その他の主な家庭用品の毒性と処置法一覧　199

表Ⅱ-14（続き）（表中の【一般的処置】は①胃洗浄，②吸着薬，③下剤，④輸液，⑤対症療法を示す．）

分類	中毒原因物質・主成分・含有量	経口毒性（致死量）	中毒症状	処置法
その他	ムトウハップ®（入浴剤）（★★） 販売中止となっている 硫黄 202.5 g，生石灰 67.5 g，カゼイン 0.12 g，硫化カリウム 0.15 g を水 729.73 g に加熱溶解し，濃縮濾過した多硫化カルシウムコロイド液剤	多硫化カルシウム ・ヒト経口最小致死量 562 mg/kg ・経口摂取すると胃酸と反応し，硫化水素と硫黄が発生する ・二次汚染が生じるため，換気などに十分注意する	・頭痛，めまい，悪心，嘔吐，口腔・咽頭の発赤，眼や皮膚への強い刺激作用 ・（重症）痙攣，血圧低下，肺水腫，呼吸抑制，消化性潰瘍，アシドーシス，昏睡	経口の場合 ・（少量摂取）牛乳，卵白などを与える ・（大量摂取）催吐は禁忌（痙攣誘発の可能性あり），①胃洗浄，②吸着薬，③下剤，④胃粘膜保護薬，⑤呼吸管理，⑥解毒薬（硫化水素中毒に対しては亜硝酸アミルの吸入・亜硝酸ナトリウムの静注を行う），⑦対症療法 皮膚に接触した場合 水と石鹸で 2 回以上洗浄後，ステロイド軟膏塗布 眼に入った場合 流水で 15 分以上洗浄後，ヒアレイン®点眼液，抗菌薬点眼液の投与

4 工業用薬品

1 強アルカリ（水酸化ナトリウム，水酸化カリウム）

成分・含有量
水酸化ナトリウム（苛性ソーダ），水酸化カリウム（苛性カリ）

中毒量・致死量
水酸化ナトリウム：ヒト推定経口致死量　10 g，ヒト経口最小致死量　1 g
水酸化カリウム　：ヒト推定経口致死量　10 g，ヒト経口最小致死量　1 g

中毒症状
〈経口の場合〉口腔粘膜の発赤・腫脹・壊死・出血，上部消化管の灼熱感・激痛，悪心，嘔吐，吐血，穿孔，腹痛，下痢，血便，腹膜炎，呼吸困難，喉頭浮腫による窒息，肺炎，脈拍微弱，体液・電解質の喪失，意識障害，ショック
〈皮膚に付着した場合〉重篤な化学熱傷，体液・電解質の喪失，ショック
〈眼に入った場合〉疼痛，角膜炎，結膜炎，角膜混濁，視力障害，失明

処置法
〈経口の場合〉催吐は禁忌．穿孔の危険があるため胃洗浄は禁忌（ただし誤飲後30分以内であれば軟らかいチューブを用いて牛乳で洗浄可）．希釈剤（牛乳200 mL），緩和剤（オリーブ油を少量ずつ），粘膜保護薬，下剤，輸液，対症療法〔疼痛（ストロカイン®顆粒経口投与，ペンタゾシン筋・皮下・静注，麻薬など）〕
〈皮膚に付着した場合〉流水で十分に洗浄，熱傷治療に準ずる
〈眼に入った場合〉流水で十分に洗浄，ヒアレイン®・抗菌薬点眼液などの投与

▶ **アドバイス**

- 酸による中和はその発熱反応や，発生するガスにより皮膚・粘膜傷害をさらに悪化させるため行わない．
- 酸に比べて食道や胃の穿孔が遅れて生ずる場合が多い．2〜4日後に穿孔によるショックを惹起する場合がある．
- 回復期に食道狭窄や幽門狭窄を起こすことが多いため，ステロイド剤を予防的に投与する．

2　強酸（塩酸，硫酸，硝酸）

成分・含有量
塩酸：塩酸（35〜38％），希塩酸（10％）
硫酸：濃硫酸（90％以上），バッテリー用硫酸（34.57％）
硝酸：濃硝酸（98％），硝酸（67.5％）

中毒量・致死量
塩酸（36％）：ヒト推定経口致死量　成人　10〜15 mL，小児　5 mL
硫酸（95％）：ヒト推定経口致死量　5〜10 mL
硝酸（69％）：ヒト推定経口致死量　3〜8 mL

中毒症状
〈経口の場合〉腐食による口腔・食道・胃の激痛と灼熱感，粘膜壊死と出血，悪心，嘔吐，吐血，流涎，腹痛，鼓腸，下痢，潰瘍，穿孔（縦隔炎・腹膜炎を合併），悪寒，発熱，腎障害，アシドーシス，ショック，声門浮腫による窒息に注意．
〈吸入の場合〉鼻炎，鼻中隔穿孔，歯牙酸食症，咽頭炎，咽頭浮腫，気管支炎，肺炎，呼吸困難．
〈皮膚に付着・眼に入った場合〉化学熱傷，瘢痕萎縮（慢性期），皮膚熱傷，結膜炎，角膜潰瘍形成．硝酸は皮膚，粘膜を黄色化する．

処置法
〈経口の場合〉催吐は絶対禁忌，声門浮腫による呼吸困難や窒息に備える．穿孔の危険があるため胃洗浄は禁忌（ただし誤飲後30分以内であれば軟らかいチューブを用いて牛乳で胃洗浄してもよい）．酸化マグネシウム懸濁液，粘膜保護薬，輸液，対症療法〔疼痛（ストロカイン® 顆粒など）〕
〈吸入の場合〉呼吸管理，気管内洗浄と吸引，ステロイド剤・抗菌薬の投与
〈皮膚に付着・眼に入った場合〉流水で十分に洗浄，熱傷治療に準ずる．ヒアレイン®点眼液，抗菌薬点眼液などの投与．

▶ アドバイス
- アルカリによる中和は皮膚・粘膜障害をさらに悪化させるため行わない．
- 内視鏡検査は，消化管の障害の程度を観察するためには必要だが，穿孔の危険性があるため，乱雑な操作は慎むべきであり，短時間でかつ丁寧に行う．
- 認知症や自殺企図患者の場合は高濃度のものを大量に服用する危険性がある．

3 フッ化水素(HF)

〈HFの水溶液〉フッ化水素酸，フッ酸
〈胃酸でHF発生〉フッ化ナトリウム
〈水と反応してHF発生〉三フッ化塩素，五フッ化臭素，フッ化クロムなど

中毒量・致死量
ヒト吸入最小中毒濃度　32 ppm（フッ化水素ガスとして）
ヒト経口致死量　1.5 g（無水フッ酸として）

中毒症状
〈経口の場合〉石鹸様の味覚，悪心，嘔吐，流涎，腹部激痛，下痢，脱水，筋肉の脱力，振戦，痙攣，色覚異常，冷汗，不整脈，低カリウム血症，代謝性アシドーシス，低カルシウム血症，意識障害，チアノーゼ，低血糖，ショック，肝・腎障害
〈吸入の場合〉粘膜壊死，咳嗽，気管支肺炎，肺水腫（遅発あり），チアノーゼ
〈皮膚に付着した・眼に入った場合〉出血性発疹，強い皮膚炎，深達性熱傷，難治性潰瘍，角膜損傷，結膜炎，失明

処置法
〈経口の場合〉胃洗浄（洗浄液：牛乳または10％グルコン酸カルシウム液または10％乳酸カルシウム液），下剤，粘膜保護薬，輸液，グルコン酸カルシウムの静注，対症療法〔不整脈（リドカイン静注），全身痙攣（ジアゼパム筋・静注）〕
〈吸入の場合〉新鮮な空気の吸入，呼吸管理，輸液，グルコン酸カルシウムの静注，対症療法（経口の場合に準ずる）
〈皮膚に付着した場合〉石鹸と水で十分に洗浄，8.5％グルコン酸カルシウムを0.5 mL/cm² 以下で皮下注，熱傷と同様の治療
〈眼に入った場合〉流水で十分に洗浄，1％グルコン酸カルシウム点眼液（院内製剤），ヒアレイン®点眼液，抗菌薬点眼液などの投与

▶ アドバイス
- 静脈確保，心電図モニターを行い，24〜48時間は厳重に観察する．
- 活性炭はフッ化水素を吸着しないため，無効である．
- 不整脈などにより循環が維持できなければPCPSなどの適応も考慮する．

4　灯油（石油）およびガソリン（無鉛）　★★

灯油の別名：ケロシン，ケロセン
ガソリンはオレンジ色に着色されている．

中毒量・致死量
灯油：ヒト推定経口致死量　90〜120 g（誤嚥すれば数 mL 以下）
ガソリン：ヒト経口致死量　10〜50 mL
　　　　　ヒト吸入致死量　数 mL 以下

中毒症状
〈経口の場合〉口腔・咽頭の灼熱感，悪心，嘔吐，下痢，咳嗽，咽頭の攣縮，呼吸困難，喘息様発作，血痰，肺浮腫，肺炎，肺出血，嗜眠，チアノーゼ，ショック，昏睡
誤嚥すると致命的な呼吸器系の障害が起こる．
〈吸入の場合〉頭痛，嘔吐，倦怠感，多幸感，中枢神経抑制，不整脈，痙攣，昏睡，呼吸停止
〈皮膚に付着した場合〉紅斑・水疱・びらんなどの接触性皮膚炎
〈眼に入った場合〉流涙，結膜炎，角膜損傷

処置法
〈経口の場合〉少量誤飲で無症状な場合には，誤嚥の可能性がなければ経過観察（6 時間程度）のみ．原則として胃洗浄は禁忌（服用量が致死量に近いか，またはそれ以上の場合は，必ず気管挿管を行ってから胃洗浄を行う），下剤，輸液，呼吸管理，対症療法
〈吸入の場合〉新鮮な空気の吸入，呼吸管理，対症療法
〈皮膚に付着した場合〉石鹸と水で十分に洗浄，ステロイド軟膏塗布
〈眼に入った場合〉流水で十分に洗浄，ヒアレイン®点眼液，抗菌薬点眼液などの投与

▶ アドバイス
- アドレナリンなどのカテコールアミンは心室細動を起こすことがあるので慎重に投与すること．
- ガソリンはオクタン価の高い（ハイオク）ものほど芳香族炭化水素の含有量が高く，毒性も強い．

5 シンナー

成分・含有量
トルエン(約70%)，メタノール(含まれていない製品もある)，エタノール，ブタノール，キシレン，酢酸エチル，酢酸ブチルなどを約30%含有している．

中毒量・致死量
(トルエンとして)ヒト吸入最小中毒濃度　100 ppm
ラット経口LD_{50}　5,000 mg/kg

中毒症状
〈吸入の場合〉結膜・気道粘膜の刺激症状，めまい，頭痛，悪心，運動失調，発揚・多幸的な酩酊現象，知覚異常，錯乱，幻覚，不安，振戦，興奮，痙攣，チアノーゼ，呼吸麻痺，気道分泌物による窒息，肺水腫，昏睡，死亡
〈経口の場合〉口腔・食道・胃部の灼熱感，悪心，嘔吐，下痢，血便，気道に誤嚥すると症状が重篤になると同時に肺炎を併発する．
〈皮膚に付着した場合〉紅斑，浮腫，慢性乾燥，湿疹
〈眼に入った場合〉結膜炎

処置法
〈吸入の場合〉新鮮な空気の吸入，呼吸管理，輸液，安静と保温，対症療法
〈経口の場合〉催吐は絶対的禁忌，胃洗浄(致死量に近い量またはそれ以上を摂取した場合のみで，必ず気管挿管を行う)，吸着薬，下剤，輸液，呼吸管理，対症療法，血液透析・血液濾過透析(重症の場合)
〈皮膚に付着した場合〉石鹸と水で十分に洗浄後，ステロイド軟膏塗布
〈眼に入った場合〉流水で十分に洗浄後，ヒアレイン®点眼液，抗菌薬点眼液などを投与

▶ アドバイス

- カテコールアミン類の使用は致死的不整脈の誘発の危険があり注意すること．
- メタノールを含有するシンナーでの中毒では，メタノール中毒が発現する可能性があるため注意すること．

6 トリクロロエチレン

別名
三塩化エチレン，トリクレン，トリクレイン，トリクロルエチレン

中毒量・致死量
ヒト経口最小致死量　857 mg/kg

ヒト吸入最小中毒濃度　110 ppm・8 時間（許容濃度 50 ppm）

中毒症状
〈経口の場合〉口腔・咽頭の灼熱感，悪心，嘔吐，腹痛，下痢，消化管出血，頭痛，めまい，感覚脱失，異常知覚，協同運動障害，振戦，全身痙攣，急性循環不全，意識喪失，肝障害

〈吸入の場合〉鼻・咽頭の刺激症状，気管支炎，肺浮腫，食欲不振，悪心，嘔吐，頭痛，めまい，疲労感，精神障害，神経痛，末梢神経炎，焦燥感，協同運動障害，振戦，全身痙攣，球後視神経炎，色覚異常，視神経萎縮，貧血，肝機能障害，呼吸抑制，尿中ウロビリノーゲン強陽性，蛋白尿，不整脈，心室細動，心停止，昏睡

〈皮膚に付着した・眼に入った場合〉皮膚炎，結膜炎

処置法
〈経口の場合〉胃洗浄，吸着薬，下剤，輸液（ビタミンB群と肝保護薬を加える），対症療法

〈吸入の場合〉新鮮な空気の吸入，呼吸管理，輸液，対症療法

〈皮膚に付着した場合〉石鹸と水で十分に洗浄，ステロイド軟膏塗布

〈眼に入った場合〉流水で十分に洗浄，ヒアレイン®点眼液，抗菌薬点眼液などの投与

▶ アドバイス
- アドレナリンは心室細動を誘発するため投与禁忌である．
- 服用した場合，本剤は脂溶性が高いので牛乳や油類の摂取は，吸収を高めるため禁忌である．

7 メタノール

別名
メチルアルコール，木精，カルビノール，コロンビアスピリット，メチルヒドロキシド

中毒量・致死量
失明を惹起する経口量　10～15 mL（100％液）
成人経口致死量　30～100 mL（100％液）
（血中メタノール濃度 500 μg/mL 以上で重症）

中毒症状
摂取後8～24時間は無症状のことが多い．頭痛，めまい，悪心，嘔吐，食欲不振，心窩部痛，腹痛，下痢，失明（通常2～3日後），代謝性アシドーシス，呼吸困難，呼吸不全，血圧低下，チアノーゼ，散瞳，せん妄，脳浮腫，痙攣，昏睡，ショック，心停止，急性膵炎

処置法
胃洗浄（摂取後1時間以内有効；洗浄液は2％炭酸水素ナトリウム液にて行う．ただし，微温湯でも可），下剤，輸液（ビタミンB群を加える），アシドーシスの補正，解毒剤（酒類などエタノールの投与），対症療法〔痙攣（ジアゼパム筋・静注）〕，血液透析（重症の場合；メタノール 30 mL 以上服用時，または血中メタノール濃度 500 μg/mL 以上の時），眼の保護（強い光線を避ける），ロイコボリン® 1 mg/kg（最大 50 mg まで）筋注し，その後フォリアミン® を 1 mg/kg（最大 50 mg まで）4時間毎に6日間静注．軽症の場合はフォリアミン® のみでよい．

▶ アドバイス

- 果糖の投与は禁忌（代謝を促進するため）．
- メタノールは分布容積が 0.6～0.7 L/kg と小さく，血清蛋白とも結合しないため，血液透析が有効．ただし，活性炭には吸着しないため，血液吸着は無効である．
- 治療のために投与したエタノールが血液透析により除去されるため，頻回にエタノール濃度をチェックする．
- 重症では急性膵臓炎の併発の可能性がある．

8 エチレングリコール，ジエチレングリコール

別名
エチレングリコール：1,2-エタンジオール
ジエチレングリコール：ジエチルグリコール

用途
ブレーキオイル，不凍液およびソフトタイプの保冷液にも含まれる．

中毒量・致死量
エチレングリコール：ヒト推定経口致死量　1.4 mL/kg
ジエチレングリコール：ヒト推定経口致死濃度　1,000 mg/kg

中毒症状
〈経口の場合〉悪心，嘔吐，胃炎，頭痛，めまい，不快感，脱力感，傾眠，チアノーゼ，眼振，眼筋麻痺，頻脈，過呼吸，肺浮腫，血圧上昇，不整脈，筋肉圧痛，腹部の痙攣痛と下痢，軽度の黄疸，代謝性アシドーシス，低血糖，低カルシウム性テタニー，呼吸不全，腎不全，うっ血性心不全，痙攣，昏睡，ショック，リンパ球増多症，まれに視力障害
〈大量摂取の場合〉中枢神経抑制，ショック，乏尿が数時間で起こり，呼吸不全や肺浮腫が24時間以内に起こる．

代謝
肝臓で酸化を受けてグリコールアルデヒドとなり，その後グリコール酸，そしてシュウ酸となる．

処置法
〈経口の場合〉胃洗浄(洗浄液は5,000倍過マンガン酸カリウム液，ただし微温湯でも可)，下剤，輸液，エタノールの投与(意識があり，服用に耐えうる場合)，グルコン酸カルシウムの投与(エチレングリコールにおける低カルシウム血症の予防)，ビタミンB_1・B_6の投与(代謝物の無毒化)，呼吸管理，対症療法，血液透析(重症の場合)

▶ **アドバイス**
- 多くの中毒例は自動車の不凍液を飲用し発生している．
- 血液透析の中止基準は，エチレングリコール濃度が20 mg/dL以下，かつアシドーシスが補正され，浸透圧ギャップが改善している場合である．

9 水銀化合物（水銀蒸気，無機水銀，有機水銀）

種類
無機水銀：塩化第一水銀（甘汞(こう)），塩化第二水銀（昇汞(こう)），硝酸第一水銀，ヨウ化第二水銀

有機水銀：塩化メチル水銀，エチル水銀チオサリチル酸ナトリウム（マーゾリン，チメロサール），酢酸フェニル水銀（マーキュロクロム）

中毒量・致死量
ヒト吸入中毒量　$1.2 \sim 8.5$ mgHg/m^3（水銀蒸気として）
塩化第一水銀：ラット経口 LD$_{50}$　210 mg/kg
塩化第二水銀：ヒト経口最小致死量　29 mg/kg
塩化メチル水銀：モルモット経口 LD$_{50}$　21 mg/kg
酢酸フェニル水銀：ラット経口 LD$_{50}$　30 mg/kg

中毒症状
〈高濃度水銀蒸気を吸入した場合〉激しい咳嗽，過呼吸，胸痛などの気管支刺激症状，呼吸困難，肺気腫，肺水腫，気胸，びらん性気管支炎，間質性肺炎，頭痛，悪寒，体温上昇，口内炎，流涎，チアノーゼ，脱力感，痙攣，消化器症状，腎障害，顎下腺炎，歯槽膿漏，中枢神経障害

〈経口の場合〉口腔・食道粘膜の著しい腐食，灼熱感，収斂，口渇，胃・腹部の激しい疼痛，金属臭，流涎，悪心，嘔吐，吐血，水様性・血性の激しい下痢，大腸潰瘍，声門浮腫，呼吸困難，循環不全，ショック，吸収された水銀による腎尿細管の壊死・無尿・尿毒症・アシドーシス

処置法
〈吸入の場合〉新鮮な空気の吸入，鼻をかむ，うがい，呼吸管理，輸液，グルタチオン製剤投与，キレート薬，対症療法〔腎不全（血液透析），呼吸器症状（気管支拡張薬，ステロイド剤の投与など）〕

〈経口の場合〉胃洗浄，下剤，輸液，キレート薬，対症療法〔腎不全（血液透析など）〕，血漿交換や持続的血液濾過透析（重症の場合）

▶ アドバイス
- 本中毒の診断には尿中水銀量の測定が有用である．

10 銅化合物

種類
塩化第一銅，ヨウ化第一銅，チオシアン酸第一銅(ロダン銅)など
塩化第二銅，塩基性炭酸銅(緑青の成分)，硫酸第二銅，硝酸第二銅など

中毒量・致死量
塩化第二銅：ラット経口 LD_{50}　140 mg/kg
塩基性炭酸銅：ラット経口 LD_{50}　1,400 mg/kg
硫酸第二銅：ラット経口 LD_{50}　960 mg/kg
硝酸第二銅：ラット経口 LD_{50}　940 mg/kg

中毒症状
〈経口の場合〉口腔・食道・胃の灼熱感，びらん，潰瘍，悪心，嘔吐，胃および腸の激痛，金属味，水性あるいは血性の下痢，消化管出血，頭痛，めまい，冷汗，口渇，肝障害，溶血性貧血(ヘモグロビン尿)，腎障害(乏尿，無尿)，不整脈，低血圧，不安，興奮，昏睡，失神，呼吸困難，筋肉の攣縮，全身の痙攣，ショック，死亡
〈吸入の場合〉発熱，頭痛，くしゃみ，悪心，咳嗽，胸痛，呼吸困難，肺炎，肺水腫

処置法
〈経口の場合〉胃洗浄(1%フェロシアン化カリウム液または牛乳を用いることが望ましいが，なければ微温湯でも可)，下剤，輸液，キレート薬(バル®，ペニシラミン)，対症療法，血液透析(重症の場合でキレート薬使用後に行う)
〈吸入の場合〉輸液，キレート薬(バル®，ペニシラミン)，対症療法，血液透析(重症の場合でキレート薬使用後に行う)，厳重な呼吸管理

▶ アドバイス
- 嘔吐物が緑青色を呈することがあるため，中毒原因物質がはっきりしない場合は，パラコート含有除草剤との鑑別が必要である(尿中パラコート定性試験を実施)．

11 クロム化合物

3価：塩化クロム，フッ化クロム，硫酸クロム
6価：クロム酸ナトリウム，重クロム酸ナトリウム，重クロム酸カリウム

中毒量・致死量

塩化クロム：ラット経口 LD_{50}　1,870 mg/kg
フッ化クロム：モルモット経口最小致死量　150 mg/kg
硫酸クロム：ラット経口 LD_{50}　3,250 mg/kg
クロム酸ナトリウム：モルモット経皮最小致死量　206 mg/kg
重クロム酸ナトリウム：小児経口最小致死量　50 mg/kg
　　　　　　　　　　　成人経口致死量　6〜8 g

中毒症状

〈経口の場合〉悪心，嘔吐，腹痛，下痢(血便)，激しい口渇，めまい，発熱，ショック，昏睡，クロム穿孔・メトヘモグロビン血症(6価クロム)，腎・肝障害

〈吸入の場合〉刺激による咳嗽，痰，気道浮腫および潰瘍，肺うっ血，鼻粘膜障害，肺炎，呼吸困難，喘鳴，ラ音，胸痛，全身症状の発現

〈皮膚に付着した場合〉びらん，皮膚炎，化学熱傷，壊死

〈眼に入った場合〉結膜炎，角膜潰瘍(瘢痕，白斑を残し失明の可能性)

処置法

〈経口の場合〉胃洗浄(穿孔に十分注意，消化管潰瘍・出血時は禁忌)，下剤，輸液，キレート薬(バル®)，アスコルビン酸の投与(6価クロムの場合，服用2時間以内)，対症療法，血液透析・交換輸血(重症の場合)

〈吸入の場合〉新鮮な空気の吸入，呼吸管理，対症療法

〈皮膚に付着した場合〉温水で十分に洗浄，10% エデト酸カルシウム二ナトリウム軟膏(ラノリン基剤)で24時間湿布，外科的処置(熱傷の場合)，対症療法

〈眼に入った場合〉流水で十分に洗浄，ヒアレイン®点眼液，抗菌薬点眼液などの投与

▶ アドバイス

- 6価クロムは極めて毒性が強いが，3価クロムは水に不溶性のため吸収率が低く，毒性も弱い．

12 ヒ素化合物

三塩化ヒ素，水素化ヒ素(アルシン，ヒ化水素，三水素化ヒ素)，三酸化二ヒ素(無水亜ヒ酸，三酸化ヒ素)

中毒量・致死量
三塩化ヒ素：マウス吸入最小致死濃度　2,500 mg/m^3・10 分
水素化ヒ素：ヒト吸入最小中毒濃度　3 ppm(許容濃度 0.05 ppm)
三酸化二ヒ素：ヒト経口 LD_{50}　1.43 mg/kg, 60〜120 mg

中毒症状
〈経口の場合〉口腔・食道の灼熱感，嚥下障害，悪心，嘔吐，激しい胃痛・腹痛，水様あるいは血性の激しい下痢(呼気や便はニンニク臭を呈する)，激しい口渇，嗄声，めまい，頭痛，不安感，記憶喪失，筋肉の攣縮・萎縮，協同運動障害，末梢神経障害，脱力感，低体温，血圧上昇，肝・腎障害，チアノーゼ，四肢冷感，不整脈(QT 延長など)，骨髄機能障害(白血球，血小板の減少)，高度の脱水，肺炎，肺水腫，呼吸不全，低酸素性痙攣，血管障害による出血斑を伴う心血管不全，ショック，昏睡ないし失神，死亡
〈吸入の場合〉上気道の炎症，気管支炎，溶血性貧血(水素化ヒ素)

処置法
〈経口の場合〉胃洗浄，吸着薬，下剤，キレート薬(バル®)，大量輸液，対症療法〔疼痛(ペンタゾシンなど)〕，血液透析・血液吸着(重症の場合)
〈吸入の場合〉呼吸管理，キレート薬(バル®)，輸血(溶血時)，対症療法〔疼痛(ペンタゾシンなど)，溶血性貧血(クエン酸ナトリウム，炭酸水素ナトリウム，人ハプトグロビンの投与)〕

▶アドバイス

- デジタルパックテスト®・ひ素(共立理化学研究所)を用いると定性は容易である．ただし，生体試料(血清，尿など)については保証されていない．
- 不整脈は QT 延長症候群と関係しているので，Ia 群抗不整脈薬(プロカインアミド塩酸塩，ジソピラミドなど)は避ける．

13 鉛化合物

中毒量・致死量
塩化鉛：モルモット経口 LD_{50}　1,330 mg/kg
　　　　ヒト経口換算最小致死量　100 g
硝酸鉛：モルモット経口 LDL_0　2,000 mg/kg
　　　　ヒト経口換算最小致死量　66.5 g
酢酸鉛：ヒト経口致死量　20 g
乳酸鉛：モルモット経口 LDL_0　1,000 mg/kg
　　　　ヒト経口換算最小致死量　50 g

中毒症状
金属性の味，口渇，悪心，嘔吐，食欲不振，上腹部不快感，唾液分泌亢進，灼熱性腹痛，疝痛発作（鉛疝痛），便秘，下痢（血性ないしは鉛の硫化物のため黒色），顔面蒼白，冷汗，頭痛，不眠，知覚異常，下肢の筋萎弱・疼痛，血圧低下，頻脈，急性鉛脳症（運動失調，痙攣，昏睡を主徴），溶血による高度の貧血，血尿，腎障害，呼吸麻痺，昏睡，ショック，死亡など

処置法
胃洗浄（1%硫酸ナトリウム液または1%硫酸マグネシウム液，直ちに用意できない場合は微温湯でも可），下剤（硫酸マグネシウム），輸液，キレート薬（エデト酸カルシウム二ナトリウム，バル®，ペニシラミン），対症療法〔鉛疝痛（グルコン酸カルシウム静注または塩化カルシウム点滴静注や麻薬など），脳症痙攣（ジアゼパム筋・静注など）〕

▶ アドバイス

- 釣り用おもりなど金属鉛は誤飲しても吸収が少ないため比較的安全と思われるが，数日間胃内にとどまり鉛脳症を発症し，死亡した例がある．このため位置をX線で経時的に確認し，必要があれば下剤を投与する．
- 本剤に対するキレート薬は，エデト酸（EDTA）が最も効果的でバル®は急変時または脳症の初期治療に使用される．
- 硫酸ナトリウムおよび硫酸マグネシウムは，不溶性の硫酸鉛を形成させる目的で使用される．

14 一酸化炭素

中毒量・致死量

ヒト致死濃度　CO-Hb 60～70%，4,000 ppm・30分以内
（一酸化炭素濃度と吸入時間に左右される）（許容濃度 50 ppm）

中毒症状

〈CO-Hb 濃度（%）と臨床症状〉

 0～10：なし（ときに運動時に息切れ）
10～20：額の圧迫感，軽い頭痛，皮膚血管拡張
20～30：頭痛，側頭部脈動，倦怠感，判断力低下，情緒不安定
30～40：激しい頭痛，めまい，悪心，嘔吐，視力低下，血圧低下
40～50：呼吸・脈拍増加，運動麻痺
50～60：意識混濁，Cheyne-Stokes 呼吸，仮死
60～70：痙攣，昏睡，呼吸減弱，循環虚脱，糞尿失禁
70～80：呼吸停止，死亡
80～90：即死

〈その他非定型的症状〉発汗，発熱，肝腫，アルブミン尿，乏尿，狭心痛，精神錯乱，肺炎・肺水腫の併発

処置法

新鮮な空気の吸入，酸素吸入，高圧酸素療法，輸液，対症療法，交換輸血，その他の処置（保温，血圧の保持，体位の変換，感染防止，回復期のリハビリテーション）

▶アドバイス

- 中毒症状からの回復後，7～20日を経て再び症状が悪化する例が10%前後みられるため，5週間の経過観察を必要とする（間欠型一酸化炭素中毒，高齢者に多い）．
- 後遺症として健忘症候群，自発性低下，感情障害，パーキンソン症候群などが出現することがある．
- 一酸化炭素中毒に対する高圧酸素療法の適応は確定していないが，一酸化炭素を迅速に洗い出し，酸素代謝を急速に改善する効果があるため，一酸化炭素曝露後24時間以内に実施することが望ましい．

15 硫化水素

空気よりも重く，無色・可燃性の腐卵臭を有する気体.

中毒量・致死量
ヒト吸入中毒症状発現濃度　10 ppm 以上
ヒト吸入致死濃度　1,000 ppm 以上（許容濃度 10 ppm）

中毒症状
〈吸入の場合〉鼻炎，嗅覚疲労，咽頭炎，気管支炎，咳嗽，呼吸困難，肺炎，肺浮腫，肺水腫，頭痛，めまい，興奮，被刺激性と不眠，悪心，嘔吐，胃腸障害，脱力感，心筋障害，徐脈，血圧低下，チアノーゼ，歩行失調，腱反射亢進，四肢のしびれ感，振戦，全身痙攣，意識喪失，ショック，心肺停止
致死的曝露時には昏睡，呼吸抑制，振戦，複視，チアノーゼ，痙攣，頻脈を生ずることが特徴的である．
〈眼に入った場合〉結膜炎，角膜炎（眼の瘙痒感，眼痛，眼中異物感，著明な炎症，腫瘍，視野のかすみ，痂皮を伴う角膜の上皮細胞の破壊，角膜びらん，点状角膜炎）

処置法
〈吸入の場合〉新鮮な空気の吸入，呼吸管理，輸液，炭酸水素ナトリウム静注（大量に必要なときはビカーボン®点滴静注），アトロピン硫酸塩の静注，亜硝酸アミル吸入または3％亜硝酸ナトリウム液（院内製剤）10 mL 静注，抗菌薬投与，対症療法
〈眼に入った場合〉流水で十分に洗浄，ヒアレイン®点眼液，抗菌薬点眼液などの投与

▶ アドバイス

- 4時間生存すれば回復する可能性が高い．
- 遅れて呼吸器系症状が出現することがあるので，48～72時間の観察が必要である．
- 重症例では記憶障害や運動障害などの神経系の後遺症を残すことがある．
- ムトウハップ®（販売中止）や石灰硫黄合剤の摂取でも，胃酸と反応し硫化水素が発生する．

16 シアン化合物（青酸化合物）

シアン化水素（HCN：青酸ガス），シアン化カリウム（KCN：青酸カリ），シアン化ナトリウム（NaCN：青酸ソーダ）

中毒量・致死量
HCN：ヒト推定吸入致死量　50〜100 mg
KCN：ヒト推定経口致死量　150〜200 mg
NaCN：ヒト推定吸入致死量　200〜300 mg

中毒症状
〈経口・吸入の場合〉呼吸困難，呼吸停止，チアノーゼ，不整脈（心房細動，ST・T変化，期外収縮），心停止，高度の代謝性アシドーシス，散瞳，対光反射消失，錯乱，激しい痙攣，意識消失，肺水腫，循環不全
〈軽症の経口，経皮，吸入の場合〉めまい，過呼吸，嘔吐，顔面紅潮，頭痛，血圧低下，頻脈，胃部の不快感

処置法
〈経口の場合〉心肺蘇生，アシドーシスの補正，解毒剤〔① 亜硝酸アミルの吸入後，② 3％亜硝酸ナトリウム（院内製剤）10 mL を 3 分間かけて静注，③ 続いて 10％チオ硫酸ナトリウム（デトキソール®）125 mL を 10 分以上かけて静注，以上で 30 分以内に効果がなければ ②，③ を初回の半量追加投与する〕，持続輸液，対症療法〔痙攣（ジアゼパム筋・静注），血圧低下（ノルアドレナリン皮下・点滴静注など）〕，胃洗浄，下剤
〈吸入，経皮の場合〉状況に応じて経口の場合と同様の処置を行う（胃洗浄と下剤を除く）．

▶ アドバイス

- 検出にはシアン・テストワコー®（和光純薬工業），パックテスト®・CN（共立理化学研究所）などのキットがある．
- 回復期にパーキンソニズムが出現することがある．
- 患者から発生する気体を吸入あるいは，それに接触することにより，医療従事者が被害を被る可能性があるため注意を要する．
- 青酸ガスは火災で繊維や樹脂などが燃えても発生する．

17 ホルマリン

別名
ホルムアルデヒド，ホルモール，メタナール，メチルアルデヒド

成分・含有量
ホルムアルデヒド35〜40％含有，メタノールなど5〜13％添加

中毒量・致死量
ヒト推定経口致死量　30〜60 g
ラット吸入致死濃度　250 ppm・4 時間

中毒症状
〈経口の場合〉口腔・咽頭・食道などの灼熱感，声門・喉頭の浮腫，悪心，嘔吐，めまい，激しい腹痛，下痢，吐血，下血，上部消化管障害，びらん，潰瘍，食道・胃穿孔，代謝性アシドーシス，黄疸，蛋白尿，血尿，無尿，循環虚脱，痙攣，意識障害，瘢痕性胃萎縮（回復期）
〈吸入の場合〉鼻炎，咽頭炎，気管支炎，肺炎，呼吸困難，咳嗽，喘鳴，肺水腫，頭痛，脱力感，動悸，意識障害，喉頭浮腫から窒息
〈皮膚に付着・眼に入った場合〉皮膚の褐色化，アレルギー性皮膚炎，蕁麻疹，流涙，眼痛，結膜炎，角膜熱傷，失明

処置法
〈経口の場合〉胃洗浄（気管挿管をし，穿孔に十分に注意），呼吸管理，下剤，粘膜保護薬，輸液（グルタチオン注射用液を加える），対症療法〔代謝性アシドーシス（炭酸水素ナトリウム静注など）〕，血液透析（重症の場合）
〈吸入の場合〉呼吸管理，輸液，対症療法
〈皮膚に付着した場合〉石鹸と水で十分に洗浄後，ステロイド軟膏塗布
〈眼に入った場合〉流水で十分に洗浄，ヒアレイン® 点眼液，抗菌薬点眼液などの投与

▶ アドバイス

- 添加されているメタノールによる中毒が疑われる場合にはエタノールを投与する〔メタノールの項（206 頁）参照〕．
- 口腔粘膜障害の程度が治療方針の一助になりえる．急性期に，上部消化管内視鏡検査を施行（穿孔に注意）して重症度を評価する．

18 アジ化ナトリウム

生物学系の実験室で防腐剤として広く用いられている．無色〜白色，無臭の結晶，水によく溶ける．

中毒量・致死量
ヒト経口中毒量　5〜10 mg
ヒト経口最小致死量　700 mg（13 mg/kg）
ラット経口 LD_{50}　27 mg/kg

中毒症状
〈経口の場合〉悪心，嘔吐，下痢，頭痛，めまい，ふらつき，複視，しびれ，発汗，眼前暗黒感，神経障害，過呼吸，胸部不快感，胸痛，息切れ，肺水腫，血圧低下（ときに血圧上昇が先にみられる），頻脈，不整脈，心室細動，失神，痙攣，昏睡，ショック，肝障害

〈アジ化水素に曝露した場合〉眼・鼻・気道粘膜の刺激症状，咳，喀痰，胸痛，気管支炎，肺水腫，頭痛，衰弱感，めまい，失神，血圧低下，致死的痙攣（高濃度）

体内動態
経口，経気道，経皮により，速やかに吸収される．特に発汗時には皮膚から吸収されやすい．経口の場合には，胃酸と反応してアジ化水素を発生する．

処置法
〈経口の場合〉胃洗浄，吸着薬，下剤，輸液，循環管理，呼吸管理，対症療法〔痙攣（ジアゼパム筋・静注），血圧低下（ドパミン塩酸塩点滴静注，ノルアドレナリン皮下・点滴静注など）〕

〈アジ化水素に曝露した場合〉新鮮な空気の吸入，汚染された衣服を脱がせる，眼や皮膚を大量の流水で十分に洗浄，うがい，輸液，循環管理，呼吸管理，対症療法

▶ アドバイス
- 患者が無症状や軽症でも，少なくとも 2〜3 日間は経過を観察する．
- アジ化水素による二次被害を防ぐため，医療従事者は治療室の換気，眼や皮膚の防護，吐物や胃洗浄済の液体の管理などに留意する．

表Ⅱ-15 その他の主な工業用薬品の毒性と処置法一覧

分類	中毒原因物質	毒性（致死量）		中毒症状		処置法
酸類	メタクリル酸（★） 別名： α-メチルアクリル酸 2-メチルプロペン酸	マウス経口 LD_{50}　2,200 mg/kg （許容濃度：20 ppm）		接触	眼・皮膚・粘膜の刺激・腐食	**皮膚** 石鹸と水で十分に洗浄、対症療法、熱傷と同様の処置 **眼** 流水で十分に洗浄、ピアレイン®点眼液、抗菌薬点眼液などの投与
	酢酸（★★） 別名： エタン酸 氷酢酸	ヒト経口最小中毒量　1,470 μg/kg （消化管障害） ラット経口 LD_{50}　3,310 mg/kg ヒト吸入最小致死濃度　50 ppm （刺激性） （許容濃度：10 ppm）		経口 接触	口腔・食道・胃の疼痛、嘔吐、吐血、下痢、血便、咽頭炎、気管支炎、肺浮腫、肺炎、急性循環不全、蛋白尿、血尿 皮膚熱傷、結膜炎	**経口** 胃洗浄の禁忌（穿孔の危険性大）、牛乳 200 mL の投与、粘膜保護薬、輸液、対症療法 **皮膚** 石鹸と水で十分に洗浄、対症療法、熱傷と同様の処置 **眼** 流水で十分に洗浄、ピアレイン®点眼液、抗菌薬点眼液などの投与
	無水フタル酸（★）	ラット経口 LD_{50}　4,020 mg/kg （許容濃度：1 ppm）		曝露	結膜炎、角膜熱傷、血性鼻漏、嗅覚欠如、嗄声、咳、血痰、気管支炎、蕁麻疹、皮膚熱傷	**吸入** 新鮮な空気の吸入、呼吸管理、輸液、対症療法 **皮膚** 石鹸と水で十分に洗浄、対症療法、熱傷と同様の処置 **眼** 流水で十分に洗浄、ピアレイン®点眼液、抗菌薬点眼液などの投与

（次頁に続く）

表Ⅱ-15（続き）

分類	中毒原因物質	毒性（致死量）	中毒症状	処置法
有機溶媒	アセトン（★★）	ヒト経口最小致死量 50～70 mL ヒト吸入最小中毒濃度 5,000 ppm	消化管出血，咽頭炎，気管支炎，咽頭水腫，肺水腫，出血性肺炎，誤嚥性の化学性肺炎，頭痛，めまい，酩酊状態，注意力散漫，脱力，興奮，嘔吐，痙攣，意識障害，眼球上転，傾眠，錯乱，致死的不整脈，運動失調 **皮膚に接触** 角質肥厚，硬化，乾燥，紅斑，水疱，皮膚炎，粘膜刺激症状 **眼に接触** 流涙，眼痛，結膜炎，角膜白斑，失明	**経口** 胃洗浄，下剤，輸液（肝保護薬を加える），呼吸管理，対症療法，血液透析（重症の場合） **吸入** 新鮮な空気の吸入，輸液（肝保護薬を加える），呼吸管理，対症療法，血液透析（重症の場合） **皮膚** 流水で十分に洗浄，ステロイド軟膏塗布 **眼** 流水で十分に洗浄，ヒアレイン®点眼液，抗菌点眼液などの投与
	ベンゼン（★★）	ヒト経口重症中毒量 20～30 g（約 27～47 mL） ヒト推定経口致死量 80～100 g（約 108～135 mL） ヒト推定吸入致死量 3%・5 分または約 4 mL	**経口** 口腔・咽頭，胃部の灼熱感，悪心，嘔吐，おくび，腹痛，下痢，吐血，意識障害，錯乱，失見当識，意識障害，不整脈，心筋障害，腎障害，造血器障害 **吸入** 悪心，嘔吐，皮膚冷感，口渇，顔面紅潮，めまい，精神錯乱，運動失調，振戦，痙攣，肺浮腫，呼吸困難，肺拍微弱，心臓衰弱，不整脈，心筋障害，心不全，散瞳，昏睡，死亡	**経口** 原則として胃洗浄は禁忌，オリーブ油または流動パラフィン 30～120 mL を投与，吸着薬，下剤，輸液，呼吸管理，対症療法，循環管理，ステロイド剤の投与 **吸入** 新鮮な空気の吸入，呼吸管理，対症療法，循環管理，ステロイド剤の投与

（次頁に続く）

表 Ⅱ-15（続き）

分類	中毒原因物質	毒性（致死量）	曝露	中毒症状	処置法
	アセトニトリル（★★） 別名： シアン化メチル メチルシアナイド エタンニトリル	ラット経口 LD$_{50}$ 200 mg/kg ラット吸入 LCL$_0$ 8,000 ppm・4 時間 （許容濃度 40 ppm）	胸痛、悪心、嘔吐、吐血、頻尿、呼吸抑制、強度の衰弱、痙攣、昏睡、血中シアン・チオシアン量の増加	シアンと同様の処置を行う（215 頁参照）
有機溶媒	酢酸アミル（★★） 別名： アミルアセチック エステル バナナオイル 酢酸ペンチル	ネコ吸入 LC 7,200 ppm・24 時間 （許容濃度 100 ppm） ラット吸入 LC$_{50}$ 5,200 ppm （許容濃度 100 ppm） モルモット吸入 LC 10,000 ppm・5 時間 （許容濃度 125 ppm）	吸入 首の痛み、咳、胸部圧迫感、結膜炎、鼻・咽頭の刺激症状、息切れ、皮膚炎、頭痛、めまい、耳鳴、悪心、食欲不振、疲労感、脱力感、熱感、失神、頻脈、心悸亢進、振戦、麻酔作用	吸入 新鮮な空気の吸入、呼吸管理、輸液、対症療法 皮膚 石鹸と水で十分に洗浄、傷と同様の処置 眼 流水で十分に洗浄、ビアレイン®点眼液、抗菌薬点眼液などの投与
	キシレン（★★） 別名： ジメチルベンゼン キシロール	混合体として ラット経口 LD$_{50}$ 4,300 mg/kg ヒト吸入最小致死濃度 200 ppm （許容濃度 100 ppm）	曝露 結膜炎、皮膚炎、気道の刺激症状、呼吸困難、食欲不振、悪心、嘔吐、疲労感、頭痛、めまい、協同運動障害、麻酔作用	シンナーと同様の処置を行う（204 頁参照）
	酢酸エチル（★） 別名： 酢酸エステル 酢酸エーテル 酢エチ 酢酸エチルエステル	ヒト吸入最小致死濃度 400 ppm ラット経口 LD$_{50}$ 5,600 mg/kg ラット吸入 LC$_{50}$ 1,600 ppm （許容濃度 400 ppm）	曝露 眼・鼻・気道の刺激症状、結膜炎、脱脂性皮膚炎、上部気道・肝・腎の充血、麻酔作用 長時間吸入による急性肺水腫 経皮吸収されやすい	吸入 新鮮な空気の吸入、呼吸管理、輸液、対症療法 皮膚 石鹸と水で十分に洗浄、傷と同様の処置 眼 流水で十分に洗浄、ビアレイン®点眼液、抗菌薬点眼液などの投与

（次頁に続く）

表Ⅱ-15 （続き）

分類	中毒原因物質	毒性（致死量）	中毒症状	処置法
有機溶媒	ベンゼン（★★） 別名： ［ベンゾール］	ヒト吸入最小中毒濃度 3,000 ppm・1時間 ヒト吸入致死濃度 20,000 ppm・5〜10分 ヒト経口（推定）致死量 100 mL ラット吸入 LD_{50} 10,000 ppm・7時間 （許容濃度 10 ppm） ラット経口 LD_{50} 3,800 mg/kg	**曝露** 嘔気, 嘔吐, めまい, 頭痛, 脱力感, 多幸感, 胸部絞扼感, 歩行時のよろけ, 視力障害, 手指振戦, 5〜10分, 心室性不整脈, 興奮, 意識障害, 昏睡 中枢神経系はまず刺激, 次いで抑制 **接触** 皮膚の発赤, 水疱, ひび割れ, 落屑	シンナーと同様の処置を行う（204頁参照） （アドレナリンは投与禁忌）
	ニトロベンゼン（★★）	ヒト（女性）経口最小中毒量 200 mg/kg マウス皮膚 TDL_0 400 mg/kg	**吸入, 経皮, 経口** 頭痛, めまい, 耳鳴, 視力障害, 四肢のしびれ感, 脱力感, 口腔・咽頭の灼熱感, 悪心, 嘔吐, 腹痛, 血性下痢, 浅い呼吸, 低血圧, 呼吸抑制, チアノーゼ, 心拍不整, 脈拍頻数微弱, 痙攣, 溶血性貧血, 昏睡, 肝腫大と黄疸, 脾腫 **眼に接触** 角膜炎	**吸入** 新鮮な空気の吸入, 呼吸管理, 対症療法 **皮膚** 石鹸と流水で十分に洗浄, 対症療法 **経口** 輸液, 胃洗浄, 吸着薬, 下剤, 対症療法 **眼** 流水で十分に洗浄, ヒアレイン®点眼液, 抗菌薬点眼液などの投与
	クロロホルム（★★★）	ラット経口 LD_{50} 800 mg/kg ヒト吸入中毒濃度 1,000〜2,000 ppm・10分でめまい, 悪心, 15,000 ppm・30〜60分で麻酔作用 ヒト経口致死量 10〜200 mL	眼・鼻・口腔の粘膜刺激症状, 頭痛, めまい, 疲労感, 錯乱, 嘔吐, 下痢, 振戦, 流涎, 悪心, 食欲不振, 脈拍減少, 血圧低下, 心不全, 心室細動, 心筋障害, 意識消失, 呼吸麻痺, 麻酔状態, 皮膚炎 数日遅れて肝障害（急性黄色肝萎縮）や腎障害が出現することがある	**吸入** 新鮮な空気の吸入, 呼吸管理, 輸液, 対症療法, 高炭水化物・高蛋白・高ビタミン食の投与 **経口** 胃洗浄, 吸着薬, 下剤, 呼吸管理, 循環管理, 輸液, 対症療法, 高炭水化物・高蛋白・高ビタミン食の投与

（次頁に続く）

表Ⅱ-15（続き）

分類	中毒原因物質	毒性（致死量）	中毒症状	処置法
有機溶媒	オルトトルイジン（★）	ラット経口 LD$_{50}$ 900 mg/kg	唾液分泌過多、食欲不振、嘔吐、下痢、脱力感、傾眠、チアノーゼ、メトヘモグロビン血症、血圧低下、頻脈、精神障害、腱反射亢進、全身痙攣、瞳孔散瞳、無尿、血尿、昏睡	胃洗浄、吸着薬、下剤、輸液、対症療法、メトヘモグロビン血症〔メチレンブルー、ビタミンCの投与〕、血液透析（重症の場合）
有機溶媒	エーテル（★★）	ヒト推定経口致死量 30 mL（許容濃度 400 ppm）	吸入 頭痛、めまい、倦怠感、食欲不振、悪心、嘔吐、代謝性アシドーシス、過呼吸、精神錯乱、痙攣、気道の刺激症状、呼吸抑制、意識障害、血圧低下、循環不全、尿量減少、肝機能低下、高血糖 接触 結膜炎、脱脂性皮膚炎	吸入 新鮮な空気の吸入、呼吸管理、保温、対症療法、呼吸興奮薬の投与 皮膚 流水で十分に洗浄、ステロイド軟膏塗布 眼 流水で十分に洗浄、ヒアレイン®点眼液、抗菌薬点眼液などの投与
金属類	硝酸銀（★★★）	マウス経口 LD$_{50}$ 50 mg/kg（許容濃度 0.01 mg/m³）	経口 劇症胃腸炎、ショック、時に死亡 接触 皮膚炎、結膜炎	経口 蛋白含有、牛乳を服用。1〜2％の食塩水で胃洗浄。原則として胃洗浄は禁忌（服用量が致死量に近いか、またはそれ以上の時に、必ず気管挿管を行ってから）、活性炭（40〜60 g に水 200 mL）、下剤、輸液、対症療法 皮膚 石鹸と水で十分に洗浄、熱傷と同様の処置 眼 流水で十分に洗浄、ヒアレイン®点眼液、抗菌薬点眼液などの投与

（次頁に続く）

表Ⅱ-15 （続き）

分類	中毒原因物質	毒性（致死量）	中毒症状	処置法
ガス類	ホスゲン（★★★）	ラット吸入 LCL₀ 75 ppm・30分 マウス吸入 LC₅₀ 110 ppm・30分 サル吸入 LC₅₀ 1,087 ppm・1分 （許容濃度 0.1 ppm， 致死曝露量 500 ppm/分）	流涙，結膜炎，角膜混濁，鼻汁，咽頭痛，咽頭浮腫，咳嗽，泡沫状喀痰，喀血，呼吸促進，胸内苦悶，胸痛，呼吸困難，気管支炎，肺浮腫，肺水腫，肺炎，肺膿瘍，頭痛，発熱，全身倦怠感，不安感，悪心，嘔吐，口渇感，皮膚炎，チアノーゼ，呼吸不全，心衰弱，ショック，死亡	吸入 新鮮な空気の吸入，安静，呼吸管理，ステロイドパルス療法，抗菌薬の投与，循環管理，対症療法，輸液，血漿蛋白の補給 皮膚 流水で十分に洗浄，ステロイド軟膏塗布 眼 流水で十分に洗浄，ヒアレイン®点眼液，抗菌薬点眼液などの投与
ガス類	ホスフィン（★★★） 別名： [リン化水素]	ヒト吸入最小中毒濃度 8 ppm・1時間 ヒト吸入最小致死量 100～1,000 ppm ラット吸入 LC₅₀ 11 ppm・4時間 （許容濃度 0.3 ppm）	吸入 口腔・咽頭刺激症状，咳嗽，呼吸困難，肺水腫，嘔吐，腹痛，下痢，頭痛，疲労，傾眠，めまい，知覚異常，中枢抑制，昏睡，痙攣，興奮，不整脈，肝・腎障害	吸入 新鮮な空気の吸入，呼吸管理，対症療法（痙攣［ジアゼパム筋・静注］，肺水腫［ステロイド剤，抗菌薬］）
ガス類	二酸化炭素（★） 別名： 炭酸ガス ドライアイス	ヒト最低毒性濃度 2％ （許容濃度 5,000 ppm）	吸入濃度による中毒症状 2％：不快 10％：視覚障害，耳鳴，振戦，低酸素血症，代謝性アシドーシス，チアノーゼ，肺水症，血圧上昇 10％以上：意識障害，振戦 25％以上：昏睡，痙攣，死亡 30％：即時に意識消失	吸入 新鮮な空気の吸入，呼吸管理，輸液，対症療法

（次頁に続く）

表Ⅱ-15（続き）

分類	中毒原因物質	毒性（致死量）	中毒症状	処置法
ガス類	オゾン（★★）	ラット吸入 LC$_{50}$ 4.8 ppm・4 時間（許容濃度 0.1 ppm）	曝露 眼の刺激症状、咳、呼吸困難、頭痛、めまい、疲労感、鼻炎、食欲不振、嘔吐、悪心、傾眠、血圧降下、肺浮腫、気管支炎、肺炎、胸痛	吸入 新鮮な空気の吸入、呼吸管理、輸液、対症療法 皮膚 石鹸と水で十分洗浄、対症療法、熱傷と同様の処置 眼 流水で十分に洗浄、ピアレイン®点眼液、抗菌薬点眼液などの投与
	サリン（Sarin）（★★★） 神経事象ガス （化学兵器）	ヒト皮膚（曝露）最小致死量 0.01 mg/kg ヒト吸入最小中毒濃度 90 μg/m^3 ヒト吸入半数致死濃度 70 mg/m^3 ヒト経口最小中毒量 2 μg/kg	有機リン系殺虫剤と同様の作用で強力 軽症：鼻水、鼻閉感、胸部圧迫感、発汗、流涙、眼の充血、眼痛、流涎、吐き気、嘔吐、腹痛、下痢、倦怠感、不安感、頭痛、めまい、咳、手足のしびれ 中等症：（上記の症状に加えて）視力減退、縮瞳、顔面蒼白、筋線維性攣縮、血圧上昇、徐脈、言語障害、興奮、錯乱状態 重症：糞尿失禁、呼吸麻痺、高度の縮瞳、呼吸困難、ショック、意識混濁、昏睡、痙攣、体温上昇、全身痙攣、死亡	極めて早期に治療することが大切 汚染の除去、呼吸管理、拮抗薬の投与 a. 硫酸アトロピン® 　軽症：1〜2 A を皮下または筋注 　中等症：1回 2〜3 A を静注。20〜30 分毎 　重症：1回 5〜10 A を静注、その後は 5 A ずつ、20〜30 分毎 b. パム® 　1回 2 A をゆっくり静注 　症状が改善しなければ 30 分毎に投与（最大投与量 1 日 48 A） 大量輸液、血液透析＋血液吸着、対症療法
	アセチレン（★） 別名： エチン アセチリン	ヒト吸入致死濃度 概略 500,000 ppm （許容濃度：未設定）	吸入 めまい、頭痛、悪心、嘔吐、協同運動の失調、チアノーゼ、中枢神経系の興奮、次いで昏睡	吸入 新鮮な空気の吸入、呼吸管理、輸液、対症療法

（次頁に続く）

表Ⅱ-15 （続き）

分類	中毒原因物質	毒性（致死量）	中毒症状	処置法
ガス類	フロン（★★）	フロン11 ラット吸入 LC 20% フロン12 ラット吸入 LC 36% フロン21 モルモット吸入 LCL_0 10,000 ppm・1時間	吸入 気管支狭窄，肺刺激，咳嗽 曝露 結膜炎 接触 皮膚炎，凍瘡	吸入 新鮮な空気の吸入，呼吸管理，輸液．対症療法 皮膚 石鹸と水で十分に洗浄．対症療法．熱傷と同様の処置 眼 流水で十分に洗浄．ヒアレイン®点眼液．抗菌薬点眼液などの投与
	ケテン（★★） 〔別名： エテノン カルボメテン〕	ラット経口 LD_{50} 1,300 mg/kg （許容濃度 0.5 ppm）	曝露 眼・鼻・気道の刺激症状，結膜炎，嗅覚欠如，咳，呼吸困難，チアノーゼ，気管支炎，肺水腫	吸入 新鮮な空気の吸入，呼吸管理，輸液．対症療法（重症例〔ステロイド剤，抗菌薬〕） 眼 流水で十分に洗浄．ヒアレイン®点眼液．抗菌薬点眼液などの投与
その他	塩化カルシウム（★） 〔別名： 塩化石灰 塩カル〕	ラット経口 LD_{50} 1,000 mg/kg （許容濃度：未設定）	経口 悪心，嘔吐 接触 皮膚の刺激症状，鼻出血と鼻中隔の穿孔，結膜炎	経口 胃洗浄．活性炭（40～60 g に水 200 mL），下剤．輸液．対症療法 皮膚 石鹸と水で十分に洗浄．対症療法．熱傷と同様の処置 眼 流水で十分に洗浄．ヒアレイン®点眼液．抗菌薬点眼液などの投与

（次頁に続く）

表Ⅱ-15（続き）

分類	中毒原因物質	毒性（致死量）	中毒症状	処置法
その他	**セメント急結剤（★★）** 主成分：ケイ酸ナトリウム 〔まれにケイフッ化ナトリウムを含有する製品がある〕	**ケイ酸ナトリウム** ラット経口 LD_{50} $1,100～1,600$ mg/kg **ケイフッ化ナトリウム** ラット経口 LD_{50} 125 mg/kg	**経口** 口唇・舌・口腔・咽喉・食道粘膜の発赤，腫脹，出血，灼熱感，疼痛，潰瘍，悪心，嘔吐，嚥下困難，腹痛，前胸部痛，下痢，胃穿孔，食道穿孔，腎不全，声門浮腫，体液・電解質喪失，ショック **吸入** 咽頭・気管・気管支・肺の炎症，呼吸困難，咳嗽，肺水腫 **皮膚に接触** 接触性皮膚炎，化学熱傷，皮膚熱傷 **眼に接触** 疼痛，結膜炎，角膜炎，角膜混濁，視力障害，失明	**経口** 希釈剤（牛乳 200 mL），胃洗浄，保護薬，吸着薬，輸液，血液透析，対症療法 **吸入** 新鮮な空気の吸入，呼吸管理，対症療法 **皮膚** 流水で十分に洗浄，ステロイド軟膏塗布 **眼** 流水で十分に洗浄，ヒアレイン®点眼液，抗菌薬点眼液などの投与
	カーバイド（★★★） 別名： 炭化カルシウム 炭化石灰	不明 （許容濃度：未設定）	**接触** 刺激性，腐食性 水と接触すると，強アルカリとなる。不純物により硫化水素，リン化水素，アンモニアなどを発生。リン化水素や硫化水素は猛毒。	**皮膚** 石鹸と水で十分洗浄，対症療法，熱傷と同様の処置

5 自然毒

1 フグ中毒(テトロドトキシン)

種類
クサフグ, マフグ, トラフグなど(卵巣, 肝, 皮膚, 腸).

中毒量・致死量
ヒト経口致死量　マフグの肝臓 20 g, 卵巣 5 g
ただし季節によって毒力に差があり, 早春が最も強い.

中毒症状　重症度分類
〈第Ⅰ度〉知覚鈍麻(口唇, 舌端, 指先など), 悪心, 嘔吐
〈第Ⅱ度〉知覚麻痺(触覚, 味覚, 重さ感覚), 四肢の運動障害, 腱反射は存在
〈第Ⅲ度〉運動不能(骨格筋麻痺), 声帯麻痺, 嚥下困難, 呼吸困難, 徐脈, 血圧低下, チアノーゼ, 意識は明瞭
〈第Ⅳ度〉意識障害(見かけ上), 自発呼吸停止, 散瞳, 不整脈, 心停止
発症時間:摂食後 20 分～3 時間, 致死時間:4～6 時間, 解毒時間:8～9 時間.

処置法
催吐, 胃洗浄(明らかな知覚障害を呈する時は誤嚥の危険があるため禁忌), 吸着薬, 下剤, 輸液, 呼吸管理, 循環管理, 保温, 対症療法〔筋力低下(エドロホニウム塩化物を静注, 効果があればアトロピン硫酸塩を静注してから, ネオスチグミンメチル硫酸塩を静注)〕.

▶アドバイス
- 少しでも呼吸障害があれば気管挿管, 補助換気を行う.
- 死因は呼吸筋麻痺と, 循環不全による心停止である.
- 発症後 8 時間経過していれば中毒死の危険性は少ない.
- 摂食後 12 時間で回復していき, 24 時間で症状は改善する.
- 発熱がないため, それが細菌性食中毒との鑑別点となる.
- ハコフグ, ハリセンボン, イシガキフグ, ウミスズメ, イトマキフグは無毒のフグである.

2 マムシ咬傷

中毒量・致死量・致死率

マムシ毒液：マウス静注 LD_{50}　0.9 mg/kg
　　　　　　マウス筋注 LD_{50}　5 mg/kg
　　　　　　ヒト致死率　0.1%

中毒症状

〈局所症状〉受傷直後から数分後に，咬傷部の激しい疼痛，腫脹(48時間後に最高に達し，消退するのに2週間かかる)，暗紫赤色化と出血斑，まれに水泡形成，筋壊死，所属リンパ節腫脹

〈全身症状〉悪心，嘔吐，頭重感，頭痛，発熱，下痢，複視，霧視，しびれ，運動障害，めまい，血圧低下，チアノーゼ，呼吸不全，意識障害，腎不全，全身出血，DIC，心不全，溶血，ミオグロビン尿，ショック，筋壊死に伴うAST・CPK上昇

処置法

咬傷より中枢側を軽く緊縛，咬傷部位の洗浄・消毒，毒液吸引(1時間以内)，輸液，乾燥まむしウマ抗毒素(受傷6時間以内)，抗菌薬，破傷風トキソイド，筋膜切開(チアノーゼ，冷感，水泡形成，知覚麻痺などが現れたら直ちに行う)，セファランチン®の静注・局注(抗毒素が使用できない場合)，対症療法，血漿交換(重症例)

▶ **アドバイス**

- マムシの毒孔は側孔であるため，衣服や靴の上から，また踵や下腿の脛骨前面など深く刺さらない部位では，毒液は注入されない．
- 受傷部位と，注入された量によっては異なる病態を示すことがある．
- 数時間経過後に全身症状がなく，局所症状に乏しい場合は軽症とみなしてよい．
- 幼児や高齢者は攻撃を避けることができず，2回以上(複数か所)咬まれ，重症になることもある．

3 ヤマカガシ咬傷

中毒量・致死量

粗毒：マウス静脈内 LD_{50}　$5.3\ \mu g/20\ g$
　　　マウス筋肉内 LD_{50}　$14.7\ \mu g/20\ g$
　　　ヒト致死量　不定

中毒症状

〈局所症状〉咬傷部の出血斑，止血傾向のみられない出血(4～30時間後)，疼痛や腫脹はあまりみられない．
〈全身症状〉(5～24時間後)頭痛(受傷後数時間以内にみられた場合にはDICにまで重症化することがある)，悪心，嘔吐，冷汗，発熱，霧視，出血傾向，血尿，ヘモグロビン尿，無尿，急性腎不全，肺浮腫，DIC
〈検査所見〉フィブリノーゲンと血小板の減少

処置法

咬傷より中枢側を軽く緊縛，咬傷部位の洗浄・消毒，毒液吸引(1時間以内)，輸液，抗菌薬，破傷風トキソイド，筋膜切開(腫脹が高度の時)，対症療法，ヤマカガシ抗毒素血清(国内の1か所のみで入手可)，血漿交換または交換輸血(重症例)

▶ **アドバイス**

- マムシと異なり，牙跡は明瞭ではなく，小さな傷が多くみられることがある．
- ヤマカガシ毒腺は上あごの根元であり，軽く咬まれたくらいでは毒液は注入されない．
- 出血傾向がみられるまで数時間～24時間の潜伏期間があるため，凝固能を調べることにより，毒の注入の有無を早期診断できる．
- ヤマカガシの頸部を押さえることで，毒液が噴出する．これが眼に入ると虹彩炎を起こすが，十分な洗浄と，抗菌薬とステロイド剤の点眼により，24時間以内に回復する．

4 ハブ咬傷

中毒量・致死量・致死率
毒液平均1回排出量　1.0 g(0.6 mL)
マウス LD_{50}　静脈内 3.5 mg/kg，筋肉内 16.5 mg/kg，皮下 27.3 mg/kg
ヒト換算致死量　静脈内 0.18 g，筋肉内 0.83 g，皮下 1.37 g
ヒト致死率　0.8%

中毒症状
〈局所症状〉受傷直後より，咬傷部の激しい疼痛，強い腫脹，水疱形成，出血，筋肉の融解・壊死
〈全身症状〉受傷30～60分後，悪寒，高熱，めまい，頭痛，嘔吐，下痢，腹痛，体温下降，冷汗，胸内苦悶，血圧低下，頻脈，心臓衰弱，溶血，意識障害，ショック，腎不全
〈検査所見〉血小板減少，FDP増加，フィブリノーゲン増加，プロトロンビン時間の延長

処置法
咬傷より中枢側を軽く緊縛，咬傷部位の洗浄・消毒，毒液吸引(1時間以内)，輸液，乾燥はぶウマ抗毒素(6時間以内)，抗菌薬，破傷風トキソイド，筋膜切開(チアノーゼ，冷感，水疱形成，知覚麻痺などが現れたら直ちに行う)，セファランチン®の静注・局注(抗毒素が使用できない場合)，対症療法〔疼痛(消炎鎮痛薬など)〕

▶ アドバイス

- 23%が無毒咬傷ないしは少量の毒液注入例であるといわれている．
- ハブ毒の分子量は大きいため，血液透析や血液吸着は期待できない．
- ヒメハブ毒はハブ毒よりも毒性は低いといわれているが，乾燥はぶウマ抗毒素は毒成分が異なるため効果は期待できず，対症療法が主体となる．

5 ハチ刺傷

種類
ミツバチ，アシナガバチ，スズメバチ，クマバチ

中毒量・致死量
スズメバチ毒：マウス静注 LD_{50}　1.6〜15 mg/kg
　　　　　　　ヒト換算致死量　73〜10,714匹
健常人では約500匹に刺されると死亡する．
毒性：スズメバチ＞アシナガバチ＞ミツバチ＞クマバチ

中毒症状
〈局所症状〉刺傷部の軽度の疼痛，発赤・腫脹，瘙痒，頸部刺傷による声門浮腫，眼刺傷による失明
〈ハチの大群に刺された場合〉悪心・嘔吐，頻脈，呼吸困難，冠状動脈スパスム，急性腎不全，多臓器不全(MOF)，横紋筋融解，DIC，全身浮腫，ヘモグロビン尿，ショック
〈アレルギー反応〉全身性アナフィラキシーショック(刺傷後数分〜15分で出現)，局所アレルギー反応(反応が大きい場合は次に刺された時にアナフィラキシー反応を起こす危険性がある)

処置法
〈局所症状〉毒針除去，冷湿布，疼痛に対しては0.5%リドカイン®の局注，ステロイド軟膏塗布，抗ヒスタミン薬，抗セロトニン薬の内服，セファランチン®の局注
眼刺傷にはステロイド剤の眼注，虹彩炎が強ければアトロピン硫酸塩の点眼
〈全身症状〉アレルギー反応の既往のある人は予防的に抗ヒスタミン薬，ステロイドホルモン剤を全身投与，ショックの治療

▶アドバイス
- 軽症か重症かを分ける要因としては，ハチの種類，入った毒液の量，毒針が血管内に入ったか，ハチに刺された既往がある．
- アナフィラキシー既往者はアドレナリン自己注射(エピペン®)を携帯し刺傷時に備える．

6 セアカゴケグモ咬傷

ヒメグモ科ゴケグモ属のセアカゴケグモが本中毒の代表であるが，同属のハイイロゴケグモ，クロゴケグモ，アカオビゴケグモも同様の中毒が生ずる．オスは著しく小さいため，メスのみが咬傷の対象となる．

中毒量・致死量
ヒト致死量　不明

中毒症状
受傷後，疼痛は数分でおさまるが，20〜40分後に再び生ずる．30分〜2時間で筋肉痛や筋痙攣が始まり，筋硬直が起きることがある．症状は3〜4時間がピークで，数時間〜数日でおさまるが，頭痛，脱力，筋肉痛，不眠などが数週間持続することがある．
局所の激しい疼痛・熱感・発赤，激しい筋肉痛，筋痙攣，筋硬直，多汗，流涎，嘔気，嘔吐，腹痛，血圧上昇，頻脈，気道分泌増加，呼吸困難，体温低下．

処置法
抗毒素血清（保有施設が限定している），対症療法〔筋痙攣（グルコン酸カルシウムが有効とされている），疼痛（アセトアミノフェン，NSAIDs，麻薬など）〕

▶ アドバイス

- 小児，高齢者，妊婦などでは重症化する場合があり，死因の主体は呼吸不全である．
- 抗毒素血清の投与により症状は速やかに軽快するといわれており，投与は早ければ早いほうが良い．しかし，症状のピークを過ぎてから投与しても，その後の症状の軽減には有効と思われる．
- 毒成分の主体はα-ラトロトキシンで，神経筋接合部と交感神経終末の両者でシナプス前膜の受容体に結合し，非特異的に，神経伝達物質を放出させる．その結果，初期は骨格筋・自律神経系の異常興奮，その後は神経伝達物質の枯渇による麻痺を生ずるといわれている．

7 クラゲ刺傷

クラゲの刺傷の原因となるものに，カツオノエボシ，ハブクラゲ，キタガキノテクラゲ，アンドンクラゲ，アカクラゲ，ヒクラゲなどがある．

致死量
カツオノエボシの粗毒：マウス腹腔内 LD_{50}　50～70 $\mu g/kg$
ハブクラゲの粗毒：マウス尻静脈 LD_{50}　5.1 $\mu g/20 g$
ヒト致死量　不明

中毒症状
〈局所症状〉強い灼熱痛，発赤，膨疹状の腫脹を伴う皮膚症状，水疱，潰瘍，多くは全身症状を伴わず，2～3日で治癒

〈全身症状：重症〉（激しい局所症状や広範囲の皮膚症状を伴う）発熱，頭痛，流涙，嘔気，嘔吐，精神不安，筋肉痛，痙攣，呼吸困難，チアノーゼ，脱力，ショック，麻痺，ごくまれに死亡，症状は2～6時間で最高に達し，6～12時間で軽快，24時間，長くても3日で消退する．

処置法
〈局所症状〉まず付着した触手の除去，ステロイド軟膏（very strong 以上のもの），抗ヒスタミン薬の内服，破傷風トキソイド，対症療法〔疼痛（局所冷却，鎮痛薬の投与）〕

〈全身症状〉ショックの治療（気道確保，ドパミン塩酸塩点滴静注，ステロイド剤の静注，強心薬，抗ヒスタミン薬などの投与），対症療法〔痙攣（ジアゼパム筋・静注など）〕

▶アドバイス
- すべてのクラゲに共通するが，触手をこすり取るような処置をせずに，丁寧に除去する．
- 遊泳中に刺されると筋痙攣により溺死する危険性がある．
- 5～30日後に，刺されたときのような症状が再発することがある．

8 トリカブト

品種
〈猛毒〉ヤマトリカブト，エゾトリカブト，オクトリカブト
〈低毒〉サンヨウブシ，カワチブシ

中毒量・致死量
ヒト経口致死量　根として約 1 g
毒性の強さ：根＞葉＞茎．花粉でも中毒を起こす．

中毒症状
〈初期〉10〜20 分以内．口腔・咽頭の灼熱感・しびれ感，めまい，四肢末端のしびれ感，酩酊状態，発汗，顔面紅潮，心悸亢進
〈中期〉悪心，嘔吐，口渇，流涎，舌の強直，嚥下困難，腹痛，下痢，脱力感，起立不能，視力・聴力・言語障害
〈末期〉血圧低下，体温低下，四肢冷感，チアノーゼ，不整脈，胸痛，散瞳，呼吸困難，喘鳴，呼吸浅表促進，筋痙攣，全身痙攣，呼吸麻痺，死亡
〈他覚的所見〉心室性期外収縮，房室ブロック，脚ブロック，心房細動，心室細動，血清カリウム値上昇(6.4 mEq/L 以上は極めて予後が悪い)

処置法
催吐，胃洗浄，吸着薬，下剤，輸液，呼吸管理，循環管理，PCPS(経皮的心肺補助療法)，対症療法〔高カリウム血症(カリメート®，GI 療法など)〕，重症にはステロイドパルス療法や血液吸着(血液透析は無効)

▶ **アドバイス**

- トリカブトの若芽はセリ，ゲンノショウコ，ニリンソウ，モミジガサと誤って食されやすい．
- 抗不整脈薬に対する反応が悪い．
- 電気的除細動を行っても致死的不整脈を繰り返す時は積極的に PCPS を導入する．
- 漢方薬に配合される附子(ぶし)は，トリカブトの塊根を低毒化したものである．

9 ツキヨタケ ★★

特徴・成分
月夜茸(ツキヨタケ)は暗所で青白いリン光様の光を発する．
有毒成分として，イルジンS，イルジンMを含有する．

中毒量・致死量
イルジンS：マウス腹腔内 LD_{50}　50 mg/kg
　　　　　ヒト経口致死量　不明

中毒症状
摂取後30分〜2時間で発症．嘔吐，腹痛，白色水様性の下痢便，血便，脱水，低カリウム血症，めまい，心筋障害，血管運動神経中枢障害，テタニー，循環不全，色彩幻覚，知覚異常，肝障害，腎障害

処置法
催吐，胃洗浄，吸着薬，輸液，対症療法，血液吸着(重症の場合)
一般に下剤の投与は行わない．

▶ アドバイス
- 中毒症状は徐々に現れ，経過が長いのが特徴．
- 小児や高齢者では危険性が高い．
- 軽症であれば3〜4時間で症状は消退，1〜2日で完全回復する．
- 国内のキノコ中毒の約半分はツキヨタケである．
- 激しい下痢がみられるときには，一般に下剤は投与しなくてもよい．
- ツキヨタケは外見上，シイタケと似ているが，柄の位置が前者は傘の端に，後者は中心にあることが鑑別点である．

10 ドクササコ ★

色や形が食用のカヤタケ，ナラタケ，ハツタケと似ているため誤食が起きやすい．

中毒量・致死量
ヒト経口致死量　不明

中毒症状
食後 6〜24 時間後より胃の違和感，嘔気，全身倦怠感，眼の異物感，24 時間後に歯を噛むと「チャリチャリ」した感じ，2〜4 日後，四肢末端や耳介・顔面・外陰部などの発赤，腫脹，激痛，しびれ，灼熱感などが現れた 15 日後より，それらが軽減し，30〜50 日後に消失する．

処置法
胃洗浄，吸着薬，下剤，輸液，血液吸着・血液透析（重症の場合），対症療法〔疼痛（局所麻酔薬による硬膜外ブロック，モルヒネの硬膜外腔への投与），ニコチン酸と ATP の点滴静注，ビタミン B_{12}，アトロピン硫酸塩，セファランチンの投与〕

▶ アドバイス

- 摂食後，時間が経ってから発症するため一般的に初期治療（胃洗浄など）は適応しにくい．
- 疼痛は 1 か月以上続くこともある．
- 全身的に投与した鎮痛薬は効果がない．
- 疼痛は局所を冷やすとよく，温めると悪化する．
- ステロイド剤でも効果がなく，症状は改善しない．

11 アマトキシン含有毒キノコ

猛毒のキノコ類のなかでも，その死亡率は10〜30%と高く，特に小児は危険である．

種類・成分
ドクツルタケ，タマゴテングタケ，シロタマゴテングタケ，コタマゴテングタケなどにアマトキシンが含まれる．

中毒量・致死量
アマトキシン：ヒト推定経口致死量　約0.1 mg/kg
　　　　　　　ヒト経口致死量　約1本

中毒症状
〈摂食後6〜24時間後〉激しい嘔吐，下痢，腹痛，粘血便，脱水，発熱，頻脈，低血糖，血圧低下，低容量性ショック，代謝性アシドーシス，電解質異常
〈摂食後24〜48時間後〉肝機能低下，腎機能低下
〈摂食後3〜5日後〉急性肝不全，黄疸，血液凝固障害，溶血，出血性ショック，肝性脳症，傾眠，錯乱，昏睡，痙攣，急性腎不全，無尿，心筋症，ARDS，多臓器不全

処置法
催吐，胃洗浄，吸着薬(4時間ごとに活性炭を10〜15 g，2日間下剤とともに投与)，胆管ドレナージ，十二指腸チューブによる胆汁吸引除去(活性炭投与の合間に行う)，輸液(グルタチオンを加えて点滴静注)，呼吸管理，循環管理，対症療法，血液吸着，血漿交換，ペニシリンG® 30〜100万単位/kg/日の筋注，チオクト酸50〜150 mgを6時間毎に静注，ステロイドパルス療法，肝移植

▶ アドバイス
- 一般に胃腸刺激症状が遅れて発症した場合は，重症として処置したほうがよい．
- 12〜24時間後に偽回復期があるため注意を要する．
- アマトキシンの定性検査法としては，新聞紙にキノコの搾汁を滴下し，乾燥後，濃塩酸一滴を滴下すると青色となる．

表Ⅱ-16　その他の主な毒キノコの毒性と処置法一覧

分類	毒キノコ	発症時間	中毒症状	処置法
肝・腎細胞破壊型	フウセンタケ科 コレラタケ(★★★)	6時間以降	激しい下痢，尿閉，腎炎，循環不全	一般的処置**
	ベニタケ科 ニセクロハツ(★★★)	6時間以降	激しい下痢，尿閉，腎炎，循環不全	一般的処置**
	ノボリリュウタケ科 シャグマアミガサタケ(★★★)	6時間以降	嘔気，嘔吐，激しい下痢，腹痛，痙攣，運動失調，溶血，メトヘモグロビン血症，肝障害	一般的処置**に加えてビタミンB_6の投与
自律神経系型	キシメジ科 ホテイシメジ(★ア*) コカブイヌシメジ(★) サクラタケ(★)	20分〜2時間	**ホテイシメジ** アルコールと一緒に飲むと，二日酔いに類似した中毒となる(頭痛，めまい，嘔吐，呼吸困難) **コカブイヌシメジ，サクラタケ** よだれ，発汗，嘔吐，流涙，下痢	一般的処置**
	ヒトヨタケ科 ヒトヨタケ(★ア*) キララタケ(★ア*)	20分〜2時間	アルコールと一緒に飲むと，二日酔いに類似した中毒になる(頭痛，めまい，嘔吐，呼吸困難)	一般的処置**
	モエギタケ科 スギタケ(★ア*)	20分〜2時間	二日酔いに類似，頭痛，めまい，嘔吐，呼吸困難	一般的処置**
	フウセンタケ科 オオキヌハダトマヤタケ(★) クロトマヤタケ(★) カブラアセタケ(★)	20分〜2時間	よだれ，発汗，嘔吐，流涙，下痢	一般的処置**
中枢神経系型	テングタケ科 テングタケ(★★) ベニテングタケ(★★) キリンタケ(★★) ヘビコノコモドキ(★★)	20分〜2時間	痙攣，精神錯乱，幻覚，嘔吐，視聴覚障害，昏睡	一般的処置**
	ヒトヨタケ科 ワライタケ(★) ヒカゲタケ(★) センボンサイギョクガサ(★) ジンガサタケ(★) ツヤマグソタケ(★)	20分〜2時間	しびれ，幻覚	一般的処置**
	モエギタケ科 シビレタケ(★) ヒカゲシビレタケ(★) オオシビレタケ(★) アイセンボンタケ(★)	20分〜2時間	しびれ，幻覚	一般的処置**
	フウセンタケ科 オオワライタケ(★★)	20分〜2時間	しびれ，幻覚	一般的処置**

(次頁に続く)

表Ⅱ-16 （続き）

分類	毒キノコ	発症時間	中毒症状	処置法
胃腸・皮膚粘膜型	ニクザキン科 カエンタケ（★★★）	約2時間	激しい水様性下痢，全身の紅斑様湿疹，舌・口腔粘膜のびらん，全身皮膚の膜様落屑，白血球・血小板減少，循環不全，低尿酸血症	一般的処置**
胃腸・肝・腎型	キシメジ科 マツシメジ（★★） カキシメジ（★★）	30分〜3時間	ツキヨタケ（235頁）参照	ツキヨタケ（235頁）参照
	ハラタケ科 オオシロカラカサタケ（★★★） ドクカラカサタケ（★★）	30分〜3時間	嘔吐，激しい下痢，肝障害，腎障害	一般的処置**
	モエギタケ科 ニガグリタケ（★★★）	30分〜3時間	嘔吐，激しい下痢，肝障害，腎障害	一般的処置**
	イッポンシメジ科 イッポンシメジ（★★★） クサワラベニタケ（★★★）	30分〜3時間	嘔吐，激しい下痢，肝障害，腎障害	一般的処置**
	イグチ科 ドクヤマドリ（★★）	30分〜3時間	嘔吐，激しい下痢，肝障害，腎障害	一般的処置**
	ベニタケ科 ドクベニタケ（★）	30分〜3時間	嘔吐，激しい下痢，肝障害，腎障害	一般的処置**
	ホウキタケ科 ハナホウキタケ（★） コガネホウキタケ（★）	30分〜3時間	嘔吐，激しい下痢，肝障害，腎障害	一般的処置**
	ニセショウロ科 ニセショウロ（★）	30分〜3時間	嘔吐，激しい下痢，肝障害，腎障害	一般的処置**
	ラッパタケ科 ウスタケ（★）	30分〜3時間	嘔吐，激しい下痢，肝障害，腎障害	一般的処置**
脳症型	イッポンシメジ科 スギヒラタケ（★★★）	24時間以内	めまい，倦怠感，歩行困難，振戦様不随意運動，ミオクローヌス，難治性てんかん重積発作	一般的処置**

*ア：アルコールと同時に摂取すると，毒成分がアルコールの分解を阻害するため，二日酔いの症状を呈するもの．
**一般的処置
①胃洗浄，②吸着薬，③下剤，④輸液，⑤対症療法，⑥血液浄化法（重症の場合のみ）

12 シュウ酸含有植物 ★

種類

ウラシマソウ(根茎)，ギシギシ(葉)，ディフェンバキア(全草)，テンナンショウ(根茎)，マムシグサ(根茎)，クワズイモ(根茎)，ポトス(根茎)，ザゼンソウ(全草)，シュウカイドウ(全草)，スイセン(葉)，スイバ(葉)など．

中毒量・致死量

ヒト推定経口致死量　シュウ酸として　15〜30 g
通常，上記の植物を一口食べると口腔症状が生ずる．

中毒症状

〈経口摂取の場合〉
流涎，嚥下困難，血性嘔吐，下痢，口と舌の痛み，一過性の言語障害，水疱を伴う口腔・舌・口唇・咽頭の浮腫

〈皮膚に付着した場合〉皮膚炎

〈眼に入った場合〉結膜炎，羞明，流涙，角膜障害

処置法

〈経口摂取の場合〉牛乳または水で口腔内を洗浄，冷水や氷を含ませる，子供にはアイスクリームなどを食べさせてもよい

〈大量摂取の場合〉催吐，吸着薬，下剤，輸液，対症療法

〈眼に入った場合〉流水で15分以上洗浄，ヒアレイン®点眼液，抗菌薬点眼液などの投与

〈皮膚に付着した場合〉石鹸と水で十分に洗浄，ステロイド剤の塗布

▶ アドバイス

- 牛乳はシュウ酸を不溶性にし，吸収を妨げる．
- 尿中にシュウ酸カルシウムの結晶が出てきている場合は，輸液や利尿薬の投与により十分な尿量維持に努める．

13 バイケイソウ，コバイケイソウ ★★

概要
ユリ科の植物で有毒成分はベラトルムアルカロイドであり全草，特に根茎や根に多い．

中毒量・致死量
ヒト経口致死量　ベラトルムアルカロイド 20 mg
　　　　　　　　乾燥根で 1〜2 g 相当

中毒症状
摂取後，約 30 分で発症．嘔気，激しい嘔吐，腹痛，下痢，くしゃみ，口腔・咽頭の灼熱感・しびれ感，悪寒，発汗，手足のしびれ，脱力，めまい，血圧低下，徐脈（多くは洞性徐脈），唾液分泌亢進，複視，散瞳，色素異常，呼吸困難，不整脈（T 波異常，洞房ブロック，房室ブロック，QT 延長），上室性期外収縮，呼吸困難，死亡

体内動態
経口摂取で消化管から容易に吸収され，症状は約 24 時間持続する．尿中への排泄は少量で，主に肝代謝される

処置法
催吐，胃洗浄，吸着薬，下剤，輸液，循環管理，呼吸管理，対症療法〔徐脈（アトロピン硫酸塩筋・皮下・静注），血圧低下（ドパミン塩酸塩点滴静注，ノルアドレナリン皮下・点滴静注など），血液吸着（重症の場合），様々な治療に抵抗する場合には，経皮的心肺補助装置（PCPS）の使用を試みる．

▶ アドバイス
- 早春には，同じユリ科で食草のギボウシ，オオバギボウシと間違えやすい．
- 有毒成分は熱に安定であるため，加熱処理しても中毒は生じる．迷走神経の求心枝末端を刺激し，血圧低下や徐脈を起こすと考えられている．

表Ⅱ-17　その他の主な自然毒の急性毒性と処置法一覧(五十音順)

分類	中毒原因生物(部位)	経路・毒性(致死量)	中毒症状	処置法
有毒動物	オコゼ(★★)	刺傷	激しい腫脹・疼痛(48時間ぐらい持続)，しびれ，受傷周辺壊死，嘔気，嘔吐，下痢，腹痛，呼吸困難，ショック	①温浴(45〜60℃)による傷の洗浄，②棘を抜く，③外科的処置，④対症療法(疼痛：0.5〜2％のリドカイン)
	オニヒトデ(★★)	刺傷	発熱，腫脹，麻痺，化膿，激痛，局所壊死，嘔気	①温浴(45〜60℃)による傷の洗浄，②棘を抜く，③外科的処置，④対症療法(疼痛：0.5〜2％のリドカイン)
	ゴンズイ(★★)	刺傷	激しい腫脹・疼痛(48時間ぐらい持続)，しびれ，受傷周辺壊死，嘔気，嘔吐，下痢，腹痛，呼吸困難，ショック	①温浴(45〜60℃)による傷の洗浄，②棘を抜く，③外科的処置，④対症療法(疼痛：0.5〜2％のリドカイン)
	サソリ(★★★)	刺傷	局所の疼痛，腫脹，発汗，嘔吐，筋の脱力，痙攣，血圧上昇→下降，頻脈→徐脈，ショック，気道閉塞，乳幼児は危険	①抗サソリ血清(入手困難)，②対症療法(疼痛：リドカイン，冷湿布，ステロイド軟膏塗布)
	シガテラ毒魚(★★)イッテンフエダイ，イシガキダイ，ゴマフエダイ，ウツボ，ナンヨウブダイ，バラハタ，カンムリブダイ，バラフエダイなど	経口　沖縄県に多い	食後30分〜2日で消化器症状が，遅れて神経症状が出現する 手・足・口の麻痺，ドライアイスセンセーション，関節痛，筋肉痛，嘔吐，腹痛，下痢，めまい，脱力感，頭痛，かゆみ，発汗，チアノーゼ，歩行不能，起立不能，呼吸困難，血圧低下，全身麻痺，味覚異常，CPK上昇，多発ニューロパチー，複視，結膜充血，流涙，流涎，項部硬直，迷妄，窒息，散瞳，ショック	①胃洗浄，②吸着薬，③下剤，④呼吸管理，⑤D-マンニトール(神経線維の浮腫を改善する)の点滴静注(1g/kgを30〜40分で)，⑥対症療法〔ショック(ドパミン塩酸塩点滴静注，ステロイド剤静注など)，疼痛(ペンタゾシン筋・皮下・静注など)，徐脈(アトロピン硫酸塩筋・皮下・静注など)〕
	毒グモ タランチュラ(★★)	咬傷	疼痛，発熱，頭痛，しびれ感，発赤	対症療法〔疼痛・炎症(NSAIDs，抗ヒスタミン薬，ステロイド軟膏塗布など)〕，破傷風予防

(次頁に続く)

表Ⅱ-17 （続き）

分類	中毒原因生物(部位)	経路・毒性(致死量)	中毒症状	処置法
有毒動物	チャドクガ(★)	接触	瘙痒, 浮腫性丘疹, 角膜に入ると失明の恐れあり	①セロハンテープを軽く当て毒毛を抜く, ②冷水でそっと洗い流す, または消毒用アルコールか石鹸水を脱脂綿につけて毒毛を抜き去るようにふく(手でこすってはならない), ③ステロイド軟膏塗布, ④抗ヒスタミン薬内服
	ハムスター(★★)	咬傷によるアナフィラキシー	喘鳴, 呼吸困難, 蕁麻疹, 腫脹, 流涙, 鼻汁	①ステロイド剤, 抗ヒスタミン薬などの点滴静注, ②対症療法
	ヒル(★)	吸血	出血が長時間止まらない(ヤマビル, チスイヒル) 鼻腔や咽頭に吸着して肥大化, 呼吸困難となる(ハナヒル)	①圧迫止血, ②不潔な時は抗菌薬の内服 ハナヒルは摘出する
	麻痺性貝(★★) イガイ, ムラサキイガイ, ホタテガイ, アカザラガイ, バカガイ	経口	口唇・舌・顔面のしびれ, 四肢末端のしびれ, 随意運動困難, 運動失調, 言語障害, 頭痛, 嘔吐, 呼吸麻痺	①胃洗浄, ②吸着薬, ③下剤, ④輸液, ⑤対症療法
	ムカデ(★)	咬傷	疼痛, 丘疹, 発疹, しびれ, 出血斑, 腫脹, リンパ管・節炎, 潰瘍, 壊死	①ステロイド軟膏塗布, ②抗ヒスタミン薬投与, ③対症療法
有毒植物	青梅(種子)(★★)	経口	頭痛, めまい, 消化不良, 嘔吐, めまい, 呼吸麻痺, 乳酸アシドーシス	①胃洗浄, ②吸着薬, ③下剤, ④輸液, ⑤対症療法, ⑥チオ硫酸ナトリウム静注
	アジサイ(★★) (葉, 蕾, 根)	経口	悪心, 嘔吐, めまい, 頭痛, 顔面紅潮, 過呼吸, 興奮, 痙攣, 昏睡, 呼吸麻痺	①胃洗浄, ②吸着薬, ③下剤, ④輸液, ⑤対症療法
	イヌサフラン(★★★) (葉, 種子, 球根)	経口	急性胃腸炎症状, 体温上昇, 心・循環不全, 起立不能, 流涎, 出血傾向, DIC, 中枢・末梢神経障害, 口渇, めまい, ショック, 前胸部圧迫感, チアノーゼ, 前胸部筋肉の痙攣	①胃洗浄(タンニン酸液で洗うと効果的), ②吸着薬, ③下剤, ④輸液, ⑤対症療法, ⑥脱水, ショックの治療, ⑦ビタミンK, 凝固因子の投与 激しい嘔吐や下痢が起きているときは催吐, 胃洗浄, 下剤は必要ない

（次頁に続く）

表Ⅱ-17 （続き）

分類	中毒原因生物(部位)	経路・毒性 (致死量)	中毒症状	処置法
有毒植物	オシロイバナ(全草,特に根,葉)(★)	経口	嘔吐,腹痛,下痢	①胃洗浄,②吸着薬,③下剤,④輸液,⑤対症療法
	キョウチクトウ(枝,葉)(★★★)	ウシ経口致死量 乾燥葉 50 mg/kg	悪心,嘔吐,下痢,めまい,冷汗,不整脈(心室細動,徐脈,房室ブロック,心室頻脈),心停止	①胃洗浄,②吸着薬,③下剤,④輸液,⑤対症療法
	ギンナン(★★)	経口中毒量 小児 7〜150粒 成人 40〜300粒 致死率 約25% 若年のほうが症状が重い	食後1〜12時間で発症 嘔吐,めまい,痙攣(3〜4時間毎に繰り返し,24時間持続する),呼吸困難,意識混濁,発熱,便秘,不整脈,顔面蒼白,縮瞳または散瞳,下肢の麻痺,傾眠状態 回復までに2〜90時間かかる	①対症療法,②ピリドキサールリン酸エステルの静注(8 mg/kg),③輸液 催吐や胃洗浄は痙攣を誘発するため行わない
	クレマチス(★) (別名：テッセン,カザグルマ)	経口 接触	口腔の腫脹,嘔吐,胃粘膜のびらん,下痢,腹痛 接触性皮膚炎	①胃洗浄,②吸着薬,③下剤,④輸液,⑤対症療法〔接触性皮膚炎(ステロイド軟膏塗布)〕
	ジギタリス(葉)(★★★)	経口	嘔吐,下痢,不整脈,徐脈,頭痛,易疲労性,痙攣,高カリウム血症,心停止	①胃洗浄,②吸着薬(コレスチラミンなど),③下剤,④輸液,⑤対症療法〔ジゴキシンの項目(119頁)参照〕
	ジャガイモ(発芽部分,緑皮部分)(★★)	経口 成人 200〜400 g	**食後2〜3時間：アトロピン様作用** 口渇,興奮,幻覚,痙攣,発熱,皮膚乾燥,頻脈,不整脈,血圧上昇,昏睡 **食後7〜19時間：抗コリンエステラーゼ作用** 嘔吐,腹痛,下痢,頭痛,食欲不振,徐脈,呼吸困難,中枢抑制 **重症** 腎不全,血糖上昇,発汗,流涎,呼吸抑制,循環障害,ショック	①催吐,②胃洗浄,③吸着薬,④下剤,⑤輸液,⑥呼吸管理,⑦対症療法 毒性物質(ソラニン)の胃からの吸収は遅いので,食後8〜12時間経過していても,①〜④を行う
	スイセン(葉,球根)(★)	経口	嘔吐,下痢,頭痛,皮膚炎	①胃洗浄,②吸着薬,③下剤,④輸液,⑤対症療法

(次頁に続く)

表Ⅱ-17 （続き）

分類	中毒原因生物(部位)	経路・毒性 (致死量)	中毒症状	処置法
有毒植物	スズラン(全草) (★★★)	経口(ギョウジャニンニクと誤って摂食することがある)	悪心, 嘔吐, 頭痛, めまい, 視覚障害, 血圧低下, 急性心不全, 心停止	①胃洗浄, ②吸着薬, ③下剤, ④輸液, ⑤対症療法
	チョウセンアサガオ(種子, 根, 根茎) (★★★)	経口	口渇, 興奮, 心悸亢進, 狂騒状態, 呼吸停止	①胃洗浄, ②吸着薬, ③下剤, ④輸液, ⑤対症療法
	ドクウツギ(果実) (★★★)	経口	嘔吐, 全身強直, 痙攣, チアノーゼ, 縮瞳, 脈拍遅延, 呼吸停止	①胃洗浄, ②吸着薬, ③下剤, ④輸液, ⑤対症療法〔痙攣(ジアゼパム筋・静注など)〕
	ナンテン(葉, 実) (★★)	経口	知覚・運動麻痺(実), 呼吸麻痺(葉)	①胃洗浄, ②吸着薬, ③下剤, ④輸液, ⑤対症療法
	ニリンソウ(全草) (★)	経口	多食すると胃腸粘膜がただれる	①胃洗浄, ②吸着薬, ③下剤, ④輸液, ⑤対症療法
	ノウゼンカズラ(花) (★)	接触	汁が眼に入ると炎症を起こし, まぶたが腫れる	抗炎症薬点眼剤, ステロイド点眼剤
	ヒガンバナ(★★) (球根, リン茎)	経口	嘔吐, 腹痛, 下痢, 痙攣	①胃洗浄, ②吸着薬, ③下剤, ④輸液, ⑤対症療法
	フクジュソウ(葉) (★★★)	経口(フキノトウと間違える)	悪心, 嘔吐, 腹痛, 頭痛, 錯乱, 不整脈, 高カリウム血症, 呼吸困難, 心停止	①胃洗浄, ②吸着薬, ③下剤, ④輸液, ⑤対症療法
	レンゲツツジ(全草, 特に葉, 花)(★★)	経口	痙攣, 呼吸停止	①胃洗浄, ②吸着薬, ③下剤, ④輸液, ⑤対症療法〔痙攣(ジアゼパム筋・静注など)〕
	ヨウシャヤマゴボウ(全草, 特に, 根・実)(★★★)	経口	嘔吐, 下痢, 血圧低下, 心停止	①胃洗浄, ②吸着薬, ③下剤, ④輸液, ⑤対症療法

6 その他

1 MDMA

エクスタシー(通称)の普及品は1錠中MDMA(3,4-methylenedioxymethamphetamine)を約100 mg含有する.

中毒量・致死量
MDMA：マウス経口 LD_{50}　106.5 mg/kg
　　　ラット経口 LD_{50}　325 mg/kg
　　　ヒト換算経口致死量　53.25錠(エクスタシーとして)

中毒症状
精神の高揚感,幸福感,他人に対する親近感,不安の消失,視覚・聴覚などの鋭敏化,嘔気,悪寒,発汗,不随意の歯の食いしばり,視野のぼやけ,失神,眼振,精神錯乱,抑うつ,睡眠障害,強い不安,妄想,頻脈,不整脈,血圧上昇(脳出血の誘因となる),痙攣,昏睡,発熱(高熱),脱水,横紋筋融解症,心不全,肝・腎機能障害,死亡,セロトニン症候群(高熱,頻脈,自律神経障害,発汗,ミオクローヌス,振戦,意識障害,痙攣,開口障害,筋硬直など).

処置法
催吐は禁忌(痙攣を誘発するため),胃洗浄,吸着薬・下剤,輸液,循環管理,呼吸管理,対症療法〔痙攣(ジアゼパム筋・静注など)〕

▶アドバイス

- MDMAは,メタンフェタミンやメスカリン(幻覚剤)と化学構造が類似した合成麻薬である.症候,徴候,血液検査所見などからはメタンフェタミン中毒との鑑別は困難である.トライエージ®DOAでもAMP(アンフェタミン類)のバンドが陽性となるが鑑別は困難である.
- 経口摂取後15分以内に中毒症状が出現し,約2〜8時間持続する.

2 大麻（マリファナ）　★

大麻の主成分であるTHC（テトラヒドロカンナビノール）は，高濃度マリファナでは，15%以上含有する．

中毒量・致死量
ラット吸入 LD_{50}　42 mg/kg
ヒト換算吸入致死量　14 g（高濃度マリファナとして）
マウス経口 LD_{50}　♂1,270 mg/kg，♀730 mg/kg
ヒト換算経口致死量　243 g（高濃度マリファナとして）

中毒症状
〈知覚異常〉視覚・聴覚などの感覚異常，時間や空間（距離）感覚の歪曲，大量では幻覚が現れる．

〈思考過程の障害〉注意集中ができず連想は乱れ，考えは非現実的，非論理的，幻想的となり，次々と関連のない妄想が出現する．

〈情動の異常〉気分は極めて不安定で不安，不穏，抑うつ，陽気，多幸感，発狂感，興奮などが出現する．

〈身体的症状〉悪心，嘔吐，下痢，空腹感，めまい，口渇，頻尿，血糖上昇，発熱，結膜充血，振戦，運動失調，痙攣，強直，作用が強いときには散瞳，血圧低下，頻脈，昏睡．
静注により呼吸困難，腹痛，発熱，ショック，DIC，急性腎不全を生じ，死を招くことがある．
中枢作用は吸煙の直後から現れ，30分で最大に達する．

処置法
〈経口の場合〉胃洗浄，吸着薬・下剤，輸液，対症療法，刺激を避け安静臥床で，全身の保温につとめる．

〈吸煙・静注の場合〉経口の場合に準ずる（ただし，胃洗浄，吸着薬・下剤の投与を除く）．

▶ アドバイス
- 常用した場合は身体的依存，耐性を生じ，精神的依存はタバコ以上という報告あり．
- アルコール（酒類）との併用により作用が10倍程度強く現れる．

3 催涙剤（スプレー剤含む） ★

護身・防犯用として販売されているが，時に，犯罪に使用されることがある．製品には，トウガラシ抽出成分のカプサイシンを主成分とするもの〔容器の表示は OC（oleoresin capsicum）〕と化学合成品のクロロアセトフェノンを主成分とするもの（容器の表示は CN）がある．

中毒量・致死量

カプサイシン：75 μg をヒトの鼻粘膜に塗布すると，灼熱感，くしゃみ，水様性鼻汁が分泌される．

クロロアセトフェノン：ヒト吸入中毒濃度　93 mg/m^3・3 分
　　　　　　　　　　ヒト吸入最小死亡濃度　159 mg/m^3・20 分
　　　　　　　　　　ヒト換算経口致死量　2.5 g

中毒症状

〈吸入時〉激しい咳嗽，くしゃみ，水様性鼻汁，咽頭痛，肺水腫，流涙（30 分以上持続），眼瞼浮腫，眼瞼痙攣，一過性の失明，角膜混濁，皮膚炎，水疱形成，熱傷，過敏性皮膚炎

処置法

新鮮な空気のところへ移動させる，接触した部位の洗浄，対症療法〔眼症状（ヒアレイン®点眼液，抗菌薬点眼液などの投与），皮膚症状（ステロイド軟膏の塗布など）〕

▶ アドバイス

- カプサイシンは温水に溶けやすいため，冷水で水洗するよりは，温水のほうがよいと思われる．しかし，焼けるような痛みや熱感があるときには，冷水を使用すると除痛効果が得られる可能性もある．
- 催涙スプレーに対する中和剤（成分はハーブ抽出エキスなど）もインターネット上などで販売されているが，その効果は不明である．

4 酒類（エタノール）

種類・エタノール濃度
ビール（3～5％），ワイン（8～13％），清酒（15～16％），焼酎（25～35％），ウイスキー・ブランデー（40～45％）

中毒量・致死量
ヒト経口致死量（100％エタノールとして）
成人　300～500 mL，小児　3.6 mL/kg

中毒症状
全身の熱感，味覚・嗅覚機能の低下，顔面紅潮，発汗，悪心，嘔吐，急性胃炎，Mallory-Weiss症候群，口渇，多尿，痛覚閾値の上昇，呼吸促進，心悸亢進，血圧下降，多幸感，酩酊，身体失調，歩行困難，急性アルコール性ミオパチー，低血糖性痙攣（小児），記憶障害，感情不安定，代謝性アシドーシス，血糖低下，体温低下，脱水，失禁，肝機能障害，呼吸抑制，昏睡．

処置法
胃洗浄，大量輸液，ビタミン剤（B_1およびB_6），呼吸管理，循環管理，安静，保温，対症療法〔代謝性アシドーシス（炭酸水素ナトリウム静注），興奮時（ジアゼパム筋・静注またはヒドロキシジン塩酸塩筋・静注・点滴静注），血圧低下（ドパミン塩酸塩点滴静注，ノルアドレナリン皮下・点滴静注）〕

〈重症の場合〉（血中エタノール濃度が500 mg/dL以上）GI療法，血液透析を行う．

▶ アドバイス
- エタノール血中濃度が400～500 mg/dLで，呼吸停止が起こる危険性がある．
- 催眠薬などとの同時服用や頭部外傷の合併にも注意する．
- ヒトにおけるアルコール酸化速度はエタノールとして約100 mg/kg/時である．
- 小児では成人よりもアルコールに対する耐性が弱いため中毒を生じやすい．
- 嘔吐が頻回に生ずる場合には，誤嚥防止のため，原則として左側臥位とする．

5 醤油（食塩）

種類・成分・含量
醤油：塩化ナトリウム（食塩）　18〜20%
白醤油：塩化ナトリウム（食塩）　8%

中毒量・致死量
塩化ナトリウム：ヒト推定経口致死量　0.5〜5 g/kg
　　　　　　　　致死的血中ナトリウム濃度　185 mEq/L 以上
醤油：ヒト換算経口致死量　125〜1,390 mL
白醤油：ヒト換算経口致死量　315〜3,125 mL

中毒症状
高ナトリウム血症（不安状態，脱力，口渇，唾液分泌減少，涙液減少，舌の浮腫，発熱，皮膚紅潮，めまい，頭痛，錯乱，過呼吸，脳浮腫，肺浮腫），嘔気，嘔吐，下痢，腹痛，循環系障害，肝・腎障害，興奮，痙攣，昏睡．

処置法
胃洗浄，輸液（ナトリウムやクロルを含まないもの，または低濃度のもの），対症療法〔痙攣・興奮（ジアゼパム筋・静注またはチオペンタールナトリウム静注など）〕，血液透析・腹膜透析（重症の場合）

▶ アドバイス

- 活性炭は無効である．また下剤の投与は水分の損失を増加させ，高ナトリウム血症を助長する可能性があるため推奨できない．
- 高ナトリウム血症あるいは高浸透圧血症の補正を急激に行うと脳浮腫，肺水腫，うっ血性心不全などを起こし死に至るため，補正は緩徐に行う．
- 腎不全を合併している場合には血液透析による血清ナトリウム濃度の補正を考慮する．小児の場合は腹膜透析も行われる．

6 放射線（急性被曝）

成分 ヨウ素-131（I^{131}），セシウム-137（Cs^{137}），プルトニウム-239（Pu^{239}），ストロンチウム-90（Sr^{90}），ウラニウム（ウラン）-235（U^{235}）など

中毒量・致死量

250 mSv ※以下：ほとんど症状なし
500 mSv：白血球（リンパ球）一時減少
1,000 mSv：悪心，嘔吐，全身倦怠感，リンパ球の著明な減少
3,000 mSv：5%の人が死亡（骨髄障害）
4,000 mSv：30日間に50%の人が死亡
6,000 mSv：14日間に90%の人が死亡（中枢神経障害）
7,000 mSv：100%の人が死亡

※Sv（シーベルト）：放射線を浴びた際の人体への影響を示す単位．人工放射線（X線検査など）の一般人の許容限界は年間1 mSvとされている．ヒトは自然放射線を年間2.4 mSv（世界平均）受ける．

中毒症状

食欲不振，悪心，嘔吐，全身倦怠感，腹痛，下痢，発汗，失見当識，発熱，失調，昏睡，ショック，死亡，骨髄抑制（好中球減少症，血小板減少症，リンパ球数減少症），壊死性胃腸管炎，精神錯乱，痙攣，多臓器不全，肝静脈閉塞症，間質性肺炎，腎不全，組織線維症，皮膚熱傷，脱毛

処置法

〈全身被曝〉消化器症状に対してプリンペラン®筋・静注，ナウゼリン®坐剤の投与を行う．
〈局所被曝〉皮膚炎に対してステロイド軟膏やソフラチュール®貼付剤の使用，皮膚移植を行う．
〈内部被曝〉（経口では胃洗浄，吸着薬・下剤，吸入ではうがい，経皮では洗浄を行う），キレート薬・遮断薬の投与（I^{131}にはヨウ化カリウム，Cs^{137}にはプルシアンブルー，Pu^{239}にはCa-DTPA，U^{235}には炭酸水素ナトリウムなどによる除染を行う）（表Ⅱ-18）．

▶ **アドバイス**

- 放射線被曝の状況を把握し，医療従事者の2次被曝を防止する．

表 II-18 主な放射性核物質の除染法

放射性核物質	キレート薬・遮断薬	作用機序	用法・用量
ヨウ素-131(I^{131})	ヨウ化カリウム	放射性ヨウ素を希釈し、甲状腺での吸収を抑制	130 mg/日（12歳以上） 65 mg/日（3〜12歳） 25 mg/日（1か月〜3歳） 12.5 mg/日（1か月未満） 水溶液とし、単シロップを加える.
セシウム-137(Cs^{137})	プルシアンブルー	消化管内でセシウムの吸収を抑制し、排泄を促進	500 mg 水溶液（100〜200 mL）/分 6、経口投与
プルトニウム-239(Pu^{239})	Ca-DTPA（EDTA でも可）	キレート作用	1 g 水溶液（250 mL）/日を30〜60分以上かけて点滴静注
ウラニウム-235(U^{235})	炭酸水素ナトリウム	ウランのイオンと炭酸塩複合体を形成し、尿中に排泄	100 mEq 水溶液（500 mL）として持続点滴
ストロンチウム-90(Sr^{90})	水酸化マグネシウム・水酸化アルミニウム含有制酸薬	消化管でのストロンチウムの吸収を抑制	初回1日10 g、以後4 g/分4
	硫酸バリウム	消化管からの吸収を抑制	100 g 水溶液（250 mL）として経口投与
	グルコン酸カルシウム	ストロンチウムの作用を減弱	2 g 水溶液（500 mL）として経口投与もしくは静注
	塩化アンモニウム	尿中排泄の促進など	3 g/分 3、経口投与

- メンタルヘルス、外傷後ストレス障害（PTSD）への対処も重要である.
- 内部被曝の場合は、体内に取り込まれた放射性物質の動態を考慮する必要がある（例：ヨウ素は甲状腺に蓄積、ストロンチウムは骨に蓄積）.

参考文献

1) Guidelines for Iodine Prophylaxis following Nuclear Accidents Update 1999. WHO, Geneva, 1999
2) 放射線被曝者医療国際協力推進協議会ホームページ
   アドレス：http://www.hicare.jp/
3) Bhattacharyya MH, et al：Guidebook for the treatment of accidental internal radionuclide contamination of workers. Radiat Prot Dosimetry 41(1), 1992
4) Ricks RC：Hospital Emergency Department Management of Radiation Accidents. Oak Ridge Associated Universities, 1984

Ⅲ

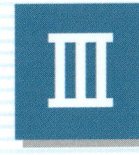

中毒処置薬一覧

中毒処置薬一覧の凡例

　主な中毒処置薬を本書「Ⅰ　総論，2　処置法」(63頁〜)に挙げた順に分類し，一覧表にまとめた．
　分類は，催吐薬，特殊胃洗浄液，吸着薬，下剤，胃粘膜保護剤，解毒・拮抗薬，その他の対症療法などに用いる薬剤である．

▶ 薬剤名(商品名)
現在発売されている主要な製品のみを挙げた．

▶ 中毒原因物質・薬効分類
各中毒原因物質の詳細は本書「Ⅱ　各論」を参照のこと．

▶ 用法・用量，作用機序
添付文書，インタビューフォームなどから，重要な点をまとめた．

▶ 使用上の注意
投与禁忌・警告も含め，特に中毒診療時に配慮すべき点を記載した．

表Ⅲ　中毒処置薬一覧

分類	薬剤名(商品名)	中毒原因物質	用法・用量	作用機序	使用上の注意
催吐薬	トコンシロップ® 30 mL/瓶	タバコ、医薬品などの誤飲	経口　12歳以上：1回15 mL、1歳以上12歳未満：1回12 mL、1歳未満では45分以上に嘔吐がない場合には、同量を再投与可能。6か月齢以上1歳未満：1回8 mLを投与し、投与後45分以内に嘔吐がない場合には、再投与しないで胃洗浄などの処置を行う。1歳以上でも初回投与後1時間以内に嘔吐がない場合は、胃洗浄などの処置を行う。飲水させる場合、体重が20 kgを超える小児は15 mLまで増量可能。飲水させる場合、12歳以上には本剤を投与した直後に、240 mL、12歳未満は本剤投与の前または後に120〜240 mLを服用。	薬効成分のエメチンとセファエリンが、局所での胃粘膜を刺激する末梢性機序と、延髄の化学受容器引金帯(CTZ)を刺激する中枢性機序により、嘔吐を惹起させると考えられている。	警告　意識障害、嚥下障害、ショック、激しい嘔吐、誤飲以外の救急処置を必要とする疾患、痙攣状態(てんかんなど)、重度の心疾患、胃潰瘍など、出血性素因のある患者。6か月齢未満の乳児へは投与しない。 投与禁忌　制吐薬、強酸、アルカリ、農薬、腐食性・刺激性物質、石油留出物(灯油、ガソリン、石油、重油、塗料シンナーなど異物)。2種以上の催眠鎮静薬、抗不安薬・精神神経用薬、ストリキニーネ、カルシウム拮抗薬、β遮断薬、ジギタリス、クロニジン塩酸塩、乾燥剤(シリカゲル、塩化カルシウム、生石灰)、酸素系漂白剤(過炭酸ナトリウム、過ホウ酸ナトリウム)、コカイン、アンフェタミン、麻薬、アマリリスなどヒガンバナ科の植物の誤飲。

(次頁に続く)

表Ⅲ （続き）

分類	実剤名（商品名）	中毒原因物質	用法・用量	作用機序	使用上の注意
	1〜2%チオ硫酸ナトリウム液[別名：ハイポ]	次亜塩素酸ナトリウム、パーマネント第2液、ヨードチンキ、ポビドンヨード	胃管注入 1回200〜300 mL 洗浄液がきれいになるまで繰り返す。総量約5 L。	塩素に対する還元作用とヨウ素に対する脱色作用を有する。	・過敏症状が現れることがあるので注意する。 ・調製は、少量の温湯にハイポの結晶を入れ溶解した後、水を加えて全量とする。
	1〜2%炭酸水素ナトリウム液	アニリン系除草剤、リン化亜鉛、メタノール、接着剤、メタアルデヒド、鉄剤、臭素酸塩	胃管注入 1回200〜300 mL 洗浄液がきれいになるまで繰り返す。総量約5 L。	胃酸のpHを上げて薬毒物が胃酸により分解するのを防止する（分解して毒性を発揮するものがある）。酸性薬毒物の中和作用を有する。	反応して発生するCO₂が胃を膨張させ粘膜を刺激するため、腐食性のある薬毒物には注意する。
特殊胃洗浄液	1%硫酸マグネシウム液	鉛化合物	胃管注入 1回200〜300 mL 洗浄液がきれいになるまで繰り返す。	不溶性の硫酸鉛を生成させ吸収を阻止する。	多量の洗浄液が十二指腸へ移行すると高マグネシウム血症を起こすことがある。
	1%硫酸ナトリウム液	鉛化合物	胃管注入 1回200〜300 mL 洗浄液がきれいになるまで繰り返す。	不溶性の硫酸鉛を生成させ吸収を阻止する。	多量の洗浄液が十二指腸へ移行すると高ナトリウム血症を起こすことがある。
	1%フェロシアン化カリウム液	銅化合物	胃管注入 1回200〜300 mL 洗浄液がきれいになるまで繰り返す。	不溶性のフェロシアン化銅を生成させ吸収を阻止する。	多量の洗浄液が十二指腸へ移行すると高カリウム血症を起こすことがある。
	10%グルコン酸カルシウム液 10%乳酸カルシウム液 1%塩化カルシウム液	フッ化水素、シュウ酸	胃管注入 1回200〜300 mL 洗浄液がきれいになるまで繰り返す。	不溶性のフッ化カルシウムやシュウ酸カルシウムを生成させ吸収を阻止する。	多量の洗浄液が十二指腸へ移行すると高カルシウム血症を起こすことがある。

（次頁に続く）

表Ⅲ（続き）

分類	薬剤名（商品名）	中毒原因物質	用法・用量	作用機序	使用上の注意
特殊胃洗浄液	1％デンプン液	ヨウ素，ポビドンヨード，ヨードチンキ	**胃管注入** 1回200～300 mL 洗浄液が暗青紫色から白色になるまで繰り返し行う．総量約5 L	ヨウ素デンプン反応で，デンプンの長いらせん状の分子の中へ，ヨウ素分子が吸着されることを利用したもの．	ヨウ素デンプン反応はヨウ素イオンでは起こらないためが注意すること．
吸着薬	薬用炭 ［別名：活性炭］	多くの薬毒物（特に中分子量の化合物の吸着に優れている）	**経口** 1回成人では40～60 gを微温湯200～300 mLに，小児では1 g/kgを生理食塩液もしくは微温湯5～10 mL/kgに懸濁して経口または経管チューブで投与．反復投与は4～6時間毎に15～20 g (0.25～0.5 g/kg)を投与．胃洗浄後は胃管チューブからの投与が便利である．	優れた吸着作用を有する．経口での反復投与により，腸肝循環する薬毒物や血管内から消化管内へ逆受動拡散する薬毒物などでは，静注で投与された物質などでも体内からの除去を高めることができる．	・必ず下剤を併用する． ・腸管イレウスや腸閉塞の患者には1～2回までの投与にとどめる． ・腐食性の薬毒物の場合に本剤を使用すると，内視鏡検査の妨げとなる．
	天然ケイ酸アルミニウム アドソルビン®	多くの薬物	**経口** 成人1回20～50 gを水200～500 mLに懸濁して投与．胃洗浄後は胃管チューブからの投与が容易である．	吸着作用を有する．	**投与禁忌** 腸閉塞，性大腸炎の患者 ・腸管内で固まらないよう，必ず下剤と併用する．
	ポリスチレンスルホン酸ナトリウム ケイキサレート® ポリスチレンスルホン酸カルシウム カリメート®	パラコート，ジクワット．その他，陽イオン化している薬毒物にも有効と思われる．	**経口** 成人1回10～30 gを10～20％D-ソルビトール100 mLに懸濁して投与する．胃洗浄後は胃管より投与すると容易である．	吸着作用を有する（本剤は陽イオン交換樹脂であるため，陽イオン化している薬物には吸着作用を示す）．	**投与禁忌** 腸閉塞患者 低カリウム血症など電解質異常には注意して投与する．

（次頁に続く）

表Ⅲ （続き）

分類	薬剤名（商品名）	中毒原因物質	用法・用量	作用機序	使用上の注意
吸着薬	コレスチラミン クエストラン®粉末44.4%	ジギタリス製剤 テトラサイクリン系抗菌薬 リウマチ治療薬（レフルノミド） 有機塩素系殺虫剤	経口 成人1回9g（コレスチラミンとして4g）を水100mLに懸濁し1日2～3回投与。重篤な副作用発現時には1回18g（コレスチラミンとして8g）を水200mLに懸濁し、1日3回投与。胃洗浄後は胃管より投与すると容易である。	吸着作用を有する（本剤は陰イオン交換樹脂であるため、脂溶性が高く胆汁に溶け込むもの、もしくは陰イオン化している薬剤には吸着作用を示す）。	投与禁忌 完全な胆道の閉塞により胆汁が腸管に排泄されない患者
下剤	クエン酸マグネシウム マグコロール®P	ほとんどすべての薬毒物	経口 成人1回50gを水150～200mLに溶解して投与。幼小児1回1g/kgを水100～150mLに溶解して投与。	緩下作用を有する。	投与禁忌 腸管閉塞または閉塞の疑い、重症の硬結便、急性腹症の疑い、腎障害、中毒性巨大結腸症の患者。 ・大量に投与すると高齢者・幼小児では、マグネシウム中毒が起こりやすい。
下剤	硫酸マグネシウム	ほとんどすべての薬毒物	経口 成人1回30gを水200mLに溶解して投与。幼小児1回0.5g/kgを水100～200mLに溶解して投与。	緩下作用を有する。	高齢者・幼小児に大量に投与するとマグネシウム中毒が起こりやすい。

（次頁に続く）

表Ⅲ （続き）

分類	薬剤名（商品名）	中毒原因物質	用法・用量	作用機序	使用上の注意
下剤	ソルビトール（D-ソルビトール液）	ほとんどすべての薬毒物	経口　成人1回250 mL 幼小児1回5 mL/kgを投与.	緩下作用を有する.	・甘くて飲みやすいため幼小児に適する. ・ポリスチレンスルホン酸カルシウムのソルビトール懸濁液を経口投与し, 結腸狭窄や結腸潰瘍を起こした症例が報告されている.
	ニフレック®（塩化ナトリウム, 塩化カリウム, 炭酸水素ナトリウム, 無水硫酸ナトリウム含有）	ほとんどすべての薬毒物	経口　1袋を水に溶解して約2Lとし, 1回2〜4Lを約1 hrで経口投与.	緩下作用を有する.	・腸管内圧上昇による腸閉塞穿孔を起こすことがある. ・腹痛などの消化器症状が出現したら投与を中断し, 諸検査を行ったうえで, 投与の継続の可否について慎重に検討すること.
胃粘膜保護剤	スクラルファート アルサルミン®	腐食性毒物, ホルマリン, クレゾール石鹸液, クレタノール	経口　1回1〜2 g (10〜20 mL)を1日3回投与.	粘膜保護作用. 抗ペプシン作用, 制酸作用. 再生粘膜の発育促進作用を有する.	投与禁忌　透析患者
	アルギン酸ナトリウム アルロイドG内用液5%	腐食性毒物	経口　1回20〜60 mLを1日3〜4回投与.	粘膜保護と止血作用を有する.	均一となるようによく振って投与する.
	水酸化アルミニウムゲル・水酸化マグネシウム マルファ®配合内服液	腐食性毒物, テトラサイクリン系抗菌薬*	経口　1回4〜8 mLを1日4〜6回投与.	粘膜保護と制酸作用を有する. 錯体を形成させ消化管吸収を阻止する作用もある. *テトラサイクリン系抗菌薬においては, 錯体を形成させる目的でも用いられる.	投与禁忌　透析患者 腎障害, 心機能障害, 下痢, 高マグネシウム血症, リン酸塩低下のある患者では症状が悪化するおそれがある.

（次頁に続く）

表Ⅲ （続き）

分類	薬剤名（商品名）	中毒原因物質	用法・用量	作用機序	使用上の注意
胃粘膜保護剤	酸化マグネシウム	強酸	経口　1回10〜20gを水または牛乳100〜200mLに懸濁して投与する．	中和作用を示す．	高齢者や腎障害のある患者では，高マグネシウム血症を起こすおそれがあるため，用量に注意する．
	流動パラフィン	ベンジン	経口　1回30〜120mLを投与する．	ベンジン中の成分の吸収を遅らせる．	下痢，腹痛を生ずることがある．
	オリーブ油	強アルカリ ベンジン	経口　1回30mL程度を頻回に投与する．	緩和作用を示す．	下痢，腹痛を生ずることがある．
	牛乳	腐食性毒物，次亜塩素酸ナトリウム，ホルマリン，クレゾール石鹸液	経口　1回200〜400mLを投与する．胃洗浄液として用いることがある．	粘膜保護作用．化合物と反応して沈殿を起こさせる．胃内の薬毒物を長く停滞させ，吸収を遅らせる．	脂溶性の薬毒物中毒の場合には，消化管からの吸収を促進するおそれがあるため，注意を要する．
解毒・拮抗薬	アセチルシステイン アセチルシステイン内用液17.6%「ジョーワ」® 3,524mg/20mL/A（ムコフィリン®，サチリット®注入・吸入用液352.4mg/2mL/Aでも代用可）	アセトアミノフェン	経口　初回アセチルシステイン140mg（0.8mL）/kg，次いでその4時間後から70mg（0.4mL）/kgを4時間毎に17回，計18回経口投与．経口投与が困難な場合には，胃管または十二指腸管により投与．投与後1時間以内に嘔吐した場合には，再度同量を投与．	本剤はグルタチオンの前駆体であり，アセトアミノフェンの代謝によって枯渇したグルタチオンを増加させ，肝障害を予防する．	・禁注（経口投与のみ）． ・本剤は活性炭により吸着されるため，活性炭投与後1時間以上間隔をあける． ・硫黄臭がするため，大変飲みづらく，嘔吐しやすい．ソフトドリンクなどで希釈するとよい． ・アセトアミノフェン摂取後8時間以内の投与が望ましいが，24時間以内であれば効果は認められる．

（次頁に続く）

表Ⅲ（続き）

分類	薬剤名（商品名）	中毒原因物質	用法・用量	作用機序	使用上の注意
解毒・拮抗薬	グルカゴン グルカゴンGノボ® 1 mg/V	インスリン，β遮断薬による血圧低下・徐脈・伝導障害	筋・静注 1回1 mgを投与．	グリコーゲンの分解および糖新生を促進し，血糖を上昇させる．陽性変力・変時・変伝導作用がある．	投与禁忌 褐色細胞腫およびその疑いのある患者 ・投与後，通常10分以内に低血糖症状が改善する．改善しない場合には，直ちにブドウ糖液などの静注を行うこと．
	ナロキソン塩酸塩 ナロキソン塩酸塩静注 0.2 mg[第一三共] 0.2 mg/1 mL/A	モルヒネ，コデイン，ジヒドロコデインリン酸塩（ペンタゾシン，酒石酸ブトルファノール，アブレノルフィン塩酸塩，ロペラミド塩酸塩にも有効と言われる）	静注 1回0.2 mgを投与．効果不十分な場合には2〜3分間隔で0.2 mgを1〜2回追加．徐放性麻薬製剤の場合には，本剤の持続時間が1〜4時間であるため点滴静注が望ましい（5%ブドウ糖液で希釈し，0.4〜0.8 mg/hr）．	オピオイド受容体において，麻薬性・非麻薬性鎮痛薬の作用に対して拮抗的に作用し，呼吸抑制などを改善する．	・麻薬によっては本剤より作用時間の長いものがあるため，呼吸抑制が再発しないよう監視し，必要により繰り返し投与する． ・高血圧，心疾患のある患者には麻薬などによる抑制が急激に拮抗されると血圧上昇や頻脈などを起こすことがある．

（次頁に続く）

表Ⅲ （続き）

分類	薬剤名（商品名）	中毒原因物質	用法・用量	作用機序	使用上の注意
解毒・拮抗薬	フィトナジオン[別名：ビタミン K₁]ケーワン®5 mg/錠、10・20 mg/カプセル	クマリン系殺鼠剤ワルファリンカリウム	経口　K₁は1日量 20〜50 mg、K₂は1日量 40 mg。静注　1回 20 mg を静注し、症状、血液凝固能検査により、1日 40 mg まで増量できる。	ワルファリンは血液凝固因子の生成を抑制するため、これらを合成促進するビタミン K を補充する。	・注射の場合、急速に投与するとショック症状が発現することがあるため、少量投与し症状をよく観察すること。・クマリン系殺鼠剤のなかには長時間作用型のものがあるため、継続投与が必要な場合がある。・ケーワン®は保険適用外であるが代用可能である。
	メナテトレノン[別名：ビタミン K₂]ケイツー®5 mg/カプセル、0.2%/1 mL/シロップケイツー®N 10 mg/2 mL/A				
	フルスルチアミン塩酸塩[別名：ビタミン B₁]アリナミン®F5・10 mg/1・2 mL/A	酒類エチレングリコール	静注　1日量 1〜50 mg を 3 分以上かけて静注する。必要があれば 6 時間毎に反復投与する。ブドウ糖液と併用する。	酒類をはじめとする炭水化物を代謝に必要な補酵素を補充する。エチレングリコールの毒性代謝物の代謝を促進させ無毒化する。	・ショックを起こすことがあるため注意を要する。・血管痛を起こすことがあるため、注射速度をできるだけ遅くする。
	ピリドキサールリン酸エステル水和物[別名：ビタミン B₆]ピドキサール®、ピドキサミン®10・30 mg/1 mL/A	①イソニアジド、②エチレングリコール、③モノメチルヒドラジンを含有するシャグマアミガサタケ	静注　①イソニアジドの摂取量と同量のビタミン B₆ 製剤を投与する。②中毒症状が改善されるまで 6 時間毎に 50 mg を投与する。③25 mg/kg を静注し、必要時には反復投与する。	①イソニアジドによるビタミン B₆ 不活性化作用に対して、本剤を補充する。②有毒代謝物から無毒生成物への変換を促進する。③脳内でのビタミン B₆ の利用率を上げることにより、痙攣発作を抑制する。	レボドパ服用中の患者に本剤を投与するとレボドパの作用が減弱することがある。

（次頁に続く）

中毒処置薬一覧

表Ⅲ （続き）

分類	薬剤名（商品名）	中毒原因物質	用法・用量	作用機序	使用上の注意
解毒・拮抗薬	亜硝酸アミル「亜硝酸アミル「第一三共」」0.25 mL/A	シアンおよびシアン化合物	吸入 1回1管を被覆を除かず，そのまま叩いて破砕し，内容を被覆に吸収させ鼻孔にあてて吸入させる。または，バッグマスクなど呼吸器回路内に，上記と同様に破砕したアンプルを投入し，吸入させる。	血中で亜硝酸となり，メトヘモグロビンを1回吸入で約5％生成させ，これがシアンと強く結合することを利用し，その分だけシアンのチトクロムオキシダーゼに対する障害を減少させる。	原則禁忌 心筋梗塞の急性期の患者，閉塞隅角緑内障，頭部外傷または脳出血のある患者，高度な貧血のある患者。原則併用禁忌 シルデナフィルクエン酸塩（バイアグラ®）投与中の患者。
	亜硝酸ナトリウム［院内製剤で，3％亜硝酸ナトリウム注射液として対応］	シアンおよびシアン化合物	静注 3％亜硝酸ナトリウム注10 mLを3〜5分以上かけて静注する。25 kg以下の小児では0.15〜0.33 mL/kgを投与，ただし最大10 mLとする。30分以内に治療に対する反応がなければ初回の半量を追加投与する。	血中で亜硝酸となり，メトヘモグロビンを1回投与で20〜30％生成させ，これがシアンと強く結合することを利用し，その分だけシアンのチトクロムオキシダーゼに対する障害を減少させる。	調製法 注射用蒸留水20 mLに亜硝酸ナトリウム0.6 gを入れ溶解した後，メンブランフィルター（0.45または0.22 μm）にて濾過し，高圧蒸気滅菌をかけて調製する。・使用上の注意事項は亜硝酸アミルに準ずる。
	チオ硫酸ナトリウム「デトキソール®」2 g/20 mL/A	シアンおよびシアン化合物，ヒ素化合物，ポビドンヨード，ヨードチンキ	静注 1回125〜250 mL，または1回1.6 mL/kg，50 mLまで増量可能である。その後，必要であれば30〜60分後に，初回の半量を投与する。	・シアン化合物を毒性の低いチオシアン酸塩に変換するのを促進する。・ヨウ素イオンを中和する。	・注射速度は，できるだけゆっくりとする。・本剤自体は無毒であるため，シアン中毒が疑われたときの第一選択薬である。

（次頁に続く）

表Ⅲ （続き）

分類	薬剤名（商品名）	中毒原因物質	用法・用量	作用機序	使用上の注意
解毒・拮抗薬	ヒドロキソコバラミン シアノキット®注射用セット （ヒドロキソコバラミン2.5 gが2 V、生食100 mLが2本、溶解液注入針が2個、輸液セットが1セット、翼付注射針が1セットで構成）	シアンおよびシアン化合物	**点滴静注** 成人では5 g（2バイアル）を添付の生食200 mL（2本）に溶解して15分間以上かけて投与。 小児では70 mg/kg（5 gを超えない）を15分間以上かけて投与。 1バイアルを生食100 mLに溶解。 追加する場合は1回のみで、総投与量は成人10 g、小児140 mg/kg（10 gを上限とする）。	ヒドロキソコバラミンの水酸イオンとシアンイオンが置換し、シアノコバラミンが形成され、尿中に排泄される。	・本剤もしくはシアノコバラミンに対する過敏症の既往歴のある患者は原則投与禁忌である。 ・チオ硫酸ナトリウムとは解毒作用が抑制されるため、同時投与しないこと。 ・火災煙の吸入による中毒のなかで、シアン中毒が疑われる場合には、本剤の投与を可及的速やかに開始すること。 ・調製した溶液は速やかに使用すること。やむをえず保存する場合には、2〜40℃で6時間以内に使用すること。

（次頁に続く）

表Ⅲ （続き）

分類	薬剤名（商品名）	中毒原因物質	用法・用量	作用機序	使用上の注意
解毒・拮抗薬	フルマゼニル アネキセート® 0.5 mg/5 mL/A	ベンゾジアゼピン系薬剤，ゾピクロン（アモバン®）	静注 初回 0.2 mg を緩徐に静注（小児安全性未確立 0.01 mg/kg）．投与後4分以内に効果がなければ 0.1 mg を追加．以後，必要に応じて1分間隔で 0.1 mg を追加．総投与量は 1 mg まで，ただし ICU 領域では 2 mg まで．	ベンゾジアゼピン受容体への特異的な競合的拮抗作用による．	・本剤の半減期が約50分と短いため，繰り返し投与が必要な場合には 0.2～1 mg/hr での持続点滴が推奨される． ・ベンゾジアゼピン系薬剤と三環系抗うつ薬の複合中毒の場合，本剤を使用すると，不整脈などに三環系抗うつ薬の毒性が増強されるため注意を要する． ・長期間ベンゾジアゼピン系薬剤が投与されているてんかん患者へは投与禁忌である．
	メチレンブルー ［院内製剤で，1% メチレンブルー注射液として対応］	メトヘモグロビン血症を起こす薬毒物（亜硝酸剤，ニトロ化合物など）［30%以上のメトヘモグロビン値を示すケースに用いる］	静注 1～2 mg/kg（0.1～0.2 mL/kg）を5分以上かけてゆっくり静注する．30～60分以内に効果がなければ，もう一度同量を投与する．調製法 メチレンブルー 1 g を正確に秤取し，注射用蒸留水で攪拌しながら溶解し，全量を 100 mL とする．これをメンブランフィルター（0.22 μm）を用いて加正濾過し，10 mL の褐色滅菌瓶に分注して，121℃，20分間で高圧蒸気滅菌する．	メトヘモグロビンの還元は，ピリジンヌクレオチド依存性のメトヘモグロビンレダクターゼによってなされる．本剤は電子受容体としての役割により，還元型ピリジンヌクレオチドから電子を受け取り，ロイコメチレンブルーとなる．これがメトヘモグロビンをヘモグロビンに還元する．30分以内に効果が最大限となる．	・本剤は市販されていないため院内製剤を行う．したがって治療法がなく，治療上の有益性が危険性を上回ると医師が判断し，患者および家族の同意が得られた場合のみ使用すること． ・室温保存で3か月間有効．ただし，開封後は速やかに使用すること． ・血管外漏出は局所の組織破壊を引き起こすことがある．

（次頁に続く）

表Ⅲ (続き)

分類	薬剤名(商品名)	中毒原因物質	用法・用量	作用機序	使用上の注意
解毒・拮抗薬	葉酸 フォリアミン® 15 mg/1 mL/A	メタノール, エチレングリコール	静注 1回50 mg(小児:1 mg/kg)を4時間毎に1日6回静注する.	高毒性代謝物である蟻酸を酸化させ無毒化する.	まれにアレルギー反応が現れることがある.
	エタノール [酒類でも対応可]	メタノール, エチレングリコール	経口 初回投与量はエタノールとして0.6〜0.8 g/kg, 追加投与量は110〜130 mg/kg/hrとするが, エタノールの代謝には個人差が大きいため, 血中エタノール濃度の測定をしつつ100 mg/dLを1〜3日維持することが望ましい.	本剤はアルコールデヒドロゲナーゼに対する親和性が強いため, メタノールやエチレングリコールの代謝が阻害され, 毒性代謝物である蟻酸やシュウ酸の生成されるのを防ぐ.	投与禁忌 アルコール中毒患者やその常習者. 併用禁忌 ジスルフィラム様作用のある薬剤. ・酒に弱い人には, 投与にあたって十分に注意する必要がある. ・過敏症の副作用がある.
	ロイコボリン® ロイコボリン® 3 mg/1 mL/A	①メトトレキサート ②ST合剤 (サルファ剤) ③メタノール	筋・静注 ①投与したメトトレキサートと同用量を投与. ②ST合剤による骨髄抑制には1日量3〜6 mgを投与. ③成人, 小児に本剤1 mg/kg(50〜70 mgまで)を4時間毎に1〜2回静注. その後メタノールが十分排泄されるまで(通常2日間), 薬剤を4〜6時間毎に同量経口投与.	①活性型葉酸を再開させ細胞の核酸合成を再開させる. メトトレキサートの細胞外への流出を促進する. ②活性型葉酸を再開させる. ③メタノールの高毒性代謝物である蟻酸を酸化させ無毒化する.	筋注により投与部位の一過性の疼痛が生じたり, 静注により血管痛が現れることがある.

(次頁に続く)

表Ⅲ （続き）

分類	薬剤名（商品名）	中毒原因物質	用法・用量	作用機序	使用上の注意
解毒・拮抗薬	メチル硫酸ネオスチグミン ワゴスチグミン® 0.5・2 mg/1・4 mL/A	非脱分極性筋弛緩薬 パンクロニウム臭化物（ミオブロック®）、ベクロニウム臭化物（マスキュラックス®）、塩化ツボクラリン（塩化ツボクラリン）	静注　1回0.5〜2.0 mgを緩徐に投与する。効果がなければ追加する。ただし、アトロピン硫酸塩注を併用すること。	コリンエステラーゼ阻害作用による拮抗作用を有する。	**投与禁忌**　消化管または尿路の器質的閉塞、迷走神経緊張症、脱分極性筋弛緩剤投与中の患者。 ・特別な場合を除き5 mgを超えて投与しない。
	塩化ベタネコール ベサコリン® 50 mg/g散	抗コリン薬	経口　1日30〜50 mgを3〜4回に分服させる。	本剤はムスカリン様作用を示すため、抗コリン薬の消化器系、泌尿器系、瞳孔などの作用に拮抗する。	**投与禁忌**　喘息、消化器、膀胱頸部などに閉塞がある患者など、症状が悪化するおそれがある。
	アトロピン硫酸塩 硫酸アトロピン「タナベ」 0.5 mg/1 mL/A	有機リン系殺虫剤、カーバメート系殺虫剤、サリンなどの神経剤、副交感神経興奮薬	皮下・筋・静注　有機リン系殺虫剤中毒時への投与法。 軽症：0.5〜1 mgを皮下へ投与。 中等症：1〜2 mgを皮下・筋・静注。必要があれば、その後20〜30分毎に繰り返し投与。 重症：初回2〜4 mgを静注する。その後は症状に応じ、繰り返し投与。 思い切って大量に使用するか否かが予後を左右。 投与量は唾液や気道の分泌物量と呼吸状態で判断。	ムスカリン受容体でアセチルコリンと競合的に拮抗する。その結果、唾液腺をはじめとする腺分泌、気道分泌、嘔鳴、腸管蠕動の抑制とともに、心拍数を増加し、房室伝導を増大させる。	**投与禁忌**　緑内障・前立腺肥大による排尿障害・麻痺性イレウスのある患者。 ・パム®との混注は避ける。 ・神経剤の場合の縮瞳はアトロピン硫酸塩では改善治癒しない。散瞳を治療の目安としてはならない。 ・胃腸運動が抑制されるため、経口摂取した薬毒物の吸収遅延が生ずる。

（次頁に続く）

表Ⅲ（続き）

分類	薬剤名（商品名）	中毒原因物質	用法・用量	作用機序	使用上の注意
解毒・拮抗薬	プラリドキシムヨウ化物 ［別名：PAM］ パム® 500 mg/20 mL/A	有機リン系殺虫剤（特にパラチオン，フェノール基を有するものに効果が大きい） サリンなどの神経剤	**静注** 初回投与として1～2 g（小児では20～40 mg/kg）を生食100 mLに溶解し，15～30分間かけて点滴静注または5分間かけて徐々に静注．投与後1時間経過しても十分な効果が得られない場合には再び初回量を投与する．それでも筋力低下がみられる場合には慎重に追加する．500 mg/時の点滴静注により12 g/日まで投与可能．	コリンエステラーゼと有機リン系殺虫剤の結合部に作用し，これを切り離すことにより，アセチルコリンの分解能を回復させる．	・副作用には嘔気，口内苦味感，不整脈，胸内苦悶，下顎疲労感，ヨード過敏症などがある． ・アトロピン硫酸塩との混注は薬効発現が遷延することがあるため行わない． ・投与速度が速いと血圧上昇がみられるので注意する． ・本剤投与中は，測定機器によって実際の血糖値より高くなることがある．
	アスコルビン酸 ［別名：ビタミンC］ ビタシミン® 100・500 mg/1・2 mL/A	メトヘモグロビン血症を起こす薬毒物（亜硝酸剤，ニトロ化合物など）	**静注** 1日50～2,000 mgを1～数回に分けて投与．	メトヘモグロビンを還元してヘモグロビンに戻す．	・静注により血管痛が現れることがあるため，注射速度をできるだけ遅くする． ・尿糖，尿・便潜血反応検査に影響を及ぼすことがある．

（次頁に続く）

表III（続き）

分類	薬剤名(商品名)	中毒原因物質	用法・用量	作用機序	使用上の注意
解毒・拮抗薬	グルコン酸カルシウム カルチコール® 末：99％以上 注射液：425・850 mg/5・10 mL/A	フッ化素 シュウ酸塩 カルシウム拮抗薬 クロコナケモ毒	経口 1〜5 gを1日3回に分服。静注 10〜20 mL（小児 0.2〜0.3 mL/kg）をゆっくりと静注。また、必要であれば、それを繰り返す。塗布 カルチコール・ゲル：水溶性軟膏基剤 30 gにカルチコール®1 gの割合で混合したゲル剤を塗布。	カルシウムイオンはフッ素イオンやシュウ酸イオンと速やかに結合し、毒性を減弱させる。	投与禁忌 高カルシウム血症、腎結石、重篤な腎不全、ジギタリス服用中の患者。
	ジメルカプロール [別名：BAL] バル® 100 mg/1 mL/A	ヒ素、水銀、鉛、銅、金、ビスマス、クロム、アンチモン（ニッケル、タングステン、亜鉛にも効果があると言われている）	筋注 1回 2.5 mg/kgを1日1日は6時間毎に4回筋注。以後6日間は1日1回 2.5 mg/kg筋注。重症時1〜2日目は4時間毎に1日6回、3日目は1日4回。以後10日間あるいは回復するまで1日2回筋注。	重金属と結合し、安定な錯化合物を形成し、体外への排泄を促進し、阻害されていた酵素の活性を賦活する。	投与禁忌 肝・腎障害の患者（原則として）。・鉄、カドミウム、セレン中毒では本剤との錯化合物のほうが強毒性であるため投与しない。・腎障害を予防するためには尿をアルカリ性に保ち錯体の解離が生じないようにする。
	ペニシラミン メタルカプターゼ® 50・100・200 mg/カプセル	鉛、水銀、銅	1日 1,000 mgを食前空腹時数回に分服。1日 600〜1,400 mgで増減する。小児は 20〜30 mg/kg/日で、1日 1,000 mgを上限とする。	重金属と結合し、安定な錯化合物を形成し、尿中への排泄を促進し、阻害されていた酵素の活性を賦活する。	投与禁忌 金製剤が投与されている患者。原則禁忌 血液障害、腎障害、SLEの患者（原則として）。・無顆粒球症などの重篤な血液障害が起こることがある。

（次頁に続く）

表Ⅲ （続き）

分類	薬剤名（商品名）	中毒原因物質	用法・用量	作用機序	使用上の注意
解毒・拮抗薬	エデト酸ニナトリウムカルシウム ブライアン 500 mg/錠 点滴静注：1 g/5 mL/A	鉛（亜鉛、マンガン、放射性同位元素にも使用可能である）	経口　1日1～2 g、2～3回に分けて、食後30分以上経ってから内服。最初5～7日間服用し、その後3～7日間休薬する。これを1クールとして、必要があればこれを繰り返す。 点滴静注　1回1 gを250～500 mLの5％ブドウ糖注射液または生理食塩液で希釈し、約1時間かけて点滴静注する。最初の5日間は1日2回、その後必要があればこ2日間休薬して、さらに5日間投与する。小児は0.5 g/15 kg以下、1日2回投与。ただし、1 g/15 kg/day以下とする。	重金属と結合し、安定な錯化合物を形成し、体外へ排出させる。	・腎障害のある患者には慎重に投与する。 ・急速、大量投与の結果、腎毒性により死亡などの重大な結果を招くことがある。
	チオプロニン チオラ® 100 mg/錠	水銀化合物	経口　1回100～200 mgを1日3回投与する（増減）。	重金属と結合し、安定な錯化合物を形成し、体外へ排出させる。	黄疸などの重篤な副作用が現れることがあるため、投与中は定期的に肝機能検査を行うこと。

（次頁に続く）

表Ⅲ （続き）

分類	薬剤名（商品名）	中毒原因物質	用法・用量	作用機序	使用上の注意
解毒・拮抗薬	乾燥まむしウマ抗毒素 抗致死価および抗出血価各6,000単位/V	マムシ咬傷	皮下・筋・静注 なるべく早期に6,000単位を、咬傷局所を避けて投与。点滴は生食で希釈して行う。症状が軽減しない場合には2～3時間後に3,000～6,000単位を追加。	毒素の中和作用による。	・血清病（ショックやアナフィラキシー様症状など）が現れることがあるため、ウマ血清過敏症テストを行うこと。 ・本剤は、注入されたマムシ毒の量に合わせて用いているため、小児用量という考えはない。
	乾燥はぶウマ抗毒素 抗致死価、抗出血Ⅰ価、抗出血Ⅱ価各6,000単位/V	ハブ咬傷	皮下・筋・静注 なるべく早期に6,000単位を、咬傷局所を避けて投与する。点滴は生食で希釈して行う。症状が軽減しない場合には2～3時間後に3,000～6,000単位を追加する。	毒素の中和作用による。	・血清病（ショックやアナフィラキシー様症状など）が現れることがあるため、ウマ血清過敏症テストを行うこと。 ・本剤の投与量は、注入されたハブ毒の量に合わせて用いているため、小児用量という考えはない。
	乾燥やまかがしウマ抗毒素 ［本剤は日本蛇族学術研究所（群馬県）へ問い合わせると入手可能］	ヤマカガシ咬傷	皮下・筋・静注 なるべく早期に、咬傷局所を避けて投与する。点滴は生食などで10～20倍に希釈して、1分間1～2 mLの速度で注入する。	毒素の中和作用による。	・血清病（ショックやアナフィラキシー様症状など）が現れることがあるため、ウマ血清過敏症テストを行うこと。 ・本剤の投与量は、注入されたヤマカガシ毒の量に合わせて用いるため、小児用量という考えはない。

（次頁に続く）

表Ⅲ （続き）

分類	薬剤名（商品名）	中毒原因物質	用法・用量	作用機序	使用上の注意
解毒・拮抗薬	セファランチン 注射用：100・200 mg/A	マムシ咬傷など	静注 1回1～10 mgを1日1回投与。	マムシ毒により生ずる膜のホスホリパーゼA_2の活性化およびアラキドン酸の遊離を抑え、血小板凝集を抑制することから、生体膜の安定化作用を有する。	重症化することが予測されるときには、まむしウマ抗毒素血清を使用することが望ましい。
	グルタチオン タチオン® 注射用：100・200 mg/A	薬毒物全般	筋・静注 100～200 mgを1日1回投与。適宜増量する。	薬毒物の抱合解毒作用を有する。	・溶解後直ちに使用すること。 ・アナフィラキシー様症状が出現することがある。
	チオクト酸 チオクタミン注、リポアラン静注 25 mg/5 mL/A	ストレプトマイシン硫酸塩、カナマイシン硫酸塩による内耳性難聴	皮下・筋・静注 10～25 mgを1日1回投与する。	TCAサイクルの代謝活性を促進する。	酸性の注射液や注射用カルシウム製剤との混合は白濁または沈殿を生ずるおそれがあるので注意すること。
	レーメチオニン L-メチオニン® 注射液：100 mg/2 mL/A	薬毒物全般	皮下・静注 1日100～1,000 mg投与する。静注はゆっくり行う。	メチル転移、SH基の供給に関与する。	寒冷時、結晶が析出することがある。その場合は、体温程度に温めて完全に溶解した後に使用すること。
	フェントラミンメシル酸塩 レギチーン® 注射液：10 mg/1 mL/A	α刺激薬、塩酸フェニルプロパノールアミン、覚醒剤、コカイン、エフェドリン塩酸塩	静注 1～5 mg（小児0.02～0.1 mg/kg）を静注する。さらに血圧を下げたい場合は、5～10分間隔で繰り返し投与するか、0.1～2 mg/minで持続投与する。	α遮断薬である本剤は、末梢血管拡張作用を有し、静脈および細動脈に作用し、末梢血管抵抗を低下させ、同時に静脈血流も減少させる。	投与禁忌 冠動脈疾患、低血圧、亜硫酸塩に過敏な患者。

（次頁に続く）

表Ⅲ （続き）

分類	薬剤名(商品名)	中毒原因物質	用法・用量	作用機序	使用上の注意
解毒・拮抗薬	プロプラノロール塩酸塩 インデラル®注射液：2 mg/2 mL/A	β刺激薬、テオフィリン、カフェイン、覚醒剤、コカイン	**静注** 心拍数や血圧をモニターしながら、0.5～3 mgを静注し、5～10分後に必要があれば追加する。小児0.01～0.02 mg/kg、最大1 mgまで。	β遮断薬である本剤は、作用をもった薬毒物による心拍数の増加や心拍伝導速度・自発運動を抑制する。	**投与禁忌** 痙攣のおそれ、糖尿病性ケトアシドーシス、代謝性アシドーシス、高度の徐脈、房室ブロック（Ⅱ・Ⅲ度）、洞不全症候群、洞房ブロック、心原性ショック、肺高血圧による右心不全、うっ血性心不全、低血圧症、長期間絶食状態、重度の末梢循環障害、未治療の褐色細胞腫、異型狭心症。
解毒・拮抗薬	L-イソプレナリン塩酸塩 プロタノール®L 0.2・1 mg/1・5 mL/A	β遮断薬	**点滴静注** 0.2～1.0 mgを等張溶液200～500 mLに溶解し、心拍数または心電図をモニターしながら注入する。	β刺激薬による心筋収縮力・自発運動の抑制に対して拮抗する。	**投与禁忌** 特発性肥大性大動脈弁下狭窄症およびジギタリス中毒の患者。**併用禁忌** アドレナリンなどのカテコールアミン製剤。

（次頁に続く）

表Ⅲ （続き）

分類	薬剤名（商品名）	薬効分類	用法・用量	作用機序	使用上の注意
その他（対症療法などに用いる薬剤）	リドカイン® キシロカイン® 局所用：0.5・1・2％/50・100・200 mg/10 mL/シリンジ 静注用：100 mg/5 mL/A 点滴用：2,000 mg/200 mL/B	局所麻酔薬 不整脈治療薬	**局注** 1回10〜200 mgを麻酔のために局注する（キシロカイン®のみ）． **静注** 1回法 50〜100 mg/回，1〜2分で緩徐に投与する．無効の場合には5分後に同量投与，1時間に300 mgまで（オリベス®のみ）． **点滴静注** 静注1回投与が有効で，効果の持続を期待する場合に，心電図の連続監視下で，1〜2 mg/分の速度，4 mg/分まで（オリベス®のみ）．	心臓の神経膜のナトリウムチャネルを遮断する．	**投与禁忌** 重篤な刺激伝導障害，アミド型局所麻酔薬に対して過敏症歴を有する患者． ・アルカリ性注射液（炭酸水素ナトリウムなど）と混合しない． ・新生児にはメトヘモグロビン血症を起こすことがあるため，注意が必要である．
	ベラパミル塩酸塩 ワソラン® 静注用：5 mg/2 mL/A	カルシウム拮抗性不整脈治療薬	**静注** 1回5 mgを，必要に応じて生食またはブドウ糖液で希釈して，5分以上かけて徐々に静注する． 年齢・体重・症状により適宜増減．	心筋細胞へのカルシウムの流入を抑制することで，房室伝導系の有効不応期，機能的不応期を延長させ，房室伝導を遅延させる．	**投与禁忌** 重篤な低血圧，心原性ショック，高度の徐脈，洞房ブロック，房室ブロック，重篤なうっ血性心不全，急性心筋梗塞，重篤な心筋症，β遮断薬（インデラル®）の静注を受けている患者．

（次頁に続く）

表Ⅲ (続き)

分類	薬剤名（商品名）	薬効分類	用法・用量	作用機序	使用上の注意
その他（対症療法などに用いる薬剤）	フェニトインナトリウム アレビアチン® 注射剤：250 mg/5 mL/A	抗痙攣薬	静注 ・成人 本剤 2.5〜5 mL（フェニトインとして125〜250 mg）を1分間1 mLを超えない速度で徐々に静注する。以上の量で発作が抑制できないときには、30分後さらに2〜3 mL（フェニトインとして100〜150 mg）を追加投与する。 ・小児 体重換算する。痙攣が消失し、意識が回復すれば経口剤に切り替える。	最大電撃痙攣に対して、そのパターンを変える作用があり、抗痙攣直相を強く抑制する。発作焦点からのてんかん用は、発射点からのてんかんの発射の広がりを阻止するものと考えられている。	投与禁忌 洞性徐脈、高度の刺激伝導障害、タダラフィル（アドシルカ®）を投与中の患者。 ・強アルカリ性であるため組織障害を起こすおそれがあるので、皮下、筋肉内または血管周辺には注射しないこと。 ・強アルカリ性であるため、他剤とは混合しない。また、pHが低下するとフェニトインの結晶を析出する。
	フロセミド ラシックス® 20・100 mg/2・10 mL/A	ループ利尿薬	筋・静注 1日1回20 mgを投与する。	腎尿細管全域におけるナトリウム、クロルの再吸収抑制作用を示す。	投与禁忌 無尿、肝性昏睡、体液中のナトリウム、カリウムが明らかに減少している患者。
	D-マンニトール マンニットール® 60・100 g/300・500 mL/瓶 マンニゲン® 40・100 g/200・500 mL/瓶	浸透圧利尿薬	点滴静注 1回体重1 kg当たり5〜15 mLを投与する。1日1,000 mLまで、投与速度は100 mL/3〜10分間とする。	浸透圧利尿作用を示す。	投与禁忌 遺伝性果糖不耐症、低張性脱水症、急性頭蓋内血腫のある患者。
	D-マンニトール・D-ソルビトール マンニットールS	浸透圧利尿薬	点滴静注 1回体重1 kg当たり7〜20 mLを投与する。1日D-ソルビトールとして200 gまで。投与速度は100 mL/3〜10分間。	浸透圧利尿作用を示す。	投与禁忌 遺伝性果糖不耐症、低張性脱水症、急性頭蓋内血腫のある患者。

（次頁に続く）

表Ⅲ （続き）

分類	薬剤名（商品名）	薬効分類	用法・用量	作用機序	使用上の注意
その他（対症療法などに用いる薬剤）	破傷風トキソイド	予防接種製剤（ヘビ咬傷など）	皮下・筋注 初回免疫：1回0.5 mLずつを2回，3〜8週間の間隔で投与．追加免疫：初回免疫後6か月以上の間隔をおいて0.5 mL投与する．	破傷風に対する抗毒素を産生させる．	**投与禁忌** 明らかな発熱を呈している，重篤な急性疾患に罹患していることが明らかな，それ以外で予防接種することが不適当な状態にある患者．
	ジアゼパム セルシン® 5・10 mg/1・2 mL/A ホリゾン® 10 mg/2 mL/A	抗痙攣薬 抗不安薬	筋・静注 初回10 mgを筋肉内または静脈内（2分以上かけて）にできるだけ緩徐に注射する．以後，必要に応じて3〜4時間毎に注射する．	間接的にGABAの作用を増強させることにより，神経細胞の興奮を抑え，グルタミン酸などの興奮性伝達物質遊離を抑制すると考えられている．	**投与禁忌** 急性狭隅角緑内障，重症筋無力症，急性アルコール中毒（ショック，昏睡，バイタルサインの悪い場合），HIVプロテアーゼ阻害薬のリトナビル投与中の患者．
	フェノバルビタール フェノバール® 100 mg/1 mL/A	鎮静・抗痙攣薬	皮下・筋注 1回50〜200 mgを1日1〜2回，皮下または筋肉内に注射する．	上行性網様体賦活系を抑制し，大脳皮質へのインパルスの伝達を阻害し鎮静作用を現す．	**投与禁忌** 急性間欠性ポルフィリン症，ボリコナゾール，タダラフィル（アドシルカ®）を投与中の患者．
	チオペンタールナトリウム ラボナール® 0.3・0.5 g/A	鎮静・抗痙攣薬	静注 痙攣には，2〜8 mL（2.5%溶液で50〜200 mg）を痙攣が止まるまで，徐々に注入する．	上行性網様体賦活系を抑制し，大脳皮質へのインパルスの伝達を阻害し鎮静作用を現す．	**投与禁忌** ショックまたは出血による循環不全，重度心不全のある，急性間欠性ポルフィリン症，Addison病，重症気管支喘息，バルビツール酸系薬剤に対する過敏症のある患者．

（次頁に続く）

表Ⅲ （続き）

分類	薬剤名(商品名)	薬効分類	用法・用量	作用機序	使用上の注意
その他(対症療法などに用いる薬剤)	プロポフォール ディプリバン® 200 mg/20 mL/A 500・1,000 mg/50・100 mL/V 200・500 mg/20・50 mL/シリンジ	全身麻酔・鎮静用薬	静注 集中治療における人工呼吸中の鎮静には、0.3 mg/kg/時で維持静注を開始。通常0.3〜3 mg/kg/時で適切な鎮静深度が得られる。	中枢神経におけるGABA$_A$受容体-Clチャネル複合体による抑制作用の増強が考えられている。	投与禁忌 妊産婦、小児。 ・持続注入により投与し、急速投与は行わない。 ・全身状態を観察しながら適宜増減する。
	乳酸ビペリデン アキネトン® 注射液：5 mg/1 mL/A	抗パーキンソン薬	筋注 5〜10 mgを筋注する 静注 （特殊な場合のみ）5〜10 mgを5 mgにつき約3分かけて静注する。	アセチルコリンレセプターと競合的に拮抗し、抗コリン作用を示す。	投与禁忌 緑内障、重症筋無力症の患者。 ・静注する場合は、ゆっくり投与すること。
	ジモルホラミン テラプチク® 皮下・筋注用：30 mg/2 mL/A 静注用：45 mg/3 mL/A	呼吸促進薬(中枢神経系抑制薬による中毒など)	皮下・筋注 1回30〜60 mg 新生児1回7.5〜22.5 mg 必要に応じ反復し1日最高200 mgまで 静注 1回30〜45 mg 新生児1回7.5〜15 mgを臍帯静注 必要に応じ反復し1日最高250 mgまで	延髄の呼吸中枢に作用し、呼吸量を増大、交感神経系への興奮作用を示し血圧上昇作用を示す。さらに、心筋収縮力を増大し、循環機能を賦活する。	過量投与すると、胸内苦悶、痙攣、心房性期外収縮、血圧低下が出現することがあるため、患者の呼吸、血圧、脈拍、覚醒状態、角膜反射などの全身状態を観察しながら、投与する。

(次頁に続く)

表Ⅲ （続き）

分類	薬剤名(商品名)	薬効分類	用法・用量	作用機序	使用上の注意
その他(対症療法などに用いる薬剤)	ドキサプラム塩酸塩 ドプラム® 注射液：400 mg/20 mL/V	呼吸促進薬(中枢神経系抑制薬による中毒など)	静注 0.5〜2.0 mg/kg を徐々に注入する。初回投与で効果があった場合は、上記の量を5〜10分間間隔で投与し、次いで1〜2時間間隔で投与を繰り返す。点滴静注 症状に応じて1〜3 mg/kg/時の速度で投与する。	呼吸促進作用は、主に末梢性化学受容器を介しても生じ、呼吸中枢に選択的に作用する。	投与禁忌 てんかんおよび痙攣状態、呼吸筋・胸郭・胸膜などの異常により換気能力の低下、重症の高血圧および脳血管障害、冠動脈疾患、明瞭な代償不全性心不全の患者、新生児、低出生体重児。
	ドパミン塩酸塩 イノバン® 50・150・300 mg/50 mL/シリンジ 50・100・200 mg/2.5・5・/10 mL/A カタボン®Low・Hi 200・600 mg/200 mL/B	急性循環不全改善薬	静注 1分間あたり1〜5 μg/kg を持続静注。患者の病態に応じて20 μg/kg まで増量可。血圧、脈拍数、尿量により適宜増減する。	ドパミン受容体を介して、心収縮力の増大、腎血流量の増加、上腸間膜血流量の増加、血圧上昇作用を現わす。	・褐色細胞腫の患者への投与は禁忌である。 ・アルカリ性注射液(炭酸水素ナトリウムなど)と混合しない。 ・血管外漏出により硬結・壊死のおそれがある。

(次頁に続く)

表Ⅲ (続き)

分類	薬剤名(商品名)	薬効分類	用法・用量	作用機序	使用上の注意
その他(対症療法などに用いる薬剤)	ノルアドレナリン ノルアドリナリン® 1 mg/1 mL/A	昇圧薬	点滴静注 1回1 mgを250 mLの生食、5%ブドウ糖液などに溶解して、1分間に0.5〜1.0 mL点滴静注。0.5〜1.0 μg/分から開始し、必要に応じて最大20 μg/分まで増量する。血圧を絶えず観察して適宜調節する。皮下 1回0.1〜1 mgを皮下注射する。年齢・体重・症状により適宜増減。	主としてα受容体に作用し、末梢血管抵抗を増大させ、血圧を上昇させる。	投与禁忌 ハロゲン含有吸入麻酔薬(フローセン®、セボフレンなど)投与中、他のカテコールアミン製剤(プロタノール®など)投与中の患者(原則として)。コカイン中毒、心室性頻拍のある患者(原則として)。
	炭酸水素ナトリウム メイロン® 静注用7%:1.4・17.5 g/20・250 mL/A・B 静注用8.4%:1.68・21 g/20・250 mL/A・B	補正用電解質液	静注 アシドーシスは、一般的に以下の式で算出し、静注する。必要量(mEq)=不足塩基量(Base Deficit mEq/L)×0.2×体重(kg) 薬物中毒の際の排泄促進には、1回12〜60 mEq(1〜5 g:本剤14〜72 mL)を静注する。	アシドーシスの補正。アルカリ尿による薬毒物の排泄促進効果を期待して投与する。	・心肺蘇生時には、炭酸ガスを十分排除する必要があるので、本剤の投与にあたっては、換気を十分に行うこと。 ・本剤はアルカリ性であるため、配合変化を生じやすいので注意する必要がある。 ・血管外へ漏れると組織に炎症・壊死が起きるため、確実に静脈内に針先が挿入されていることを確認した後に、注入する。

(次頁に続く)

表Ⅲ （続き）

分類	薬剤名（商品名）	薬効分類	用法・用量	作用機序	使用上の注意
その他（対症療法などに用いる薬剤）	塩化アンモニウム・補正液 コンクライト®A液 100 mEq/20 mL/A	補正用電解質液	**点滴静注** 他の電解質液に適宜必要量を混じて点滴静注する。投与速度は 20 mEq/時以下とする。小児は年齢・体重に応じて減量する。	酸性尿にすることで排泄が促進される薬毒物中毒の場合に用いる。	・必ず希釈して使用する。 ・過量にならないよう，血漿重炭酸濃度，血液 pH，尿 pH を測定するなどの管理を十分に行い使用すること。
	ダントロレンナトリウム ダントリウム® 20 mg/V	悪性高熱症・悪性症候群治療薬	**静注** 麻酔時の悪性高熱症には，初回 1 mg/kg を静注し，改善が認められなければ 1 mg/kg を追加する。悪性症候群には，初回 40 mg を静注し，改善が認められなければ 20 mg ずつ追加する。1 日総投与量 200 mg までとし，通常 7 日以内とする。1 バイアルに注射用水 60 mL を加えて溶解する。	骨格筋において，筋小胞体からのカルシウムイオン遊離を抑制することが知られており，この作用によって悪性高熱症・悪性症候群に効果を現す。	・悪性症候群患者には，静注後，継続投与が必要でかつ経口投与が可能な場合には，ダントリウム®カプセルを投与する。 ・呼吸不全が疑われる場合には，臨床症状および血液ガスなどのデータを参考に，呼吸管理を行いながら投与する。 ・ベラパミル塩酸塩を併用する場合には，高カリウム血症に伴う心室細動，循環虚脱などが現れることがあるため注意する。
	パンクロニウム臭化物 ミオブロック® 4 mg/2 mL/A	麻酔用筋弛緩薬	**静注** 初回 0.08 mg/kg を静注。必要に応じて 0.02～0.04 mg/kg を追加投与する。	神経筋接合部を遮断することで，筋弛緩作用を示す。	**投与禁忌** 重症筋障害，筋無力症，筋無力症候群の患者。 ・呼吸抑制を起こすため自発呼吸が回復するまで必ずガス麻酔器または人工呼吸器を使用すること。

（次頁に続く）

表Ⅲ（続き）

分類	薬剤名（商品名）	薬効分類	用法・用量	作用機序	使用上の注意
その他（対症療法などに用いる薬剤）	エドロホニウム アンチレックス® 10 mg/1 mL/A	重症筋無力症などの診断薬 フグ毒（保険適用外）	静注 10 mg を緩徐に投与する．	コリンエステラーゼ阻害作用を有する．	投与禁忌 消化管または尿路の器質的閉塞のある患者．
	ヒアルロン酸ナトリウム ヒアレイン® 点眼液：5-15 mg/5 mL/本	角結膜上皮障害治療薬	点眼 1 日 5〜6 回	粘膜保護作用	0.1％製剤で効果不十分のときには 0.3％製剤を用いる．
	レボフロキサシン クラビット® 点眼液：25 mg/5 mL/本	広範囲抗菌薬	点眼 1 日 3 回	抗菌作用	投与禁忌 キノロン系抗菌薬に対して過敏症歴のある患者．

[2011 年 6 月段階]

索引

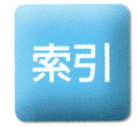

数字・ギリシャ文字

1％塩化カルシウム液　256
1％デンプン液　257
1％フェロシアン化カリウム液　256
1％硫酸ナトリウム液　256
1％硫酸マグネシウム液　256
10％グルコン酸カルシウム液　256
10％乳酸カルシウム液　256
1,2-エタンジオール　207
1～2％炭酸水素ナトリウム液　256

1～2％チオ硫酸ナトリウム液　256
12誘導心電図　52
2-メチルプロペン酸　218
3価クロム　210
6価クロム　210
α-シアノアクリレートモノマー　192
α-メチルアクリル酸　218
α-ラトロトキシン　232

和文

■ あ

アースノーマット® 　194
アーデント水和剤　157
アーモンド臭　24, 78
アイスノン® 　185
アイスパック® 　185
アイセンボンタケ　238
アオバ液剤　145
アカオビゴケグモ　232
アカクラゲ　233
アカザラガイ　243
アキネトン® 　277
アキュメータ・テオフィリン　56
アクテリック乳剤　149
アクリナトリン　157
アグロスリン水和剤　157
アグロスリン乳剤　157
アサヒパラ® 　182
アシドーシスを呈する中毒原因物質　49
アシナガバチ　231
アジ化水素　217
アジ化ナトリウム　**217**
アジサイ　243
アスコルビン酸　210, 268
アスパラカリウム® 　129
アスピリン　71, **111**
アセタミプリド剤　159

アセチリン　224
アセチルシステイン　109, 260
アセチルシステイン内用液17.6％
　「ショーワ」® 　260
アセチレン　224
アセトアミノフェン　56, **109**
　——の血中濃度　61, 109
アセトアミノフェン検出キット　56, **60**
アセトニトリル　220
アセトン　175, 191, 219
アセフェート　148
アゼルニジピン　122
アタック® 　167
アダラート® 　121
アテレック® 　121
アディオン水和剤　155
アディオン乳剤　155
アディオンフロアブル(水和物)　155
アトロピン　116
アトロピン硫酸塩　68, 267
アドソルビン® 　257
アドバンテージS粒剤　152
アドバンテージ粒剤　152
アドマイヤー® 　159
アナフラニール® 　92
アニバースMC(マイクロカプセル)　155
アニバース乳剤　155

アニリン　73
アニリン系除草剤　166
アネキセート®　265
アバプロ®　126
アマトキシン　237
アマトキシン含有毒キノコ　**237**
アミオダロン　**127**
アミオダロン塩酸塩　127
アミドチッド粒剤　144
アミトリプチリン塩酸塩　93
アミプロホスメチル　149
アミルアセチックエステル　220
アムロジピンベシル酸塩　120, 121
アムロジン®　121
アメダス®　186
アモキサピン　93
アモキサン®　93
アモバルビタール　102
アラセプリル　124
アラニカルブ　153
アリエール®　167
アリセプト®　115
アリナミン®F　262
アリの巣コロリ®　193
アリピプラゾール　100
アリルメート液剤　152
アリルメート液剤AL　152
アリルメート乳剤　152
アリルメート粒剤2　152
アルカリマンガン電池　180
アルカリ類　29
アルカローシス　48
アルギン酸ナトリウム　259
アルコール臭　25, 78
アルコール蒸散剤　198
アルコール類　73
アルサルミン®　136, 259
アルシン　211
アルフェート粒剤　145
アルプラゾラム　86
アルミノプロフェン　112
アルロイド内用液　259
アレスリン　155, 194
アレビアチン®　108, 275
アレルギー様食中毒　28
アロパノール錠・顆粒　141
アロンアルファ®　192

アンカロン®　127
アンチオ粒剤　148
アンチモールド®　198
アンチレックス®　281
アンドンクラゲ　233
アンプリット®　93
アンペック®　131
アンベノニウム塩化物　115
アンモニア水　173
亜硝酸アミル　263
亜硝酸アミル「第一三共」　263
亜硝酸ナトリウム　263
青梅　243
青草臭の物質　24
悪性高熱症　36
悪性症候群　36
汗の異常　**37**
圧痛部位　**27**
甘い臭いの物質　25
暗赤色の便・尿　79

■い
イージー・ラボ®　64
イガイ　243
イグチ科　239
イシガキダイ　242
イソキサチオン　146
イソジン®　135
イソフェンホス　144
イソプロカルブ　152
イソプロパノール　191
イソミタール®　102
イッテンフエダイ　242
イッポンシメジ　239
イヌサフラン　243
イノバン®　278
イブプロフェン　**112**
イプロベンホス　150
イミダクロプリド剤　159
イミダゾリン系薬剤　134
イミダプリル塩酸塩　124
イミノジベンジル系薬　13
イミプラミン塩酸塩　92
イルジンM　235
イルジンS　235
イルベサルタン　126
インスタントビュー®M-1　**58**, 59
インデラル®　273

インプロメン®　99
医薬品　12, 18, 41
胃洗浄　**64**
胃洗浄液の色　**77**
胃粘液保護剤　259, 260
意識障害　**9**, 76
一酸化炭素　**213**
一般血液検査　**45**
一般尿検査異常を呈する中毒原因物質　50
色鉛筆の芯　190
咽頭反射　63
陰イオン系界面活性剤　167
陰イオン交換樹脂　66
陰性コントロールゾーン　58

■ う
ウィンドウォッシャー液　193
ウイスキー　249
ウインタミン®　97
ウスタケ　239
ウツボ　242
ウブテック®　115
ウブレチド®　115
ウラシマソウ　240
ウラニウム（ウラン）-235　251, 252
うじ殺し剤　195

■ え
エイトアップ®　164
エージレス®　198
エースコール®　125
エーテル　222
エーテル臭の物質　25, 78
エカチン（乳剤）　145
エカチン TD 粒剤　144
エキソジノン乳剤　146
エクスタシー　246
エスタゾラム　87
エスペラン®　117
エスレル 10（液剤）　150
エゾトリカブト　234
エタノール
　　　68, 135, 174, 176, 188, 191, 204, **249**, 266
エタン酸　218
エタンニトリル　220
エチオフェンカルブ　152
エチオン　145
エチオン乳剤　145
エチケット水はみがき®　188

エチゾラム　86
エチニルエストラジオール　132
エチル水銀チオサリチル酸ナトリウム　208
エチルチオメトン　144
エチレングリコール　185, 193, **207**
エチン　224
エテノン　225
エテホン　150
エデト酸（EDTA）　212
エデト酸カルシウム二ナトリウム　270
エトフェンプロックス　155
エドロホニウム　281
エナラプリルマレイン酸塩　124
エバミール®　89
エビリファイ®　100
エリスパン®　85
エリミン®　87
エルサンエアー　147
エルサン水和剤 40　147
エルサン乳剤　147
エルサン粉剤 2　147
エルサン粉剤 2DL　147
エルサン粉剤 3　147
エルサン粉剤 3DL　147
エルサン粉剤 5　147
エンセダン乳剤　149
エンバー MC　155
円柱尿　50
塩化アンモニウム　252
塩化アンモニウム-補正液　280
塩化カリウム　129
塩化カルシウム（塩カル）　225
塩化クロム　210
塩化コバルト　177
塩化石灰　225
塩化第一／第二水銀　208
塩化第一／第二銅　209
塩化第二鉄反応　56
塩化ナトリウム　250
塩化鉛　212
塩化ベタネコール　267
塩化メチル水銀　208
塩基性炭酸銅　209
塩酸　**201**
塩酸セルトラリン　95
塩酸フロロピパミド　98
塩酸モルヒネ　131

塩素系漂白剤　170
塩素臭　170
塩類下剤　66
園芸用キンチョールE（エアゾル）　155
園芸用バポナ殺虫剤（くん蒸剤）　145
鉛筆の芯　190
嚥下
　——により咳嗽をきたす物質　21
　——により喘鳴をきたす物質　22

■お

オイテックCA®　198
オイテックL®　198
オオキヌハダトヤマタケ　238
オオシビレタケ　238
オオシロカラカサタケ　239
オオワライタケ　238
オーカン　141
オーソ®　132
オーデコロン　174
オキサゾラム　85
オキサピウムヨウ化物　117
オキサプロジン　112
オキサミル　152
オキシコドン塩酸塩　131
オキシコンチン®　131
オキシメタゾリン塩酸塩　133
オキノーム®　131
オクトリカブト　234
オコゼ　242
オシロイバナ　244
オゾン　224
オニヒトデ　242
オピオイド　130, 131（表Ⅱ-8）
オフナック100（乳剤）　148
オフナック水和剤　148
オフナック乳剤　148
オフナックフロアブル（水和剤）　148
オフナック粉剤　148
オフナック粉剤DL　148
オフナックベイト（粒剤）　148
オフナック粒剤　148
オプソ®　131
オペラハーブトリートメントリップ®　189
オランザピン　99
オリーブ油　260
オリオン水和剤40　153
オリベス®　274

オルトジクロルベンセン　195
オルトトルイジン　222
オルトラン液剤　148
オルトラン水和剤　148
オルトラン乳剤　148
オルトラン粒剤　148
オルメサルタンメドキソミル　120, 126
オルメテック®　126
オンエアマウスウォッシュ　188
オンコルマイクロカプセル　152
オンコル粒剤　152
オンコル粒剤1　152
オンコル粒剤5　152
お香　197
おふろのルック®　169
おもり（釣り用）　212
悪心　24
黄～褐色の便・尿　78
黄～赤色の便・尿　79
黄色
　——の吐物・胃洗浄液　77
　——の皮膚　79
　——の便・尿　79
黄連湯　138
嘔吐　24
横紋筋融解症を呈する中毒原因物質　47

■か

カーバイド　226
カーバメート系殺虫剤
　　　　　56, 151, 152（表Ⅱ-10）, 166
カー用品　193
カエンタケ　239
カキシメジ　239
カザグルマ　244
カズサホス　144
カタボン®　278
カダンA（エアゾル）　155
カダンAP（エアゾル）　155
カダンC（エアゾル）　156
カダンCX（エアゾル）　156
カダンG（エアゾル）　156
カダンV（エアゾル）　155
カツオノエボシ　233
カネヨキッチンブリーチS®　170
カビキラー®　169
カフェイン　113
カブラアセタケ　238

カプサイシン　248
カプトプリル　124
カプトリル®　124
カミキリン(乳剤)　146
カヤフォス粒剤5　145
カラゲニン　176
カリウム値異常を呈する中毒原因物質　47
カリウム薬　**129**
カリメート®　162, 257
カルシウム拮抗薬　**120**
カルタップ剤　**158**
カルチコール®　269
カルバマゼピン　**107**
カルバリル　153
カルビノール　206
カルピプラミン塩酸塩　92
カルブロック®　122
カルペリチド　70
カルホス水和剤　146
カルホス乳剤　146
カルホス微粒剤F　146
カルホス粉剤　146
カルホスベイト(粒剤)　146
カルボスルファン　152
カルボメテン　225
カルモック(粒剤)　146
カロナール®　109
カワチブシ　234
カンデサルタンシレキセチル　120, 125
カンフル　189, 196
カンムリブダイ　242
ガーデンアースA　155
ガードサイド水和剤　150
ガードサイドゾル(水和剤)　150
ガード粉剤DL　150
ガードベイトA(粒剤)　155
ガスクロマトグラフィ　55
ガス類　223〜225
ガゼットMCフロアブル　152
ガゼットエース粒剤　152
ガゼット粒剤　152
ガソリン(無鉛)　203
ガットキラー乳剤　148
ガットサイドS(乳剤)　148
下部尿路の神経伝達　34
化学性食中毒：毒素型　28
加温剤　178

花木用ハンドスプレー(液剤)　155
苛性カリ　200
苛性ソーダ　200
家庭用品　12, 28, **167**
──で消化管出血を引き起こす物質　29
──の毒性と処置法一覧　188(表Ⅱ-14)
蚊取線香　194
過酸化水素　173
画像診断　**50**
快眠精錠　141
界面活性剤　164, 166, 167
咳嗽　**20**
覚醒剤　12, 57, 142
固めるテンプル®　192
活性酸化鉄　198
活性炭　66, 257
葛根湯　140
葛根湯加川芎辛夷　140
褐〜黒色の便・尿　79
褐色
──の身体　79
──の吐物・胃洗浄液　77
──の皮膚　40
紙おむつ　189
甘汞　208
甘草　**138**
甘麦大棗湯　138
肝障害　7
肝毒性を呈する中毒原因物質　46
乾燥剤(シリカゲル)　177
乾燥剤(生石灰)　178
乾燥はぶウマ抗毒素　230, 271
乾燥まむしウマ抗毒素　271
乾燥やまかがしウマ抗毒素　271
間欠型一酸化炭素中毒　213
漢方ノイロン錠　141
関連痛　**26**
簡易分析法　**55**
眼症状　**42**
眼振　108
顔面の紅潮・発疹　**39**

■き
キシメジ科　238, 239
キシレン　143, 166, 204, 220
キシロール　220
キシロカイン®　274
キタガキノテクラゲ　233

キタジンP乳剤　150
キタジンP粉剤20　150
キタジンP粉剤30DL　150
キタジンP粒剤　150
キックバールAL(液剤)　155
キッチンキレイキレイ®　170
キッチンハイター®　170
キノコ毒　12, 73
キュキュット®　167
キョウチクトウ　244
キララタケ　238
キリンタケ　238
キングドライ®　178
キンチョウリキッド®　194
ギシギシ　240
ギンナン　244
きものしょうのう®　196
気管支拡張薬　73
気道狭窄を起こす物質　20
希ヨーチン　135
希ヨードチンキ　135
既吸収毒物の除去　69
桔梗湯　138
基質枯渇　36
基礎代謝率の上昇　36
機器分析法　60
北川式ガス検知管　56
拮抗薬　68
芎帰膠艾湯　138
吸水多糖類　185
吸着薬　66, 257, 258
吸入
　――により咳嗽をきたす物質　21
　――により喘鳴をきたす物質　22
　――により肺水腫を引き起こす物質　22
炙甘草湯　138, 140
急性間質性腎炎　46
急性呼吸不全　75
急性尿細管壊死　46
牛乳　260
胸部CT検査　51
胸部単純X線検査　50
強アルカリ　200
強酸　201
強心薬　73
強制利尿　69
強力カビハイター®　169

強力トイレクリーナー®　168
競合イムノクロマト法　58
凝固因子　43
局所麻酔薬　134
金属フューム熱　36
金属類　222
金鳥ナメクジ粒剤　152
金鳥の渦巻　194
筋活動・筋緊張亢進　36
筋線維性攣縮　10

■く
クアゼパム　90
クーラント　193
クエストラン®　258
クエチアピンフマル酸塩　99
クエン酸マグネシウム　66, 258
クサカットゾル®　165
クサクリーン®　164
クサダウン®　166
クサフグ　227
クサブロー®　164
クサワラベニタケ　239
クマバチ　231
クモ　232
クラゲ　233
クラビット®　281
クルクマ試験紙　179
クレゾール　29, 195
クレゾール臭の物質　25, 78
クレゾール石鹸液　137
クレマートU粒剤　149
クレマート乳剤　149
クレマチス　244
クロールピクリン®　160
クロカプラミン塩酸塩　92
クロキサゾラム　85
クロゴケグモ　232
クロザピン　100
クロザリル®　100
クロチアゼパム　85
クロトヤマタケ　238
クロナゼパム　88
クロバザム　90
クロピク80®　160
クロフェクトン®　92
クロミプラミン塩酸塩　92
クロム化合物　210

クロム酸ナトリウム　210
クロラゼブ酸二カリウム　85
クロルジアゼポキシド　84
クロルピクリン剤　160
クロルピリホス　145
クロルピリホスメチル　150
クロルフェニラミンマレイン酸塩　134
クロルプロマジン塩酸塩　97
クロルヘキシジングルコン酸塩　136
クロロアセトフェノン　248
クロロニコチニル剤　159
クロロファシノン　183
クロロホルム　221
クワズイモ　240
グッドミン®　89
グラモキソンS®　162
グランダキシン®　88
グランドオンコル粒剤　152
グリーンT-7.5乳剤　149
グリセリン　188
グリホエキス®　164
グリホサート剤　164
グリホス®　164
グルカゴン　261
グルカゴンGノボ®　261
グルコース・インスリン療法　123
グルコン酸カルシウム　252, 269
グルタチオン　272
グルホシネート　56
グルホシネート剤　165
グルホシネートの血中濃度　61
グレイスメイトポピー®　176
くすの木しょうのう®　196
空気電池　180
草枯らし®　164
草ノコラーズ®　164
口紅　189
靴磨き臭/靴墨臭の物質　25, 78

■け
ケイキサレート®　162, 257
ケイ酸ナトリウム　226
ケイツー®　262
ケイツー®N　262
ケイフッ化ナトリウム　226
ケーワン®　262
ケテン　225
ケトアシドーシス　96

ケトプロフェン　112
ケロシン　203
ケロセン　203
ゲットアウトWDG（水和剤）　157
化粧水　188
下剤　66, 258, 259
下痢　27
解毒・拮抗薬　68, 260～273
解熱鎮痛薬　73
桂枝加朮附湯　139
桂枝人参湯　138
蛍光X線分析法　57
痙攣　4, 10, 76
携帯用固形燃料　192
血管拡張/収縮　36
血小板　43
血漿交換　72
血清コリンエステラーゼ値低下　8
血中ナトリウム濃度　250
血中濃度（中毒原因物質の）　61
血糖値異常を呈する中毒原因物質　47
血圧上昇　15
血圧低下　14
血液灌流・吸着を推奨または考慮する物質　73
血液浄化法　72
血液生化学検査　45
血液透析を推奨または考慮する物質　73
血液末梢血検査　48
血液濾過　72
検査値からみた中毒　44
検体の採取と保存　61
幻覚　11
原子吸光法　57

■こ
コイン型リチウム電池　181
コールドパック®　185
コカイン系麻薬　57
コカブイヌシメジ　238
コガネキラー乳剤　152
コガネホウキタケ　239
コタマゴテングタケ　237
コデイリン酸塩　131
コニール®　122
コバイケイソウ　241
コランチル®　116
コリオパン®　118
コリンエステラーゼ阻害薬　115

コリン作動薬　9, 10, 37
コリン作用　16
コレスチラミン　258
コレミナール®　86
コレラタケ　238
コロンビアスピリット　206
コンクライト®A液　280
コンスタン®　86
コントール®　84
コントミン®　97
コンバット®　193
コンレス錠　141
ゴキブリ団子　179
ゴキブリホイホイ®　197
ゴマフエダイ　242
ゴンズイ　242
呼気の臭い　77
呼吸管理　74
呼吸器系症状　19
呼吸困難　19
呼吸性アルカローシス　48
呼吸中枢を抑制する物質　23
呼吸抑制　23
牛車腎気丸　139, 140
五フッ化臭素　202
口渇　30
口臭防止剤　188
工業用薬品　12, 41, 200
　──（金属類を含む）で消化管出血を引き起こす物質　29
　──の毒性と処置法一覧　218（表Ⅱ-15）
甲状腺ホルモン　37
交感神経刺激作用　15～17
交感神経刺激薬　36
交感神経抑制作用　16
向精神薬　31
抗Parkinson病薬　31
抗悪性腫瘍薬　12
抗うつ薬　11, **91**
抗暈薬　31
抗菌薬　12, 73
抗痙攣薬　9
抗コリン作用　17
　──をもつ物質　30
抗コリン薬　9, 10, 12, **116**, 117（表Ⅱ-5）
抗精神病薬　9, **96**
抗てんかん薬　12, 73

抗パーキンソン病薬　31
抗ヒスタミン薬　31, **114**, 134
抗不安薬　11, **83**
抗不整脈薬　73, **127**
香粧品　188, 189
香水　174
紅色の皮膚　79
紅潮（顔面の）　39
高圧酸素療法　213
高カリウム血症　8, 47
高血糖　6, 47, 96
高速液体クロマトグラフィ　55
高体温　5, 36, 76
興奮　11
合成洗剤（台所用，洗濯用）　167
黒色
　──の吐物・胃洗浄液　77
　──の皮膚　79
　──の便・尿　78, 79
昏睡　9

■さ

サイアノックス水和剤　149
サイアノックス乳剤　149
サイアノックス粉剤　149
サイアノックス粉剤3　149
サイハロン水和剤　157
サイハロン乳剤　157
サイレース®　88
サクラタケ　238
サソリ　242
サッチューコートS（乳剤）　148
サッチューコートSセット（乳剤）　148
サテリット®　260
サニーフィールド乳剤　155
サリチル酸　56, 71
　──の血中濃度　61
サリチル酸塩　188
サリチル酸系製剤　111
サリン　224
サンサイド水和剤　152
サンサイド粒剤　152
サンサイド粒剤3　152
サンスモークVP（くん煙剤）　145
サンフーロン®　164
サンフラバーA（エアゾル）　155
サンポール®　168
サンヨウブシ　234

ザゼンソウ　240
ザッソージ®　165
ザルトプロフェン　112
さらさ®　167
細菌性食中毒　227
細胞毒　10
催吐　63
催吐薬　255
催眠鎮痛薬　73
催眠薬(ベンゾジアゼピン系)　83
催涙剤　248
酢酸　218
酢酸アミル　175, 220
酢酸エーテル　220
酢酸エステル　220
酢酸エチル(酢エチ)　175, 204, 220
酢酸エチルエステル　220
酢酸鉛　212
酢酸フェニル水銀　208
酢酸ブチル　175, 191, 204
酢酸ペンチル　220
酒類(エタノール)　249, 266
殺菌剤　73
殺虫剤　193〜195
三塩化エチレン　205
三塩化ヒ素　211
三環系抗うつ薬　56, 57, 91, 92(表Ⅱ-2a)
三酸化二ヒ素　211
三酸化ヒ素　211
三水素化ヒ素　211
三フッ化水素　202
三物黄芩湯　140
散瞳　3, 38
　——を生ずる主な物質　39
酸化カルシウム　178
酸化銀電池　180
酸化的リン酸化の脱共役　36
酸化マグネシウム　260
酸素化能に障害を起こす物質　20
酸素療法　68
酸棗仁湯　140, 141
酸類　29, 218

■し
シアノキット®　264
シアン化カリウム　215
シアン化合物　215
シアン化水素　215

シアン化ナトリウム　215
シアン化メチル　220
シアン・テストワコー®　57, 215
シガテラ毒魚　242
シクロサールU粒剤2　157
シクロサール乳剤10　157
シクロバック粒剤　157
シクロプロトリン　157
シクロヘキサン　191
シトメル®　166
シハトロリン　157
シビレタケ　238
シフルトリン　157
シベノール®　127
シベンゾリン　127
シベンゾリンコハク酸塩　127
シペルメトリン　157
シャインフローネリップ®　189
シャグマアミガサタケ　238
シャボン玉液　196
シュウカイドウ　240
シュウ酸　73
シュウ酸含有植物　240
ショック　14
シラトップEW(乳剤)　156
シラフルオフェン　156
シラフルパインEW(乳剤)　156
シリカ青ゲル　177
シリカゲル　176, 177
シリコン樹脂　186
シルニジピン　121
シロタマゴテングタケ　237
シンナー　204
ジアゼパム　84, 276
ジェイサン乳剤　149
ジェイゾロフト®　95
ジェットVP(くん煙剤)　145
ジエチルグリコール　207
ジエチレングリコール　207
ジギタリス　244
ジギタリス配糖体　12
ジクロルボス　145, 195
ジクワット　56
ジゴキシン　119
ジゴシン®　119
ジスチグミン臭化物　115
ジソピラミド　127

ジヒドロピリジン系カルシウム拮抗薬
　　　　　　　　120, 121(表Ⅱ-6a)
ジフェチアロール　183, 184
ジフェンヒドラミン塩酸塩　114
ジブカイン塩酸塩　134
ジブロムロッド乳剤　146
ジプレキサ®　99
ジメチルビンホス　146
ジメチルベンゼン　220
ジメトエート　146
ジメトエート乳剤　146
ジメトエート粉剤　146
ジメトエート粒剤　146
ジメルカプロール　269
ジモルホラミン　277
ジャガイモ　244
ジャパ®　169
ジョイ®　167
ジョンソンベビーオイル®　190
ジルチアゼム塩酸塩　120, 122
ジンガサタケ　238
しょうのう　196
四環系抗うつ薬　91, 94(表Ⅱ-2b)
四物湯　140
自然毒　18, 28, 41, 227
　──の急性毒性と処置法一覧
　　　　　　　　242(表Ⅱ-17)
自然毒食中毒：毒素型　28
自動分析装置　56
刺症　28
脂肪酸金属塩　186
視床下部-中枢神経機能抑制　36
嗜好品　12
次亜塩素酸ナトリウム　170
地黄　140
持続疼痛　26
芍薬甘草湯　138
臭化物　73
臭素酸カリウム　172
臭素酸ナトリウム　172
住居用洗剤(アルカリ性)　169
住居用洗剤(酸性)　168
重クロム酸カリウム　29, 210
重クロム酸ナトリウム　210
縮瞳　3, 38
　──を生ずる主な物質　39
出血傾向　43

瞬間接着剤　192
循環管理　75
循環器系症状　14
循環器系薬　31
潤腸湯　140
除草剤　73
除虫菊乳剤3　156
徐脈　16
　──を呈する中毒原因物質　52
小青竜湯　138, 140
昇汞　208
消化管出血　29
消化器症状　24
消石灰　178
症状からみた中毒　9
症状・検査値からみた中毒原因物質の推定　3
硝酸　201
硝酸カリウム　196
硝酸銀　222
硝酸第一水銀　208
硝酸第二銅　209
硝酸鉛　212
焼酎　249
樟脳　182, 196
醤油　250
上室性頻拍を呈する中毒原因物質　52
食塩　250
食中毒　28
植物性自然毒　28
植物性樹脂　192
心筋のカテコールアミン感受性増幅作用　17
心室性頻拍を呈する中毒原因物質　53
心室性不整脈　17
心拍出量の低下を起こす物質　14
心不全　18
神経刺激薬　10
神経毒ガス　224
振戦　10
真武湯　139
診断法　3
腎障害　7
　──を呈する中毒原因物質　46

■す
スイセン　240, 244
スイバ　240
スカウトフロアブル(水和剤)　157
スカウトフロアブル(乳剤)　157

スギタケ　238
スギヒラタケ　239
スクラルファート　259
スクリーニング　55
スコッチガード®　186
スズメバチ　231
スズラン　245
ステロイド剤　12
ステロイド軟膏　251
ストレスチン錠　141
ストロンチウム-90　251, 252
スノーパック®　185
スノーブル錠　141
スピペロン　98
スピリン・ダイアルミネート配合剤　111
スピロピタン®　98
スプラサイドM(乳剤)　144
スプラサイド水和剤　144
スプラサイド乳剤40　144
スミカゲル　185
スミサイジン乳剤3　157
スミチオン100(乳剤)　148
スミチオンMC　148
スミチオンスプレー(液剤)　148
スミチオン水和剤40　148
スミチオンゾル　148
スミチオン乳剤　148
スミチオン乳剤50　148
スミチオン乳剤70　148
スミチオン微粒剤F　148
スミチオン粉剤2　148
スミチオン粉剤2DL　148
スミチオン粉剤3　148
スミチオン粉剤3DL　148
スミパインMC　148
スミパイン乳剤　148
スミレ臭　24, 78
スリーパン錠　141
スルプロホス　146
スルホヘモグロビン生成物質　19
スルモンチール®　92
スローケー®　129
すぐひえ®　185
水銀　29, 198
水銀化合物(水銀蒸気, 無機水銀, 有機水銀)
　　208
水銀電池　180

水酸化アルミニウムゲル　259
水酸化カリウム　180, **200**
水酸化カルシウム　178
水酸化ナトリウム　170, 180, **200**
水酸化マグネシウム　259
水酸化マグネシウム・水酸化アルミニウム含有制酸薬　252
水素化ヒ素　211
睡眠薬　12
錐体外路症状　**13**

■ せ
セアカゴケグモ　**232**
セシウム-137　251, 252
セスデン®　117
セタプリル®　124
セダプランコーワ®　86
セチプチリンマレイン酸塩　94
セニラン®　84
セパゾン®　85
セビモール(水和剤)　153
セビン水和剤50　153
セビン粉剤2　153
セファランチン　272
セメダインC®　191
セメント急結剤　226
セルシン®　84, 276
セレナール®　85
セレネース®　98
セレブ®　106
セロクエル®　99
セロトニン症候群　36, 246
センボンサイギョクガサ　238
せん妄　11
生石灰　**178**
青酸(シアン化水素)　56
青酸化合物(青酸ガス, 青酸カリ, 青酸ソーダ)　215
青～緑色の嘔吐物　25
青色
　──の吐物・胃洗浄液　77
　──の便・尿　78, 79
青緑色の吐物・胃洗浄液　77
性ステロイドホルモン　132
制吐薬　13
清酒　249
精神症状　11
精神神経用薬　73

石油　203
石灰硫黄合剤　161, 214
赤～赤褐色の便・尿　79
赤色
　　── の吐物・胃洗浄液　77
　　── の便・尿　78, 79
接着剤　191
川芎　140
疝痛　26
洗口剤　188
洗剤(住居用，アルカリ性)　169
洗剤(住居用，酸性)　168
洗剤(台所用，洗濯用)　167
洗浄液　67
染毛剤　173
線香　197
鮮度保持剤　198
全硫化態硫黄　161
喘鳴　21

■そ
ソフィア®　132
ソフラチュール®　251
ソメリン®　87
ソラナックス®　86
ソルビトール　188, 259
ゾルピデム酒石酸塩　89
爽明仙カプセル　141
測定の依頼　61

■た
ターンアウト®　164
タイレノール®　109
タチオン®　272
タナトリル®　124
タバコ　187
タバコ臭の物質　25
タフラー水和剤　149
タフラー乳剤80　149
タマゴテングタケ　237
タランチュラ　242
タルク(滑石)　190
ダーズバンDF(水和剤)　145
ダーズバンくん煙剤　145
ダーズバン水和剤25　145
ダーズバン乳剤40　145
ダーズバン微粒剤F　145
ダイアジノン　146, 195
ダイアジノンSLゾル　146

ダイアジノン水和剤　146
ダイアジノン水和剤34　146
ダイアジノン乳剤40　146
ダイアジノン微粒剤F　146
ダイアジノン粉剤2　146
ダイアジノン粉剤3　146
ダイアジノン粉剤3DL　146
ダイアジノン粒剤3　146
ダイアジノン粒剤5　146
ダイシストン粒剤　144
ダイピン®　117
ダイファシノン　183
ダクチラン®　118
ダクチル®　118
ダルメート®　87
ダントリウム®　280
ダントロレンナトリウム　280
多汗　37
多硫化カルシウム　199
大麻　57, 247
大防風湯　139
代謝拮抗薬　73
代謝性アシドーシス　8
代謝性アルカローシス　48, 71
対症療法　74
　　── などに用いる薬剤　274～281
体温異常　35
体温管理　76
体温計の水銀(金属水銀)　198
体温上昇　35
体温低下　35
体性痛　26
台所用品　192
脱酸素剤　198
炭化カルシウム　226
炭化水素の誤嚥　36
炭化石灰　226
炭酸ガス　223
炭酸水素ナトリウム　252, 279
炭酸リチウム　104
蛋白尿　50

■ち
チアノーゼ　18
チアプロフェン酸　112
チオクト酸　272
チオグリコール酸　171
チオシアン酸第一銅　209

チオジカルブ 152
チオトミン注 272
チオプロニン 270
チオペンタールナトリウム 276
チオメトン 145
チオラ® 270
チオ硫酸ナトリウム 135, 263
チミペロン 99
チメピジウム臭化物 117
チメロサール 208
チャーミー® 167
チャドクガ 243
チョウセンアサガオ 116, 245
中枢神経管理 76
中枢神経系症状 9
中毒原因物質の血中濃度 61
中毒処置薬一覧 255（表Ⅲ）
中毒診断へのカギ 54
中用量混合ホルモン製剤 132
腸洗浄 67
鎮痙薬 31

■つ
ツキヨタケ 235
ツムラ酸棗仁湯エキス顆粒 141
ツムラ抑肝散 141
ツヤマグソタケ 238
釣り用おもり 212
月夜茸 235

■て
テオドール® 113
テオフィリン 56, 113
—— の血中濃度 61
テオロング® 113
テグレトール® 107
テシプール® 94
テッセン 244
テトラクロルビンホス 150
テトラヒドロカンナビノール 247
テトラミド® 94
テトロドトキシン 227
テフルトリン 155
テモカプリル塩酸塩 125
テラプチク® 277
テルスターくん煙剤 155
テルスタースプレー（液剤） 155
テルスター水和剤 155
テルスターフロアブル（水和物） 155

テルミサルタン 126
テレスミン® 107
テングタケ 238
テンナンショウ 240
ディオバン® 125
ディッシュパワー® 167
ディフェンバキア 240
ディプテレックス水溶剤80 149
ディプテレックス乳剤 149
ディプテレックス乳剤10 149
ディプテレックス微粒剤 149
ディプテレックス粉剤 149
ディプテレックス粉剤DL 149
ディプリバン® 277
デジタルパックテスト®・ひ素 211
デジレル® 95
デス（乳剤） 145
デス75（乳剤） 145
デッパー乳剤 145
デッパー乳剤75 145
デトキソール® 263
デナポン5％ベイト（粉剤） 153
デナポン水和剤50 153
デナポン粉剤2 153
デナポン粉剤3 153
デナポン粉剤5 153
デナポン粒剤5 153
デパケン® 106
デパス® 86
デフェクトン® 92
デプロメール® 94
デュロテップ® 131
低カリウム血症 7, 49
低カルシウム血症を呈する中毒原因物質 49
低血糖 6, 47
低体温 5, 36, 76
低用量経口避妊薬 132
定性分析 55
定量分析 55
—— の必要性 60
天然ケイ酸アルミニウム 257
点鼻用血管収縮薬 133
電気蚊取器用マット 194

■と
トイレのルック® 169
トーカイゲル® 177
トクチオン細粒剤F 149

トクチオン水和剤　149
トクチオン乳剤　149
トクチオン粉剤　149
トクノールM水和剤　149
トコンシロップ®　63, 187, 255
トップ®　167
トフィソパム　88
トフラニール®　92
トモチオン乳剤　145
トライエージ®DOA　10, 44, 55, 56
　── の検出薬物一覧　57
　── を用いた例　58
トラゾドン塩酸塩　95
トラフグ　227
トラマゾリン®　133
トラマゾリン塩酸塩　133
トラロメトリン　157
トリアゾラム　87
トリカブト　234
トリキュラー®　132
トリクレイン　205
トリクレン　205
トリクロルエチレン　205
トリクロロエチレン　205
トリプタノール®　93
トリミプラミンマレイン酸塩　92
トリラホン®　98
トルエン　143, 204
トレドミン®　95
トレボンEW(乳剤)　155
トレボンエアー(乳剤)　155
トレボンサーフ(油剤)　155
トレボン水和剤　155
トレボン乳剤　155
トレボン粉剤DL　155
トレボン粒剤　155
トロピカミド　116
トロペロン®　99
ドキサプラム塩酸塩　278
ドクウツギ　245
ドクカラカサタケ　239
ドクササコ　236
ドクツルタケ　237
ドクベニタケ　239
ドクヤマドリ　239
ドジョウピクリン®　160
ドスレピン塩酸塩　93

ドネペジル塩酸塩　115
ドパミン塩酸塩　70, 278
ドプラム®　278
ドメスト®　170
ドラール®　90
ドライアイス　223
ドライゲル®　177
ドライパック®　178
ドライヤーン®　177
ドリエル®　114
ドリップシート®　185
ドロクロール®　160
吐物
　── の色　77
　── の臭い　77
当帰芍薬散　140
灯油　203
桃～赤褐色の便・尿　79
桃色
　── の身体　79
　── の吐物・胃洗浄液　7
　── の便・尿　79
橙色の便・尿　79
橙赤色の便・尿　78, 79
頭部CT検査　51
糖類下剤　66
動物性自然毒　28
動脈血液ガス分析　48
銅化合物　209
瞳孔異常　38
特異的な臭いや色を発する物質　24
特殊胃洗浄液　256, 257
毒キノコ　235～237
　── の毒性と処置法一覧　238(表Ⅱ-16)
毒グモ　242
鈍痛　26

■ な
ナウゼリン®　251
ナシビン®　133
ナパ®　109
ナファゾリン塩酸塩　134
ナファゾリン硝酸塩　133
ナファモスタットメシル塩酸　163
ナフタリン　182
ナプロキセン　112
ナメキール®　194
ナメキット®　194

■な

ナメゴジク Z(粉剤) 152
ナメトックス液® 194
ナメハンター® 194
ナロキソン塩酸塩 106, 261
ナロキソン塩酸塩静注「第一三共」 261
ナンテン 245
ナンヨウブダイ 242
なべっこ® 192
なめくじ駆除剤 194
内呼吸を抑制する物質 23
内臓痛 26
鉛化合物 212
鉛脳症 212

■に

ニカルジピン塩酸塩 121
ニガグリタケ 239
ニクザキン科 238
ニコチン 187
ニコチン様作用 15, 17
ニセクロハツ 238
ニセショウロ 239
ニテンピラム剤 159
ニトラゼパム 88
ニトロセルロース 175
ニトロベンゼン 221
ニフェジピン 121
ニフレック® 67, 259
ニベアリップケア® 189
ニメタゼパム 87
ニューネオパラ® 182
ニュービーズ® 167
ニューレプチル® 97
ニューロタン® 125
ニリンソウ 245
ニンニク臭 24, 78
ニンヒドリン試薬 56
二酸化炭素 223
日点アトロピン点眼液 116
乳液・クリーム類(香粧品) 189
乳剤 77
乳酸鉛 212
乳酸ビペリデン 277
乳白色の吐物・胃洗浄液 77
尿異常 32
尿検査 49
尿素 185
尿中水銀量 208

尿中パラコート定性 162, 209
尿のアルカリ化 71, 101
尿の酸性化 71
尿の所見 78
人参臭の物質 24
人参湯 138

■ね

ネイルエナメル／ラッカー 175
ネイルリムーバー 175
ネオスチグミン臭化物 115
ネオ・ドライヤー® 178
ネオナイス® 168
ネキリトン(粒剤) 149
ネキリトン K(粒剤) 146
ネコソギ® 166
ネフローゼ症候群 46
ネマトリンエース粒剤 145
ネマトリン粒剤 145
ネマトリン粒剤 10 145
ネマノーン注入剤(油剤) 148
ネルボン® 88
熱産生亢進 36
熱産生代謝活性低下 36
粘着式ゴキブリ駆除用品 197

■の

ノウゼンカズラ 245
ノボリリュウタケ科 238
ノモグラム(Rumack-Matthew) 110
ノリトレン® 93
ノルアドリナリン® 279
ノルアドレナリン 279
ノルトリプチリン塩酸塩 93
ノルバスク® 121
脳波 53
農薬 12, 28, 41, 143
濃緑色の便・尿 78

■は

ハーフジゴキシン® 119
ハイイロゴケグモ 232
ハイオク 203
ハイセレニン® 106
ハイドライ® 178
ハイドロサルファイトによる還元反応 56
ハイポ 256
ハチ 28, 231
ハナホウキタケ 239
ハブ 230

ハブクラゲ　233
ハムスター　243
ハヤブサ®　165
ハラタケ科　239
ハルシオン®　87
ハルフェンプロックス　155
ハロキサゾラム　87
ハロペリドール　98
バークサイドE（乳剤）　148
バークサイドF（油剤）　148
バークサイドオイル（油剤）　148
バークリッジ殺虫スプレー（液剤）　155
バイアスピリン®　111
バイケイソウ　241
バイジット水和剤40　147
バイジット乳剤　147
バイジット粉剤　147
バイジット粉剤2　147
バイジット粉剤2DL　147
バイジット粒剤　147
バイスロイドEW（乳剤）　157
バイスロイド液剤0.5　157
バイスロイド液剤AL　157
バイスロイド乳剤　157
バイデートL粒剤　152
バイベニカ（エアゾル）　156
バイベニカ乳剤　156
バカガイ　243
バスタ®　165
バッサ乳剤　153
バッサ乳剤50　153
バッサ粉剤　153
バッサ粉剤2DL　153
バッサ粉剤30DL　153
バッサ粉剤DL　153
バッサ粒剤　153
バッテリー補充液・強化液　193
バップフォー®　116
バナナオイル　220
バナプレート（くん蒸剤）　145
バファリン配合錠A330　111
バファリン配合錠A81　111
バポナ殺虫剤プレート（くん蒸剤）　145
バラギクパニック（乳剤）　156
バラハタ　242
バラフエダイ　242
バランス®　84

バル®　210, 212, 269
バルサルタン　125
バルビツール酸系　56, 57
── の血中濃度　61
バルビツール酸系化合物　101, 102（表Ⅱ-4a）
バルプロ酸ナトリウム　106
バレイショデンプン液　135
バレリン®　106
パーキンソニズム　13
パーキンソン病治療薬　11
パーマネント液（第1液）　171
パーマネント液（第2液）　172
パインサイドS油剤C　148
パインサイドS油剤D　148
パオン®クリームカラー　173
パキシル®　95
パダン　158
パックテスト®　56, 57
パックテスト®・CN　215
パックテスト®ほう素　179
パドリン®　116
パプチオン水和剤40　147
パプチオン乳剤　147
パプチオン粉剤2　147
パプチオン粉剤3　147
パム　68, 268
パラアミノ安息香酸　188
パラコート剤　56, 162
パラコートジクロライド剤　162
パラコート・ジクワット合剤　162
パラジクロルベンゼン　176, 182
パラセタモール　109
パラゼットSC　162
パラゾールノンカット®　182
パラチオン　144
パラフェニレンジアミン　173
パリットファイン®　178
パルミン錠　141
パロキセチン塩酸塩水和物　95
パンクロニウム臭化物　280
はぶウマ抗毒素　271
破傷風トキソイド　276
肺水腫　22
── を引き起こす物質　22
── を呈する中毒原因物質　50
排尿困難　33
廃油処理剤　192

白色の便・尿　78
白濁の嘔吐物　25
八味地黄丸　139, 140
発汗　4
発汗障害　36
撥水剤　186
花火　196

■ひ
ヒアルロン酸ナトリウム　281
ヒアレイン®　42, 136, 281
ヒエトップ粒剤　149
ヒカゲシビレタケ　238
ヒカゲタケ　238
ヒ化水素　211
ヒガンバナ　245
ヒクラゲ　233
ヒ素　57
ヒ素化合物　211
ヒダントール®　108
ヒトヨタケ　238
ヒドラメチルノン　193
ヒドロキソコバラミン　264
ヒノザン水和剤　146
ヒノザン乳剤　146
ヒノザン粉剤25DL　146
ヒノザン粉剤DL　146
ヒビスクラブ®　136
ヒビソフト®　136
ヒビディール®　136
ヒビテン®　136
ヒメハブ　230
ヒヤロン®　185
ヒル　243
ヒルナミン®　97
ヒロポン®　142
ビール　249
ビゲン香りのヘアカラー®　173
ビタシミン®　268
ビタミンB_1　262
ビタミンB_6　262
ビタミンC　268
ビタミンK_1　262
ビタミンK_2　262
ビニコート乳剤　144
ビニフェート乳剤　144
ビニフェート乳剤50　144
ビニフェート粉剤　144

ビネガーナフサ　220
ビフェントリン　155
ビペリデン　277
ピーゼットシー　98
ピジョンベビーピュアオイル®　190
ピドキサール　262
ピパンペロン塩酸塩　98
ピペリドレート塩酸塩　118
ピラクロホス　146
ピリダフェンチオン　148
ピリドキサールリン酸エステル水和物　262
ピリドスチグミン臭化物　115
ピリマー水和剤　152
ピリミカーブ　152
ピリミホスメチル　149
ピル　132
ピレオール（乳剤）　156
ピレスロイド系殺虫剤　154
ピレスロイド剤〈タイプⅠ〉　155（表Ⅱ-11）
ピレスロイド剤〈タイプⅡ〉　157（表Ⅱ-12）
ピレスロイド剤〈中間型〉　157（表Ⅱ-13）
ピレトリン　156
ピロミジン®　262
ピンク色の皮膚　40
ひえっぺ®　185
日焼け止めクリーム・ローション　188
皮膚乾燥　40
皮膚紅潮　40
皮膚の所見　39, 79
非イオン系界面活性剤　167, 176
非定型抗精神病薬　13, 96, 99（表Ⅱ-3c）
泌尿器系症状　32
氷酢酸　218
漂白剤（塩素系）　170
頻尿　32
頻脈　16

■ふ
ファインケムB乳剤　147
ファインケム油剤D　147
ファミリー®フレッシュ　167
フウセンタケ科　238
フェニトイン　108
フェニトインナトリウム　275
フェニトロチオン　148
フェノチアジン系抗精神病薬
　　　　13, 96, 97（表Ⅱ-3a）
フェノバール®　102, 276

フェノバルビタール　71, 101, 102, 276
フェノブカルブ　153
フェンシクリジン類　57
フェンタニル　131
フェントラミンメシル酸塩　272
フェンバレレート　157
フェンプロパトリン　157
フォース粒剤　155
フォトナジオン　262
フォリアミン®　266
フクジュソウ　245
フグ　227
フサン®　163
フッ化クロム　202, 210
フッ化水素　202
フッ化水素ガス　202
フッ素樹脂　186
フラゼパム　86
フラメトリン　194
フリーパス®　164
フルジアゼパム　85
フルシトリネート　157
フルスルチアミン塩酸塩　262
フルタゾラム　86
フルトプラゼパム　89
フルニトラゼパム　88
フルバリネート　157
フルフェナジンマレイン酸塩　97
フルボキサミンマレイン酸塩　94
フルマゼニル　265
フルメジン®　97
フルラゼパム塩酸塩　87
フルルビプロフェン　112
フロセミド　70, 275
フロン　225
ブシ末　139
ブスコパン®　117
ブタノール　204
ブタミホス　149
ブチルスコポラミン臭化物　117
ブチロフェノン系抗精神病薬　96, 98（表Ⅱ-3b）
ブチロフェノン系薬　13
ブトロピウム臭化物　118
ブライアン　270
ブラダロン®　116
ブランデー　249

ブルーレット置くだけ®　197
ブルフェン®　112
ブローネ®泡カラー　173
ブロチゾラム　89
ブロナンセリン　100
ブロバリン®　105
ブロプレス®　125
ブロマゼパム　84
ブロムペリドール　99
ブロムワレリル尿素　56, 105
ブロモバレリル尿素　105
プラノプロフェン　112
プラリドキシムヨウ化物　268
プリグロックスL®　162
プリビナ®　133
プリミドン　102
プリミドン　102
プリンペラン®　251
プルシアンブルー　252
プルトニウム-239　251, 252
プロタノール®L　273
プロチアデン®　93
プロチオホス　149
プロパホス　145
プロ・バンサイン®　117
プロパンテリン臭化物　117
プロピオン酸系　112
プロピタン®　98
プロフェノホス　149
プロプラノロール塩酸塩　273
プロペリシアジン　97
プロポキスル　1520
プロポフォール　76, 277
不活性ガス　19
不整脈　16
不整脈薬　73
不凍液　193, 207
富士ゲル®　177
腐卵臭　24, 78
附子　139, 234
副交感神経刺激作用　16
副交感神経抑制作用　15, 17
腹痛　26
腹部CT検査　51
腹部単純X線検査　51
藤澤樟脳　196
噴射剤　186

分析が有用な中毒原因物質とその検査法 56
分析結果からみた中毒 55
文房具 190〜192

■へ

ヘアダイ，ヘアカラー 173
ヘビコノコモドキ 238
ヘモグロビン尿 50
ヘルベッサー® 122
ベープマット® 194
ベゲタミン® 103(表Ⅱ-4b)
ベゲタミン®-A 配合錠 103
ベゲタミン®-B 配合錠 103
ベサコリン® 267
ベジタメート AL(液剤) 155
ベストガード® 159
ベニカエース液剤 155
ベニジピン塩酸塩 122
ベニタケ科 238, 239
ベニテングタケ 238
ベノジール® 87
ベビーオイル 190
ベビークリーム 190
ベビー用品 189, 190
ベビーローション 190
ベラトルムアルカロイド 241
ベラパミル塩酸塩 274
ベンザミド系薬 13
ベンザリン® 88
ベンジン 219
ベンスモーク(くん煙剤) 157
ベンスリド 149
ベンゼトニウム塩化物 134
ベンゼン 221
ベンゾール 221
ベンゾジアゼピン系 56, 57
ベンゾジアゼピン系抗不安薬 83
ベンゾジアゼピン系催眠薬 83
ベンゾジアゼピン系催眠薬・抗不安薬および
　その類似薬 84(表Ⅱ-1)
ベンゾチアゼピン系カルシウム拮抗薬
　　　　　　　120, 122(表Ⅱ-6b)
ベンフラカルブ 152
ペアオイル 220
ペイオフ ME 液剤 157
ペーパークロマトグラフィ 56
ペコロ® 176
ペニシラミン 269
ペルジピン 121
ペルフェナジン 98
ペルメトリン 155
ペロスピロン塩酸塩水和物 100
ペントバルビタールカルシウム 102
便の所見 78

■ほ

ホウキタケ科 239
ホウ酸 179
ホウ酸団子 179
ホームガーデン粒剤 152
ホサロン 146
ホスゲン 223
ホスチアゼート 145
ホスビットジェット(くん煙剤) 145
ホスビット乳剤 145
ホスビット乳剤75 145
ホスフィン 223
ホスロール 141
ホタテガイ 243
ホテイシメジ 238
ホリゾン® 84, 276
ホリドール 144
ホルマリン 29, 216
ホルムアルデヒド 216
ホルモール 216
ホルモチオン 148
ボールド® 167
ボタン型電池 29, 180
ボルスタール乳剤 146
ボルテージ水和剤 146
ボルテージ乳剤 146
ボルテージ粒剤6 146
ボンド 191
ポトス 240
ポビドンヨード 135
ポラキス® 116
ポララミン® 114
ポラリス液剤 164
ポリスチレンスルホン酸カルシウム 257
ポリスチレンスルホン酸ナトリウム 257
ポリビニルアルコール 185
保冷剤 185
芳香剤 176
芳香臭の物質 25, 78
芳香洗浄剤 197
防水スプレー 186

防虫剤　196
防腐剤　73, 217
放射性核物質の除染法　252（表Ⅱ-18）
放射線（急性被曝）　**251**
放熱減少　36
乏尿　32
発疹（顔面の）　**39**

■ま
マーキュロクロム　208
マーゾリン　208
マーベロン®　132
マイキラー®　194
マイスタン　90
マイスリー®　89
マイゼット®　162
マイテラーゼ®　115
マウント T-7.5A 油剤　147
マウント T-7.5B 油剤　147
マキロン®　**134**
マクバール　152
マクバール水和剤　152
マクバール粉剤2　152
マクバール粉剤3DL　152
マクバールベイト（粉剤）　152
マクバール粒剤2DL　152
マグコロール®　66
マグコロール®P　258
マジックリン®　169
マックスフォース®　193
マツシメジ　239
マニキュア剤，マニキュア除光液　**175**
マフグ　227
マブリック EW（乳剤）　157
マブリックジェット（くん煙剤）　157
マブリック水和剤20　157
マプロチリン塩酸塩　94
マムシ　**228**
マムシグサ　240
マラソン　149
マラソン100（乳剤）　149
マラソン乳剤　149
マラソン乳剤50　149
マラソン粉剤1.5　149
マラソン粉剤2　149
マラソン粉剤3　149
マラソン油剤20　149
マリファナ　**247**

マルガリーダ®　164
マルファ®配合内服液　259
マンニーゲン®　275
マンニットール®　275
マンニットール S　275
まむしウマ抗毒素　271
麻黄　**140**
麻黄湯　140
麻黄附子細辛湯　139
麻杏甘石湯　140
麻酔薬　12
麻痺性貝　243
麻薬　12, 130, 131（表Ⅱ-8）
膜安定作用　16
末梢血管の拡張を起こす物質　14
末梢神経障害　**41**
末梢神経や呼吸筋を抑制する物質　23

■み
ミアンセリン塩酸塩　94
ミオグロビン尿　32
ミオブロック®　280
ミカルディス®　126
ミクロデナポン水和剤85　153
ミダゾラム　76
ミツバチ　231
ミドリン®　116
ミネラルオイル　190
ミブシン粒剤　152
ミミダス（粉剤）　153
ミルタザピン　95
ミルナシプラン塩酸塩　95
みみんず水和剤　152
未吸収薬毒物の除去　**63**
見逃せない注意点　**77**

■む
ムカデ　243
ムコフィリン®　260
ムシムシ100（乳剤）　155
ムトウハップ®　161, 199, 214
ムラサキイガイ　243
無機水銀　29, **208**
無水亜ヒ素　211
無水フタル酸　218
無水フッ酸　202
無尿　32
霧視　**42**

■ め
メイラックス®　89
メイロン　279
メキサゾラム　86
メキシチール　127
メキシレチン塩酸塩　**127**
メスカリン　246
メスチノン　115
メスルフェンホス　148
メソミル　152
メタアルデヒド　192, 194
メタクリル酸　218
メタゼパム　84
メタナール　216
メタノール　57, 192, 193, 204, **206**, 216
　──の血中濃度　61
メタノール変性アルコール　135
メタミドホス　**143**, 144
メタルカプターゼ®　269
メタンフェタミン　56, 246
メタンフェタミン塩酸塩　142
メチルアルコール　206
メチルアルデヒド　216
メチルシアナイド　220
メチルジゴキシン　**119**
メチルヒドロキシド　206
メチル硫酸ネオスチグミン　267
メチレンブルー　265
メトヘモグロビン血症　173
　──を呈する中毒原因物質　49
メトヘモグロビン生成物質　19
メナテトレノン　262
メルコクアント　57
メレックス®　86
メンソレータム薬用リップスティック®　189
メンドン®　85

■ も
モエギタケ科　238, 239
モスピラン®　159
モノクロトホス　145
モノクロル酢酸　73
モルヒネ塩酸塩　131
モルヒネ系麻薬　57
モルヒネ硫酸塩　131
モンダミン®　188
木精　206

■ や
ヤシマカルナクス®　164
ヤマカガシ　**229**
ヤマトリカブト　234
やまかがしウマ抗毒素　271
薬剤起因性腸炎　28
薬疹　39
薬用炭　257
薬用チャームリップ®　189

■ ゆ
ユーパン®　84
ユーロジン　87
ユニクール　185
ユニフィル　113
油っ固®　192
有機ゲルマニウム　193
有機水銀　29, **208**
有機溶剤　175
有機溶剤臭の物質　143
有機溶媒　219〜222
有機リン系殺虫剤
　　28, 56, 77, **143**, 144（表Ⅱ-9）
有機りん系農薬検出キット　56, **59**, 144
有毒植物　243〜245
有毒動物　242, 243

■ よ
ヨウ化カリウム　135, 252
ヨウ化第一銅　209
ヨウ化第二水銀　208
ヨウシャヤマゴボウ　245
ヨウ素　135
ヨウ素-131　251, 252
ヨーチン　135
ヨードチンキ　**135**
ヨードホルムガーゼ　135
洋梨臭の物質　24, 78
陽イオン交換樹脂　66
陽性コントロールゾーン　58
葉酸　266
溶剤　186
抑肝眩悸散　141
抑肝散　140, **141**
抑肝散加陳皮半夏　141

■ ら
ラービン水和剤75　152
ラービンフロアブル（水和剤）　152
ラービン粉剤 3DL　152

ラービンベイト 2（粉剤） 152
ライム® 178
ラウオルフィア・アルカロイド系薬 13
ラウンドアップ® 164
ラウンドアップマックスロード® 164
ラウンドアップライトロード® 164
ラクミン錠 141
ラグビー MC 粒剤 144
ラシックス® 275
ラッパタケ科 239
ラニラピッド® 119
ラビック（乳剤） 145
ラビック 75 乳剤 145
ラボナ® 102
ラボナール® 276
ラムロード® 164
ランガード粉剤 146
ランガード粉剤 DL 146
ランガード粒剤 146
ランドセン® 88
ランドマスタープロ® 164
ランネート 45DF（水和剤） 152
ランネート 45 水和剤 152
ランネート微粒剤 F 152
ランブリン乳剤 30 153
乱用薬物 12

■ り
リーゼ® 85
リーマス® 104
リカーク DF（水和剤） 152
リシノプリル水和物 124
リスパダール® 100
リスペリドン 100
リスミー® 88
リスモダン® 127
リスロン®S 105
リチウム 104
リチオマール® 104
リップクリーム 189
リドカイン 274
リフレックッス® 95
リブレース MC 155
リボトリール® 88
リポアラン静注 272
リュウアト® 116
リルマザホン塩酸塩 88
リン化水素 223

リントン® 98
利尿薬 70
竜胆瀉肝湯 140
流動パラフィン 260
流涙 42
硫化水素 161, 214
硫酸 201
硫酸アトロピン 116
硫酸アトロピン「タナベ」 267
硫酸アンモニウム 185
硫酸クロム 210
硫酸第二銅 209
硫酸バリウム 252
硫酸マグネシウム 66, 258
緑色
　── の身体 79
　── の吐物・胃洗浄液 77
　── の便・尿 79

■ る
ルーラン® 100
ルシード® スタイルアップカラー 173
ルジオミール® 94
ルナベル® 132
ルビトックス乳剤 146
ルビトックス粉剤 146
ルボックス® 94

■ れ
レインガード® 186
レキソタン® 84
レギチーン® 272
レスタス® 89
レスタミン 114
レスミット® 84
レスメトリン 156
レスリン® 95
レニベース® 124
レボトミン 97
レボノルゲストレル 132
レボフロキサシン 281
レボメプロマジンマレイン酸塩 97
レメロン® 95
レルダン乳剤 25 150
レルダン乳剤 40 150
レルダン粉剤 2DL 150
レンゲツツジ 245
レンドルミン® 89
冷感障害 36

冷却剤　185
■ろ
ロイコボリン®　266
ロイコボリン　266
ロキソニン®　112
ロキソプロフェン　112
ロサルタカリウム　125
ロダン銅　209
ロディーくん煙顆粒（くん煙剤）　157
ロディー水和剤　157
ロディー乳剤　157
ロナセン®　100
ロヒプノール®　88
ロフェプラミン塩酸塩　93
ロフラゼプ酸エチル　89
ロペミン®　130
ロペラミド塩酸塩　130

ロラゼパム　84
ロラメット®　89
ロルメタゼパム　89
ロンゲス®　124
ロンバー乳剤　149
ろうそく　197
緑青　209
■わ
ワイダック®　166
ワイパックス®　84
ワイン　249
ワゴスチグミン®　115, 267
ワソラン®　274
ワライタケ　238
ワルファリン　183
ワルファリン類（殺そ剤）　183
和服しょうのう®　196

欧文

■A
ACE 阻害薬　**123**, 124（表Ⅱ-7a）
Agri-screen-AT　56
AMP　57
ARB（angiotensin receptor blocker）
　　　　　120, **123**, 125（表Ⅱ-7b）
ARDS　136
AV ブロックを呈する中毒原因物質　52
■B
BAL　269
BAR　57
BPMC　153
BRP　146
BZO　57
■C
Ca-DTPA　252
COC　57
CTRL NEG　58
CTRL POS　58
CVMP　150
CVP　144
CYAP　149
■D
D-ソルビトール　66, 259, 275
D-マンニトール　70, 275
d-クロルフェニラミンマレイン酸塩　114
DCPA　166

DCPA・NAC 合剤　**166**
DDVP　145
DDVP 乳剤　145
DDVP 乳剤 50　145
DDVP 乳剤 75　145
DEP　149
DMTP　144
■E
ECMO（extracoporeal membrane
　oxygenation）　75, 136
ECP　146
EDDP　146
EDTA　252
EPN　144
EPN 水和剤　144
EPN 乳剤　144
EPN 粉剤　144
■G
GABA 作用増強薬　9
GC/FPD　57
GC/MS　55, 56
GI 療法　123
■H
H_1 受容体遮断薬　12
H_2 受容体遮断薬　12
HPLC（誘導化法）　55, 56

■ I・J
IABP(intraaortic balloon pumpig)　75
IBP　150
JPS漢方顆粒-66号　141
■ K・L
K.C.L.®　129
L-アスパラギン酸カリウム　129
L-メチオニン　272
L-メチオニン®　272
l-イソプレナリン塩酸塩　273
■ M
MDMA　**246**
MEP　148
MIPC　152
MPP　147
MR. ジョーカーEW(乳剤)　156
MR. ジョーカー水和剤　156
MR. ジョーカー粉剤DL　156
MR. ジョーカー粒剤　156
MSコンチン®　131
■ N
N-メチルスコポラミンメチル硫酸塩　117
NAC　153, 166
NPPV(noninvasive positive pressure ventilation)　75
NSAIDs　12
■ O
OCIゲル®　177
OPI　57
■ P・Q
PAM　268
PAP　147

Parkinson病治療薬　11
PCP(フェンシクリジン類)　57
PCPS(percutaneous cardipulmonary support)　75
PGP　156
PHC　152
QT間隔延長を呈する中毒原因物質　53
■ R・S
Rumack-Matthewのノモグラム　110
SAP　149
SNRI　91
SSRI　91
SSRI, SNRI, NaSSA, その他の抗うつ薬
　　　　　　　　　　　94(表Ⅱ-2c)
Sv(シーベルト)　251
■ T
T-7.5グリーンA油剤　149
T-7.5グリーンB油剤　149
T-7.5バイセプト乳剤50　147
TCA　57
TDx　56
THC　57, 247
■ V
VC乳剤　146
VC粉剤3　146
VPスモーク(くん煙剤)　145
VP乳剤50　145
■ W・X
Wide QRSを呈する中毒原因物質　53
XMC　152
X線非透過薬物・物質　51